Das Erbe der Bilder

Kunst und moderne Medien in den Kulturen der Welt

Herausgegeben von
Hans Belting und Lydia Haustein

Verlag C. H. Beck München

Dieser Band entstand aus der Zusammenarbeit mit dem Haus der Kulturen der Welt in Berlin.

Übersetzung aus dem Englischen (N. Hashimoto, U. Kim) sowie aus dem Chinesischen (Li Xiang Ting) Ting-i Li, Berlin, in Zusammenarbeit mit den Herausgebern

Die Deutsche Bibliothek – CIP-Einheitsaufnahme

Das Erbe der Bilder : Kunst und moderne Medien in den Kulturen der Welt / hrsg. von Hans Belting und Lydia Haustein. [Übers. aus dem Engl. N. Hashimoto ...]. – München : Beck, 1998
ISBN 3 406 43456 8

Mit 36 Abbildungen, davon 5 in Farbe

ISBN 3 406 43456 8

Satz: Fotosatz Janß, Pfungstadt
Druck und Bindung: Kösel, Kempten
Gedruckt auf säurefreiem, alterungsbeständigem Papier
(hergestellt aus chlorfrei gebleichtem Zellstoff)
Printed in Germany

Inhalt

Vorwort der Herausgeber 7

Reise in ein Reistal – Die Wiederentdeckung der Kunst
Lydia Haustein 17

Der Ort der Bilder *Hans Belting* 34

Das Haus der Kulturen der Welt *Bernd M. Scherer* 54

‹Visions Across the Paddyfield› *Jai Young Park* 65

Räume, Ideen und Bilder *Uchang Kim* 78

Die moderne Kunst im Dialog der Kulturen *Li Xiang Ting* 92

Vorausblick und Rückblick auf das Reisfeld in Berlin.
Jai Young Park im Briefwechsel mit *Hans Belting* 101

Kunst und Kunstdiskurs *Bernhard Lypp* 114

Eine Virtuosin der Erinnerung – Vera Frenkel und ihre ‹Transit Bar› *Lydia Haustein* 126

Erinnerungen an Seoul – Eine Olympiade der Kunst
György Jovánovics 138

Zum japanischen Kunstweg – Die ästhetische Auffassung der Welt *Ryosuke Ohashi* 149

Schlüsselworte in der Lehre vom Kunstweg *Noriko Hashimoto* 163

Buddhas Spiegel – Meine Begegnung mit Nam June Paik in Japan *Hans Belting* 170

‹Sept visions fugitives› – Ein Video von Robert Cahen
Lydia Haustein 181

Anmerkungen 193
Personenregister 199
Abbildungsnachweis 202
Die Autoren 203

Vorwort der Herausgeber

Die Korrespondenz mit einem Künstler, der in einem Reistal in Korea Figuren aufstellt, ist für Kunsthistoriker, die in westlichen Kategorien gelernt haben zu denken, kein geringes Wagnis. Daraus kann nicht mehr als ein erster Versuch entstehen. Das gilt ganz allgemein für den vorliegenden Band, der die Frage nach den Bildern stellt. Auf einer Tagung in Berlin, die im Oktober 1996 stattfand, kam die ostasiatische Kultur auch mit ihren Vertretern zu Wort. Die Autoren dieses Bandes begannen damals, über Themen wie Kunst und Bilder oder über Kultur und Zeit eine gemeinsame Sprache zu suchen, auch wenn sie Verschiedenes zu sagen hatten. Wir versammelten uns im Haus der Kulturen der Welt, das für solche Versuche einen Ort zur Verfügung stellt. Dort war bei dieser Gelegenheit eine Installation aufgebaut, zu der die erwähnten Figuren aus dem Reisfeld gehörten. Sie stammen von dem gebürtigen Koreaner Jai Young Park, der bereits seit seiner Jugend in Deutschland lebt. Die Tagung hatte aber nicht die Aufgabe, ein Kunstwerk zu diskutieren. Vielmehr gab das Werk den Anlaß, Fragen aufzugreifen, die ein Künstler, der in zwei Kulturen zu Hause ist, in seiner Arbeit zum Thema gemacht hatte. Es schien, daß die Teilnehmer der Runde, die aus Korea, Japan, China und aus dem Westen kamen, in der Installation ein gemeinsames Thema vorfanden. Es zeigte sich aber sogleich, daß sie dafür verschiedene Sprachbilder und Symbole mitbrachten. Davon kann sich auch der Leser überzeugen. Ein Anfang war gemacht, um miteinander ins Gespräch zu kommen. Einstweilen sind solche Gelegenheiten noch selten, doch können wir es uns heute bereits nicht mehr leisten, daß sie so selten sind.

Wenn hier von Bildern die Rede ist, so sind die kulturellen Bilder gemeint – Bilder, die eine Kultur prägen und von ihr geprägt werden. Der Künstler Park wollte deshalb seine Figuren «an einem Ort aufstellen, an dem kulturelle Bilder geboren wurden» (S. 65). Es sind die symbolischen und also die kollektiven Bilder, aus denen die Kulturen lebten. Die *Frage nach den Bildern* kehrt heute als die *Frage nach dem Ort der Bilder* zurück, nach dem verlorenen und auch nach dem künftigen Ort der Bilder. Unter diesem Motto stand schon eine Podiumsdiskussion, die vor einer anderen Arbeit von Park 1993 in München stattfand (S. 34ff.). Die Frage nach den Bildern, die wir im Umkreis der professionellen Marktkunst allzu selten stellen (wer fragt schon ernsthaft nach seinen eigenen Bildern, wenn er Kunstausstellungen besucht?), weckte bereits damals Energien. Der übliche Werkbegriff war bei Park aus den Angeln gehoben. Dafür gab die Installation ihre Bilder an den Betrachter zurück, der deswegen selber als *Ort der Bilder* identifiziert wurde. In Berlin stellte sich dagegen die Frage nach dem kulturellen Wesen, das der Betrachter immer noch ist, selbst in einer globalen Welt. Die Bilder, die in uns entstehen, kommen nicht nur durch Wahrnehmung zustande, sondern führen eine ganze Mythologie mit sich. Die Frage nach dem *Ort der Bilder* wird folglich synonym mit der Frage nach dem *Ort der Kulturen.*

Das Thema, nimmt man es ernst, zwingt uns zu einer Standortbestimmung. Vielleicht haben wir aber noch gar keinen Standort dafür. Es geht nicht nur um die Argumente, sondern auch um ihre Sprache, wenn wir in den Dialog der Kulturen eintreten. Rasch zeigt sich, daß unsere westlichen Begriffe in einem schönen Gefängnis eingesperrt sind, auch wenn wir es vielleicht für eine angenehme Wohnung halten. Es ist aufregend, den koreanischen Philosophen Uchang Kim im Gespräch mit Henri Lefèbre oder Norman Bryson zu finden. Bei ihm entdeckt man, daß es andere Vorstellungen über Raum und Zeit gibt. Deshalb vermeidet er es auch, die alte Kultur und die heutige Medienwelt in einen endgültigen Gegensatz zu bringen. Wenn alles Sein im Fluß ist, dann hat auch die Idee des Wandels eine andere Bedeutung als im objektivierenden Denken des Westens.

Schon dem flüchtigen Leser wird auffallen, daß die Kunstexperten hier nicht unter sich sind, obwohl Kunst zu den Themen des Gesprächs gehörte. Es kann sich nicht mehr allein um den professionellen Kunstdiskurs handeln, wenn sich Philosophen, Künstler und Kunstexperten zu einer Diskussion über die heutige Aufgabe der Kunst und des Kunstmachens zusammenfinden. Wir haben oft schon vergessen, daß Kunst mit Symbolen arbeitet, die eine «Weltanschauung» ausdrücken, wie wir zu sagen pflegen. Die Welt existiert in unserem Bewußtsein in Gestalt der verschiedenen Weltanschauungen, die wir von ihr besitzen. Hoffentlich bleibt das auch so. Eine globale Weltanschauung wäre ein ebensolches Phantom wie eine globale Einheitskunst unserer heutigen Moderne. Die Bilder haben ihren Ort auf einem kulturellen Boden, ob wir sie nun in der Kunst oder in unserer Phantasie suchen. Verlieren die Bilder ihren Ort, so gehen auch die Vorstellungen von der Welt verloren.

Der Leser dieses Bandes wird überrascht feststellen, daß sich die Vertreter anderer Kulturen nicht an Themen der Gegenwart halten, wenn sie ihr Denken entfalten. Da liest er bei Li Xiang Ting, daß es in China uralte ästhetische Strategien gibt, die der Westen erst in der Moderne für sich entdeckte. Sie wurden ausgerechnet im modernen China unter einem mißverstandenen Leitbild des Westens geopfert. Ryosuke Ohashi und Noriko Hashimoto muten uns lange Ausführungen über die Lehren des japanischen «Kunstwegs» zu, der Jahrhunderte alt ist. Gerade daran erläutern sie Konstanten im ästhetischen Denken Japans, in dem zugleich ein ganz anderer Weltbezug steckt. So werden wir in unserer Besessenheit von der Gegenwart zum Umdenken aufgefordert. Da treten plötzlich *kulturelle Bilder* in den Blick, die immer noch die Denkweise der asiatischen Gesprächspartner bestimmen, ohne sie in den Widerspruch zur modernen Welt zu bringen. Damit kommt unsere westliche Moderne auf den Prüfstand. Auch unser eigenes Denken ist von «Bildern» gesteuert, die mitnichten (!) erst in der Zeit der Moderne entstanden sind.

Endlich wird dem Leser auffallen, daß in dem Band viele persönliche Begegnungen wiedergegeben sind. Da findet er Briefe, und da werden Erinnerungen an Gespräche und Reisen ausgetauscht. Diese private Note bietet aber keinen Anlaß zu verschämtem Eingeständnis, sondern ist heute die einzige ehrliche Form, sich auf solche Denkwege zu wagen. Ein Thema wie jenes, das in diesem Band zur Sprache kommt, kann nur experimentell angegangen werden, und dazu gehören einzelne Personen, die den Mut haben, hierüber ins Gespräch zu kommen, auch wenn sie heute dafür noch keine Kompetenz haben können. Es wäre eine Fälschung, wenn man das Thema bereits jetzt in einer objektiven und offiziellen Redeweise vorführte, als hätten wir es im Griff. Vielleicht müssen wir erst einmal Offenheit üben, wenn wir den Dialog zwischen den Kulturen führen wollen. Der akademische Diskurs, den wir doch so mühsam erworben haben, kann sogar für die Freiheit des Denkens ein Hindernis sein, wenn er seine eigenen Imperative des Denkens nicht in Frage stellt.

Fragen gibt es genug – Antworten um so weniger, wenn sie nicht persönlich ausfallen. Philosophen fragen sich, in welchem Diskurs sie sich ausdrücken können. Künstler stellen sich die Frage, welche Kunst sie zu einem zeitgemäßen Idiom machen können. Die Massenmedien öffnen neue Räume, in denen die Welt überall naherückt. Aber welche Welt? Die Frage der Kunst ist eine Frage der Kultur. Welcher Kultur? Erst jetzt wird die moderne Kunst, die wir so gerne zu einer universalen Symbolform erklärt haben, auf ihre Fähigkeit zur Universalität geprüft. Aber das ist nicht die Universalität, die wir dafür gehalten haben. Darüber läßt sich erst ernsthaft reden, wenn die westliche Kultur den Anspruch aufgibt, selber eine universale Kultur zu sein. Läßt sich aber eine moderne Kunst, die ein Zögling der westlichen Kultur gewesen ist, mit einem anderen Profil denken? Kann eine neue globale Kunst so etwas wie eine Arche Noah sein, in welcher Kulturen überleben, so wie in der Bibel die vom Untergang bedrohten Tierarten? Eine solche Idee klingt zwar reichlich idealistisch, aber die Kernfrage des Themas, das in diesem Band vorgestellt wird, berührt den Zusammenhang von Kunst und Kultur. Oder sagen wir besser: von Kunst, im Singular, und den Kulturen, im Plural.

Es ist nicht so, daß das Thema der Kulturen nicht schon theoretische Aufmerksamkeit auf sich gezogen hätte. Aber es geht nicht allein um Definitionen, sondern um eine neue kulturelle Praxis, in der die Kunst andere Rollen übernimmt. Dieser Gedanke wird schon deshalb nahegelegt, weil Kulturen nicht überleben können in musealen Sammlungen oder in unseren digitalen Archiven. Erinnerung – als eine vitale Praxis – läßt sich nur in lebenden Formen denken, in denen auch Positionen bezogen werden. Natürlich haben dazu längst die Zweifler ihre Stimme erhoben. Pierre Jeudy (Die Welt als Museum, Berlin 1987) erklärt kurz und bündig, daß «die Vernichtung der Kulturen bereits hinter uns liegt». Die Neo-Kulturen produzieren parodistische Effekte. «Die Logik der Erhaltung bewirkt eine Musealisierung der Kulturen und verwandelt die Welt in ein Theater der Erinnerung.» Aber es geht im vorliegenden Band um anderes als um Sammeltrieb und nostalgische Rituale. Jeudy verrät nur den Antagonismus im westlichen Denken, wenn er das Entweder-Oder gegeneinander ausspielt. Die Gegenposition vertritt in diesem Band Uchang Kim. Auch er stellt den Ausverkauf des kulturellen Raumes fest. Aber er hat von Identität und Existenz einen anderen Begriff. Für ihn existieren die Dinge nicht in dem festen Rahmen, in dem wir sie so gerne fixieren. «Die Vorstellung von der Unbeständigkeit alles Seienden läßt kein Denken von unabhängiger, fixierter Existenz zu» (S. 83). In einer anderen Auffassung von Perspektive hat auch Transformation eine andere Bedeutung. Die Frage nach Kunst und Kultur verändert sich im Licht einer solchen Sehweise.

Hans Belting

Wenn Kulturen sich gegenseitig wahrnehmen, so ersetzen sie Worte und statische Bilder, über die sich Menschen traditionell verständigt haben,[1] zunehmend durch bewegte Bilder. Wie stark diese oft projektiven Bilder Wirklichkeit und Kunst bestimmen, erfährt jeder, der sich längere Zeit außerhalb seiner gewohnten Kultur bewegt.

Wo früher jedoch lange Reisen und tatsächliche Grenzüberschreitungen den Reisenden in die Lage versetzten, die scheinbar so eindeutige Unterscheidung von Imaginärem und Wirklichem aufzuheben, geschieht dies heute allzu oft in der Sphäre des Eigenen, die inzwischen als entfremdet betrachtet werden muß. Der rasche Wandel fixiert den Betrachter jetzt auf eine bisher unbekannte Situation der Selbstbefragung, auf einen in der Kulturgeschichte so bisher unbekannten «inneren Blick», oder er entwickelt nach einer Metapher von Maurice Merleau-Ponty ein «drittes Auge».[2] Dieses richtet sich in seinem fragmentarischen Sehen plötzlich auf die hochkomplexen Strukturen des Zwischenraums von «hier» und «dort», Vergangenheit und Zukunft.

Simmel oder Plessner hatten bei ihrer Auseinandersetzung mit dem Fremden noch nicht ahnen können, wie sehr der Mensch der Gegenwart sich selbst zum Fremden werden und die gewohnten Rahmen kultureller Identität sprengen würde. Unter dem Aspekt eines fragil gewordenen Raum-Zeit-Kontinuums wandeln sich auch Kunstwerke zu flüchtigen Phänomenen, die mit ihrer Statik oft auch ihre genuine Lokalität verlieren.

Wo der Westen einst das Mysterium des Geheimnisvollen gesetzt hatte, um eine andere Kultur zu verstehen, gelingt heute eine Entmystifizierung selbst durch den unmittelbaren Kontakt mit der anderen, fremden Kultur nicht mehr. Die Technologien der Alltagswelt setzen sich über alle gewohnten Grenzen hinweg und führen zu kulturübergreifenden gemeinsamen Sichtweisen. Das, was wir früher als kulturelle Differenz empfanden, ist heute schon universal als visueller Bruch im Blick zwischen den Generationen zu erleben. Die von den Geschichtskonzepten und -konstruktionen erlernten Stereotypen über das Andere verlieren angesichts der leeren Zeit oder der schnellen Grenzüberschreitung ihre Wirksamkeit. Aus dem Bewußtsein der Nicht-Identität entwickelt sich ein intensives Streben nach Identität.

Der vorliegende Band versammelt Texte verschiedener Autoren, die über Kunst und Künstler jenseits ihres gewohnten Kulturerbes nachdenken und die kulturellen Bilder auf ihre Ambivalenz von Gleichheit und Verschiedenheit befragen. Ihre Texte belegen die neu entstehenden Kulturkonflikte, die durch die Auflösung von realen Topographien und definierten Raumgrenzen – vor allem in Asien – hervorgerufen werden. Sie thematisieren eine veränderte kulturelle Identität, die sich zum Beispiel aufgrund des nicht endenden Zugs der Landbevölkerung in die Städte von den bislang akzeptierten Prämissen der Homogenität und der kulturellen Reinheit verabschieden muß. Da das neue Lebensgefühl nicht länger durch nationale Geschichte oder nationale Institutionen bestimmt ist, wird sich diejenige Kultur um so nachhaltiger schwächen, die sich nicht mit ihren neuen, hybriden Strukturen und dem Problem der Massenkultur auseinandersetzt. In der asiatischen Übergangsgesellschaft existiert eine fast unüberwindliche Kluft, welche die Tradition im Spannungsfeld von Partikularismus und Universalismus noch nicht überwinden läßt.

Analog zur Auflösung traditioneller Strukturen verbreitet sich in der Kunst gleichzeitig ein neuer Begriff von Kultur, der die spurenhafte Traditionsbildung zu verstehen sucht und Kultur als ein Ferment in einer technischen Weltzivilisation zu entdecken erlaubt, in der sich heute alles gegen Kultur verschworen zu haben scheint. Schon früh hat Eric Hobsbawm vor der Gefahr gewarnt, die mit den neuen künstlichen oder echten Traditionen und Geschichtsbegriffen verbunden ist. Geschichte sei der Grundstoff für nationalistische, ethnische oder fundamentalistische Ideologien, «ganz wie Schlafmohnsaft für Heroin, und da es nach der Natur der Dinge normalerweise keine maßgeschneiderte Vergangenheit gibt, könne sie zur Not stets erfunden werden».[3] Dieser Vorgang wird in einer kollektiv denkenden Massengesellschaft durch eine hochgradige Entindividualisierung bewirkt und durch mediale Bilder unterstützt. Die Maschine als materieller Träger einer scheinbaren Wirklichkeit dringt tief in Schichten des Imaginären ein und führt zur völligen Verkehrung eingeübter Kulturtechniken, die außer der oberflächlichen Geste nichts mehr mit der ursprünglichen Bedeutung gemein haben.

Mit seinen Überlegungen zu ‹Kunst und Kunstdiskurs› legt Bernhard Lypp (S. 114 ff.) die Voraussetzung von Kulturkonzepten dar, die glauben, sich von vorhandenen Kulturen absetzen zu können. Am Beispiel von Jai Young Parks Werk zeigt er, wie der mediale Wechsel Bedeutung und Vieldeutigkeit erzeugt. Die verschiedenen Welten, Systeme, Klassifikationen oder Realitätsschichten werden nicht mehr nur in einem «Ort der Bilder» in Beziehung zueinander gesetzt und aufeinander bezogen, sondern die Einzelheiten werden zu einem komplexen Ganzen verwoben, das die jeweiligen Seinssphären des Menschen repräsentiert.

In seinem Essay ‹Die moderne Kunst im Dialog der Kulturen› unternimmt Li Xiang Ting (S. 92 ff.) eine interkulturell bedeutsame Definition konzeptueller Kunst, wie es vor ihm Luis Camnitzer für Lateinamerika versucht hatte.[4] Li Xiang Ting lenkt die Aufmerksamkeit auf die Rekonstruktion ikonographischer Tradition, um zu zeigen, wie Kultur sich immer wieder von neuem konstituiert und als Ganzes institutionalisiert. Geprägt von einem ironischen Optimismus, weist er darauf hin, daß auch in China die Phase noch nicht abgeschlossen ist, in der sich chinesische Tradition, maoistische Kunst, sozialistischer Realismus, Volkskunst und moderne westliche Kultur vermischen. Der chinesische Kunstdiskurs konzentriert sich seit jeher auf den überlieferten Zusammenhang zwischen geistiger und materieller Welt. Künstler und Philosophen sehen deshalb die Schnittstellen innerhalb dieses Zusammenhangs als eine Konstante chinesischer Kultur an. Allzu oft, so Li Xiang Ting, verfängt sich der Diskurs jedoch an der Oberfläche und ersetzt den Prozeß der künstlerischen Reflexion durch die tendenziöse Verwendung «typischer» chinesischer Materialien wie Reispapier oder Tusche. Das bloße Nachahmen von Tradition zeigt, daß auch die Technologie die Trennung zwischen historischen Fakten und Fiktionen nicht überwinden kann und daß der Begriff des historischen Originals, im Sinne von Hobsbawm, in China hoch problematisch bleibt.

Antworten auf die neuen politischen, religiösen und kulturellen Konfigurationen sind bislang nicht gefunden, und kulturelle Identität befindet sich in jenem fragilen Schwebezustand, von dem einige der jungen Künstler glauben, daß er sich bald von selbst aufhebe: *«Now a global vision of culture exists and individual cultures will remain forever preserved as a part of history on CD-Roms»* (Yu Xiuzhen). Wie in Parks ‹Visions Across the Paddyfield› haben die Installationen nicht mehr die Geschlossenheit der mythischen Welt traditioneller Gesellschaften zum Gegenstand. Als Zitat oder Geste nehmen sie nur noch Bestandteile dieser Welt der Mythen, Rituale oder Symbole auf.

Daß der Betrachter die endlosen Ströme der zersplitterten Medienbilder nicht mehr zu einheitlichen Bildern zusammensetzen kann, thematisiert die in diesem Band untersuchte Installation ‹Transit Bar› von Vera Frenkel (S. 126 ff.). Sie verschachtelt verschiedenste Bilder, die sie Fernsehen, Werbung oder amerikanischen Filmen entnommen hat. Die weltweite Präsenz dieser Bilder konfrontiert die Künstlerin mit digitalen Geschichtenerzählern oder Mythenmachern, die sie dann doch wieder ins Datennetz entläßt.

Der französische Künstler Robert Cahen (S. 181 ff.) betrachtet sich als Wanderer zwischen verschiedenen Kulturen. Er hält seine optischen Erfahrungen in einer Art Tagebuch fest, das auf einer langen Reise durch China entstanden ist. Seine von den Filmtheorien Vertovs bis Tarkovskis angeregten Bildcollagen erzeugen einen dynamischen Bilderstrom, dessen kulturübergreifende mediale Symbolsprache sich mit «spirituellen Formen» chinesischer Mythenbilder vermischt. Er bezieht sich auf eine

Vielzahl unterschiedlicher Quellen sowie auf vereinheitlichende chinesische Kunsttheorien, welche die Hybridisierung kultureller Ikonen, die in China schon immer über getrennte Ausdrucksformen hinweg erfolgte, zusammenschließen.

Konsequent beschäftigen sich auch der Koreaner Uchang Kim und die Japaner Noriko Hashimoto (S. 163 ff.) und Ryosuke Ohashi (S. 149 ff.) mit der für die asiatische Kunst so umfassenden Philosophie des Raumes. Wenn sie die traditionellen Raumkünste über das Motiv des «Kunstweges» anschaulich machen, so vernachlässigen diese Philosophen aber weder die neue internationale Philosophie des Raumes noch dessen Bedeutung für die zeitgenössische Kunst.

In Asien differenziert man nicht zwischen Theater, Tanz oder Musik, sondern fügt alles zu harmonischer Einheit zusammen. Dieses enge Beziehungsgeflecht basiert im wesentlichen auf der von Zhu Xi (1130–1200) am Ende des 12. Jahrhunderts ausgearbeiteten Doktrin, nach der sich die Welt in drei Reiche gliedert: Himmel, Erde und ein menschliches Zwischenreich. Mensch und Himmel sind durch das japanische *«ri»* (chinesisch: *li*) verbunden, welches ein immaterielles Ordnungsprinzip des Kosmos meint. Dem *«ki»* (chinesisch: *ch'i*) steht das *«li»* gegenüber. «Pfad/Weg» lautet die Übersetzung des japanischen *«michi»*, eines der Schlüsselworte japanischer Kultur. «Pfad/Weg» im Sinne von *«michi»* wird als Prozeß verstanden, dessen Ziel im sittlichen Wert angelegt ist. Der göttliche «Pfad/Weg» *(kami-no michi)* meint die Religion, die der Erkenntnis göttlicher Vorsehung dient. Der menschliche «Pfad/Weg» *(hio-no michi)* ist jener, auf dem die Menschen unter Berücksichtigung ethischer Prinzipien wandeln sollten. *«Uta-no michi»* als «Pfad/Weg» der Poesie wird dem menschlichen «Pfad/Weg» zugeordnet. Die Kunst ist der «Pfad/ Weg», dessen höchstes Ziel die Schönheit ist.

Bis weit ins 19. Jahrhundert hat dieses Denken die Vorstellung und Herausbildung sowohl einer einheitlichen Kunst wie Wissenschaft verhindert. Zu stark war das Doppelprinzip verankert, das zwischen einem «Prinzip der Dinge» *(butsuri)* und einem «Prinzip des Geistes» *(shinri)* unterschied.

In der Gegenwartskunst löste die asiatische Welt unter Verwendung von historiegesättigten kulturellen Metaphern diese dialogischen Vorstellungen auf. In der medialen Zeiterfahrung sowie den Raumeffekten, die den Standortverlust des Betrachters betonen, wird ihr Verlust ebenso beschworen wie der Verlust der Mythen. Andererseits wird der Verlust der alten Mythen durch den neuen Mythos vom Körper kompensiert.[5]

Ryosuke Ohashi konzentriert sich bei seinen Betrachtungen zum

«Kunstweg» auf die Membranstruktur, die zeigt, «daß ein organischer Körper in jedem Teil eine Membrane, somit ein Interface hat und ist ... Auch zwischen den Kulturen und den verschiedenen Gebieten einer Kultur gibt es ein Interface. Man könnte mittels dieses Begriffs philosophische Probleme wie Subjekt-Objekt, Leib-Seele, Ethik und Kultur neu betrachten.»

Wie in den ersten Performances und Video-Experimenten der sechziger Jahre ist der Körper auf ganz neue Art das bevorzugte Symbol.[6] Traditionell haben gerade die asiatischen Künstler mit und durch Körperausdruck die Möglichkeiten der Kunst untersucht. In zahlreichen Facetten nehmen sie die strenge traditionelle japanische Ästhetik auf, ohne das im Westen verbreitete folkloristische Klischee Japan in irgendeiner Weise zu bemühen. Daoistische Wurzeln, die als literarischer Faktor in vielen Bereichen japanischer Kunst äußerst lebendig geblieben sind, münden in einen Exzeß von Video-Bildern, welche die gewohnte visuelle Logik sprengen und durch das Prinzip des *«michiyuki»* ersetzen, was frei übersetzt bedeutet, mit den Augen vorauszuwandern, um, an einem bestimmten Bühnenaufbau entlang, das Thema zu erfassen.

Die Betonung sensualistischer Empfindlichkeit oder die Selbstversenkung, mit der die zeitgenössischen asiatischen Künstler die verborgenen inneren Schichten der aller Kultur zugrundeliegenden Wahrnehmungsweisen aufspüren, verweisen auf den «Pfad», der im Sinne Uchang Kims in den extrem gebrochenen Lebensverhältnissen asiatischer Gegenwart zu einer neuen Kunst führen muß.

Obwohl die beständige Ausbreitung der Medienkultur die Universalisierung der Künste bestimmt, muß man sich davor hüten, Kultur und ihre Veränderung zu verwechseln. Der japanische Philosoph Nishida Kitarô, der sich lebenslang um eine Vermittlung zwischen westlicher und japanischer Philosophie bemüht hat, brachte das Phänomen der Interkulturalität auf eine einprägsame Formel: «Wer die Kulturen nur unter dem Blickwinkel ihrer äußeren Besonderheiten vergleicht, läuft Gefahr, einen Wal für einen Fisch zu halten!»

So tritt er für eine Kulturanalyse nach Maßgabe ihrer konstitutiven Prinzipien ein, die er in bestimmten generationenübergreifenden Archetypen festgehalten sieht. Diese begreift er nicht als starre Formen, sondern als gestaltende Energien. Die kulturellen Quellen der Kunst bleiben immer bestehen, auch in geschichtslosen Projektionen kann man sie nicht verleugnen.

Lydia Haustein

Reise in ein Reistal
Die Wiederentdeckung der Kunst

Von Lydia Haustein

Zu Jai Young Parks Installation ‹Visions Across the Paddyfield› gelangt man auf ewig überfüllten vielspurigen Stadtautobahnen, die über die Grenzen der Riesenstadt Seoul hinausführen. Die Fahrt geht vorbei an einer glitzernden Werbewelt im Zentrum, Stätten der Armut an der Peripherie und gigantischen Hochhaussiedlungen, die in ihrer sterilen Lebensfeindlichkeit die unverwechselbare Normalität eines «Überall auf der Welt» zeigen, bis zu einem kleinen Reisfeld im Tal. ‹Kirschblüte›, ‹Zarte weiße Knospe› oder ‹Silberne Mondsichel› heißen die neuen Wohnmaschinen, die an die Stelle der traditionellen koreanischen Dörfer getreten sind. Je steriler sich die neue Lebenswelt zeigt, desto mehr Lyrik fließt in ihre Namensgebung ein. Als könne der Klang der Worte den Verlust kultureller Qualität überdecken. Je weiter man die monumentalen, «unwirtlichen» Architekturkulissen der Megastadt Seoul hinter sich läßt, desto deutlicher zeigt sich, wie unerbittlich die aggressive Modernisierung den Preis einer gewaltigen Naturvernichtung fordert. Stählerne Raupen schlagen mit riesigem Werkzeug brutale, tiefe Wunden in die sanfte, grüne Hügellandschaft.

Im Tal selbst trifft man noch auf einige anachronistisch anmutende Gehöfte. Zahllose Gräber in ihrer Nachbarschaft künden von der langen Siedlungsgeschichte der Bauern, die einst hier lebten und für Jahrtausende ihre Reisfelder kultivierten (Abb. 1). Als Jai Young Park darüber nachdachte, den traditionellen Rhythmus des Reisanbaus in das Konzept seiner Installation einzubeziehen, da mußte er feststellen, daß die Bauern den ökonomischen Gesetzen gefolgt waren und beschlossen hatten, den Reisanbau aufzugeben. Nur noch als bezahlte Auftragsarbeit konnte er die Reisanpflanzung realisieren. So wurde sein Reisfeld zum «letzten Reisfeld» und der von ihm gewählte «Ort» der Installation schneller als beabsichtigt zum Erinnerungsträger einer verschwindenden Kultur.

Während einer Zeremonie setzte Jai Young Park sechs weiße Gipsskulpturen auf die nackte, schlammige Erde des frisch bepflanzten Reisfelds. Harmonie, Zartheit und Anmut der riesigen Figurinen rufen die

1 *Jai Young Park, Visions Across the Paddyfield, Blick zu den Skulpturen, im Vordergrund ein Grabstein, März 1995*

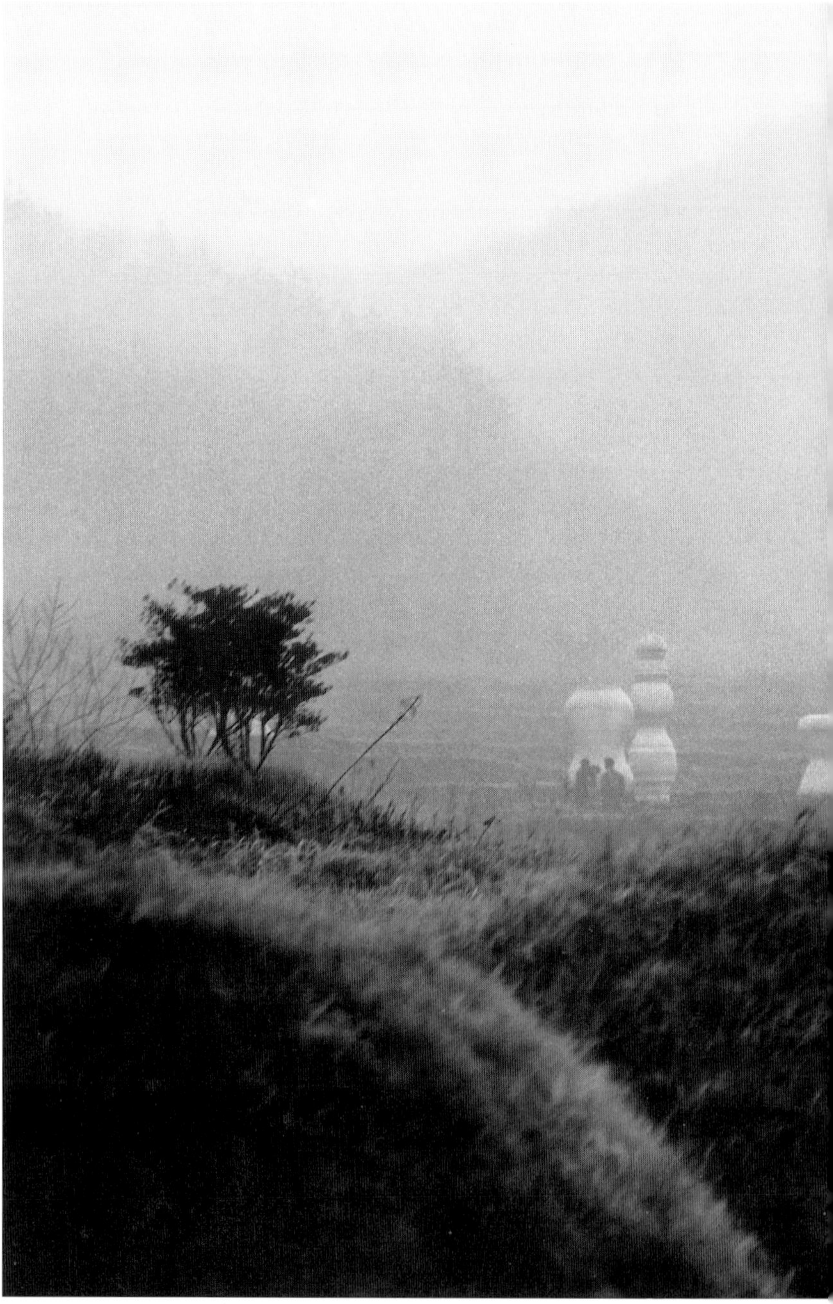

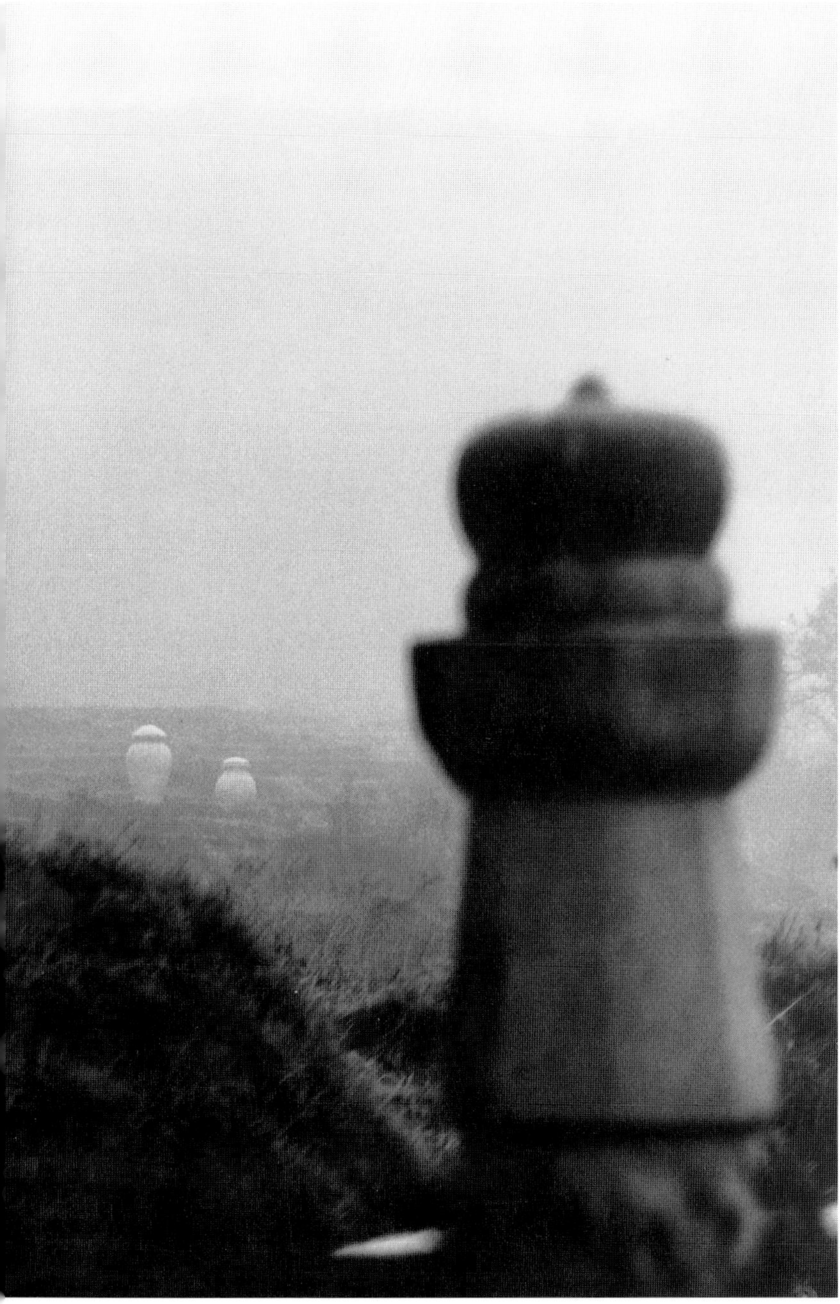

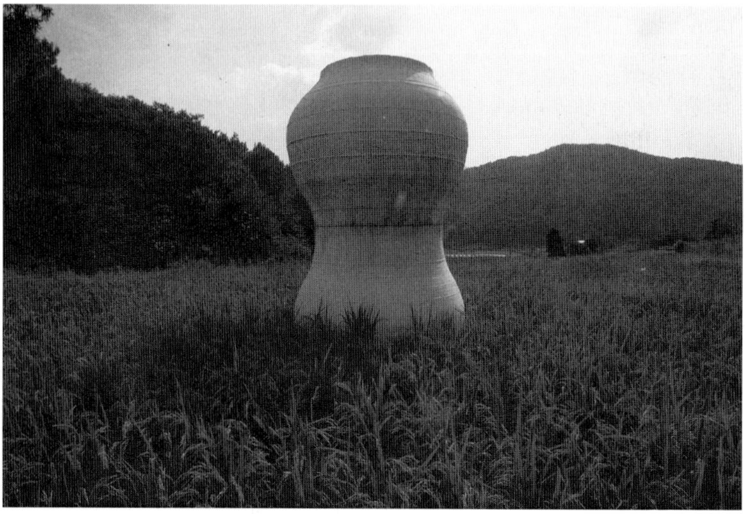

2 *Jai Young Park, Visions Across the Paddyfield, Figur im Reisfeld im Spätsommer* 1995

Vollkommenheit der traditionellen asiatischen Keramik ins Gedächtnis, für die Korea seit undenklichen Zeiten berühmt ist und die in den herausragenden Porzellanen Chinas weiterlebt (Abb. 2–5). Der Interpretation der Figuren scheint mit den Sprüchen von LaoTse eine Richtung gewiesen: «Knete den Ton und bilde daraus Gefäße. Da, wo er nicht ist, liegt der Gefäße Gebrauch.» Durch ihre Nachbarschaft zu den Grabhügeln gemahnen die Figurinen mit eindringlicher Präsenz an die uralten japanischen *haniwa* oder chinesischen *ming ch'i* (Grabstatuetten). Die geheimnisvolle und zutiefst melancholische Stimmung von Vergänglichkeit führt die Phantasie des Betrachters durch eigene Erinnerungsräume in die imaginären Räume asiatischer Ästhetik, die bislang immer von der traditionellen Kultur Asiens besetzt worden waren.

Zen-Buddhismus und asiatische Philosophie korrespondieren mit einer ausgeprägten Naturpoesie, die den Gedanken der «plötzlichen Erleuchtung» verfolgt. Zeit und Alter von Naturprozessen heben innerhalb dieses Vorstellungskomplexes die Landschaft aus der Vulgarität der alltäglichen Existenz heraus. Die alten asiatischen Philosophen entwickelten auf dieser Basis eine geistige Haltung, die nicht erlaubte, Worten zu trauen, sondern durch Naturbeobachtung ihre «Wesenheit» zu begreifen suchte.

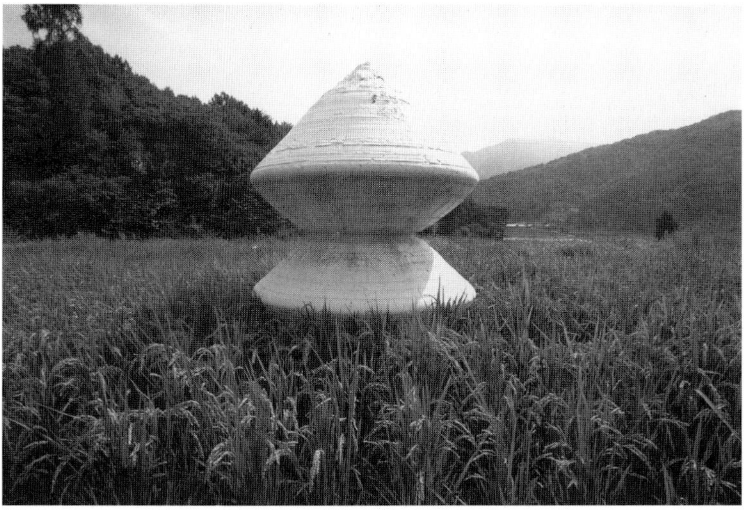

3 Jai Young Park, Visions Across the Paddyfield, Figur im Reisfeld im Spätsommer 1995

Entsprechend der tiefen geistigen Bedeutung der Kultur-Natur nimmt die Landschaftsmalerei im asiatischen Raum eine herausragende Sonderstellung ein. Sensibel werden leiseste Veränderungen der verschiedenen Jahreszeiten in hauchfeinen Tuschzeichnungen festgehalten. Ein Landschaftsausschnitt kann dabei stellvertretend für das Weltganze oder als gemalte Philosophie betrachtet werden. Park wählt mit dem Reistal also nicht nur ein typisches Sujet asiatischer Malerei, sondern erinnert vor allem an die meditative Weise der Landschaftsbetrachtung. Er spielt mit dieser ausgeprägten Tradition kultivierter Sensibilität, die sich auf die Nuancen der Welt konzentriert, um ihnen deren mikrokosmisches Geheimnis zu entlocken. Wie die klassischen chinesischen Maler und Poeten malten auch die koreanischen Künstler seit Jahrhunderten nicht nach der Natur, sondern versenkten sich in sie, um das Wesentliche der Dinge in ihrem vitalen Rhythmus zu erfassen. Das immer wieder gleiche Ritual, der immer wieder gleiche Wachstumszyklus bot die Gewißheit unveränderlichen Seins in der Zeit.

Das erst seit wenigen Generationen geltende Axiom, daß die Natur sanft und milde sei, ist wie das Bild von der «guten alten Zeit» eines der europäischen Stereotypen, die unsere Wahrnehmung verfälschen. Wenn in Asien die Rede von «Natur» ist, so meint dies vornehmlich eine do-

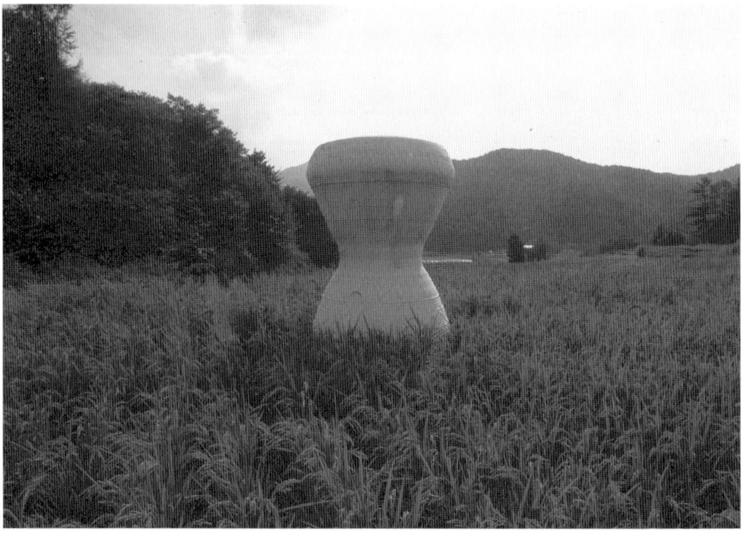

4 *Jai Young Park, Visions Across the Paddyfield, Figur im Reisfeld im Spätsommer 1995*

mestizierte und kultivierte Natur. Die grundlegende Erfahrung mit dieser Kultur-Natur bildet in der daoistischen Naturverehrung eine unzerstörbare Sphäre der Zuflucht, die auf ihrer tiefsten Ebene als spirituell oder religiös empfunden wird. Das Reisfeld, welches wir unserer Gewohnheit zufolge als «Natur» zu klassifizieren gewohnt sind, erweist sich als durch und durch künstlich. Reisfelder als gebaute, formvollendete Kulturlandschaften bilden die materielle Basis der asiatischen Zivilisation. Über Jahrtausende war die Reispflanze ein Kulturträger ohnegleichen, demgemäß Mittelpunkt von sozialer und geistiger Organisation. Das für Parks Installation gewählte Reisfeld markiert einen Schlußpunkt in dieser uralten Tradition – es wird verlassen werden und niemals mehr Reisfeld sein. Ein letztes Mal evoziert das Ritual der Pflanzung ein Gefühl poetischer Zeitlosigkeit, bevor die Erinnerung an dieses Feld nur noch als kollektive Erinnerung, als inneres Bild oder im Video-Film existiert.

Ortswechsel: Seoul – Berlin

Im September 1996 baute Jai Young Park seine Skulpturen in Korea ab und transportierte sie nach Berlin. Im ‹Haus der Kulturen der Welt› wurden sie in einer neuen Installation wiederaufgestellt. Der Ortswechsel über Kontinente hinweg schloß mit ein, daß die Installation nun in einem Innenraum gezeigt wurde. Der spezifische «Ort» des koreanischen Reisfeldes war in der neuen Komposition durch digitale Bilder vertreten, die auf weißen Säulen Ausschnitte eines nun fernen Ortes erinnerten und zugleich eine radikal veränderte Welt zeigten.

Auf dem Reisfeld konnte der Betrachter den Objekten, bedingt durch den dortigen «offenen» Raum, in einer Freiheit begegnen, die jenseits der domestizierten Räume einer Kulturinstitution neue Formen und «Bilder» einer transkulturellen Betrachtung erlaubte. In einem geschichtlichen Prozeß, in dem die tatsächlichen Grenzüberschreitungen über Kontinente hinweg sich als unbedeutend gegenüber der Grenzüberschreitung von einem Außen- in einen Innenraum zeigen, gibt Park dem Akt des Sehens eine im weitesten Sinn poetische Bedeutung.

Wie unter anderen Marcel Broodthaers gezeigt hat, werden im westlichen Museum der Gegenwart «Alltagsraum» und «Kunstraum» zunehmend deckungsgleich, andererseits wird der Lebensraum durch die museale Situation zur mimetischen umfunktioniert: Wirklichkeit wird nicht länger gespiegelt, sondern neu erfunden. Diese These meint in ihrer Erweiterung nicht nur das Museum, sondern auch unsere Ausstellungspraxis. Park machte es uns mit den auf die Skulpturen projizierten Videobildern aus Korea schwer, den «Ort» zu definieren und zu entscheiden, wo sich die Installation der Bilder wirklich befand. In Korea? In Berlin? In einem Zwischenstadium? An einer Entwicklung vom virtuellen Zustand zur Wirklichkeit? Oder umgekehrt? Die Bestandteile der Installation waren in verschiedenen Zeiten und Kulturräumen verankert. Berücksichtigt man dazu die anthropologische Tatsache, daß Menschen in unterschiedlichen Kulturen auch in unterschiedlichen visuellen Welten leben, so versuchte Park, das Unvereinbare zusammenzufügen.

Souverän bedient sich Park der Techniken einer Kultur, die sich seit einer Generation ausschließlich die Technik zum Vorbild nimmt. Die internationale Technologie der Bilder vergleicht Park mit einer Art Substanz, die alle lebenswichtigen Ebenen berührt und Konzepte von «Kultur», «Gesellschaft», «Geschichte» und «Natur» technikdeterministisch durchdringt. Der Künstler deutet innerhalb der gegenwärtig gewaltigen Kulturdynamik auf die Schwierigkeiten, die es jenseits der abgedroschenen Phrasen von Technikkritik heute wieder macht, ein kritisches «Außen» von «Bild» und «Technologie» zu konzeptualisieren. Nachdem erst wenige die neue Naturwissenschaft und ihre technische Auswirkung auf das Weltbild der Gegenwart zu begreifen beginnen, investiert er seine Energie in diesen langwierigen Lernprozeß, der eine nüchterne Relativierung des technischen Rationalismus vornimmt, und zeigt, daß innere und äußere Bilder sich nicht mit der gleichen Geschwindigkeit verändern. In seinen künstlerischen Reflexionen begreift Park diese verschiedenen Bilderwelten ganz antidogmatisch. Dadurch macht er Technik und Kommunikationsmedien unvoreingenommen transparent und stellt modernes Wissen und Weisheit nicht als Gegensätze dar. Er konzentriert sich auf das Verhältnis von Kunst und Realität, Lokalität und Internationalität.

Zwischen Faszination und Abkehr ortet Park vor allem diejenigen Bereiche von Wissenschaft und Technik, welche die verschiedenen Weltkulturen unumkehrbar dominieren und ihre kulturellen Besonderheiten zum Verschwinden bringen. Der rasche Wandel fixiert den Betrachter auf eine bisher unbekannte Situation der Selbstbefragung. Park wendet sich indirekt gegen eine Haltung, in der eine metaphysische Betrachtung Asiens die Oberhand gewonnen hat und die historische Gewißheit der asiatischen Gesellschaft verleugnet wird. Es scheint, als wolle Jai Young Park die Spur sichtbar machen, die kreative Bewegung internationaler Kunst heute durch Zeiten und Räume zieht. Während die Skulpturen selbst im musealen Raum unbewegt waren, sollten Auge und Vorstellungskraft des Betrachters durch virtuelle Bilder in Bewegung versetzt werden und Zugang zu den «inneren Bildern» finden. Die Künstlichkeit der digitalen Bilder provozierte erneut die Frage, wie wir Skulpturen oder Bilder auf Skulpturen sehen und «erkennen». Die Diskontinuität der Geschichte, die reale und geistige Transformation von Orten und Dingen wurde nicht nur durch die Projektion, sondern auch durch die kulturell bedingt unterschiedliche Bild- und Seherfahrung der Menschen vor der Installation fokussiert.

Wie die Naturwissenschaft die physische Welt nicht lediglich beschreibt, sondern die Interaktion zwischen Welt und Geist zum Gegenstand ihrer Forschung macht, widmet sich Park solchen visuellen Prozessen, in denen visuelle Erfahrungen in Erinnerungen umgesetzt werden. Wenn man die Zukunft eines kulturellen Phänomens aus der Sicht der Gegenwart begreifen will, so Park, muß man, um künstlerisch sinnvoll vorgehen zu können, auch die Vergangenheit und damit die Wurzeln dieser Phänomene berücksichtigen. An der Schnittstelle von lebendigem Gedächtnis und technischem Speicher konstruiert er symbolisch hochbesetzte Orte, die er im komplexen Grenzbereich von erlebter Erinnerung und imaginierter Zukunft menschlicher Wahrnehmung und Kommunikation ansiedelt.

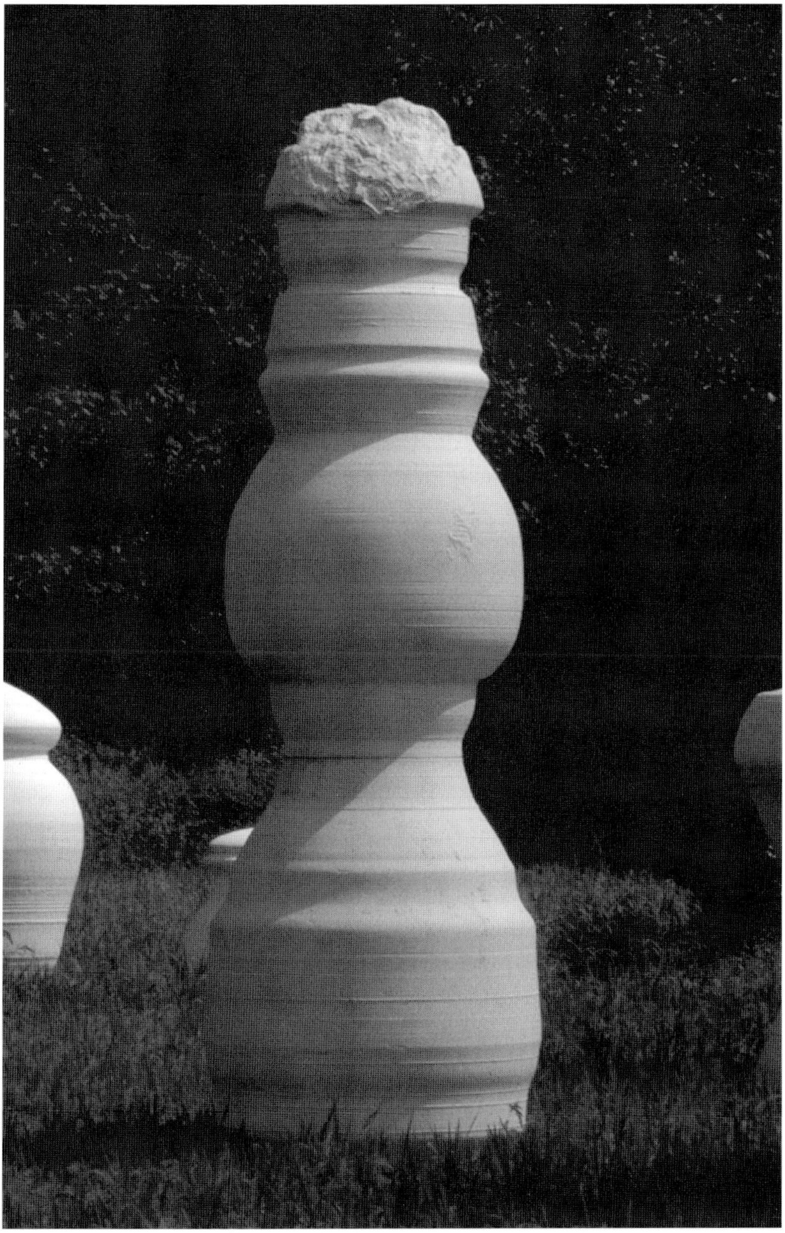

5 *Jai Young Park, Visions Across the Paddyfield, Figur im Reisfeld im Spätsommer 1995*

Ausgehend von der These – die fast alle Neurophysiologen heutzutage unterstützen –, daß Gedächtnis und Wahrnehmung nicht voneinander zu trennen sind, beschäftigt ihn in der Art der Epistemologen die Frage, wie der Mensch Wissen über die Welt erlangt oder, anders formuliert, wie er weiß, was er weiß.

Medien, Skulpturen und die Geschichte der Kunst

Video- und Computerbilder verändern den Blick auf die Geschichte und die Kunst. Wenn Parks koreanische Reisfeld-Installation mit virtuellen Bildern kombiniert präsentiert wird, so erfolgt eine Transformation der Natur unter den Bedingungen der Technik. Diese zeigen sich besonders deutlich im radikalen Wandel der Zeiterfahrung durch das technische Bild. Erforderte es eine bestimmte Spanne von Minuten oder Stunden, das Kunstwerk auf dem Reisfeld zu sehen und zu denken, so erweist sich die Zeit im Zusammenhang mit künstlichen Bildern als das am meisten veränderte Element unserer Erfahrungsdimension. Ein immerwährendes Erobern, Vergehen und Verlieren der Zeit scheint im digitalen Speicher aufgehoben. Dort werden vielgestaltige Bilder sichtbar, die nach den ungleichen Gesetzen von Natur und Technik entstehen, sich entwickeln und wieder verschwinden. Das Vorführen von Gegensatzpaaren wird zum gestalterischen Prinzip erhoben, das sich nicht auf den Antagonismus «rational» oder «irrational» beschränken läßt, sondern vielfältig in den imaginativen Medien ausgeführt wird. Was James Joyce mit seinem ‹Ulysses› begann – das Phänomen Zeit zu sezieren –, führt Jai Young Park im Hinblick auf die Wahrnehmung der Bilder im Zustand eines nie gekannten transkulturellen Wandels fort. Angesichts der verschiedenen Verankerungen in Zeiten und Räumen schwindet, wie erwähnt, die Gewißheit darüber, wann und wo sein Kunstwerk beginnt und endet. Statt dessen werden die endlose Natur der Zeit und die zeitlose Existenz der Natur in einem Denkbild kontrastiert.

Kulturen und Traditionen in der Gegenwartskunst

Mit seiner Installation markiert Park einen Richtungswechsel in der Entwicklung der koreanischen Kultur. Er möchte anschaulich machen, wie das über Jahrtausende kompliziert ausbalancierte Kultursystem schon durch das Verschwinden eines einzigen Bestandteiles unwiederbringlich zerstört wird. Diese Überzeugung veranlaßt Park nun keineswegs dazu, die Rolle eines Sozialkritikers einzunehmen oder als romantischer Beschwörer einer «heilen» Tradition in Erscheinung zu treten. Das Idealbild von «unveränderlicher» Tradition hat für ihn nie existiert. Wenn Park mit den von ihm gewählten Figuren die Idee des Reisfeldes in das ‹Haus der Kulturen der Welt› in Berlin bringt, dann unterwirft er den «Ort» einer neuen Dramaturgie und fordert zu einem veränderten Umgang mit kulturellen Bildern heraus, der das Überlieferte neu denkt und damit wieder mit Leben erfüllt. Nur noch in der Kunst beweist das kollektive Unbewußte seine Macht gegenüber der uniformen Erinnerung und der Zersplitterung in einem Kosmos der Information.

Konnte George Berkeley in Abgrenzung zu Henri Bergson einst noch die Frage aufwerfen, ob die Gegenstände an sich oder bloß in der Wahrnehmung der Menschen existieren, so versuchte Maurice Halbwachs am Anfang des Jahrhunderts nachzuweisen, daß Gedächtnis und Urteil der Individuen spezifischen sozialen Bedingungen unterliegen, die gleichsam den Rahmen abgeben, in dessen Zusammenhang erinnert, gesehen und gedacht werden kann: «Glaubte Bergson die ‹wirkliche Zeit› als ein unablässig strömendes Bewußtsein vom physikalischen, aus Raumpunkten abstrahierten Zeitbegriff, wie ihn auch die Historiker benützten, ablösen zu können, so zeigte Halbwachs, daß sie vielmehr vom kollektiven Gedächtnis abhängt, das, unendlich vielfältig, das *Bild* der vergangenen Geschehnisse rekonstruiert, es bewahrt und zugleich den Vorstellungen und Erwartungen anpaßt und eingliedert, die der Vergangenheit und Gegenwart jeweils entgegengebracht werden: Tradiertes bleibt sich nicht gleich und das Neue ist im Vergangenen enthalten.»[1]

Analysiert man heute die «visuellen» Ereignisse in einer Welt, in der kulturell geprägte Wahrnehmungsmuster einer »natürlichen Erinnerung« und die radikal gewandelten Medien der «technisierten» Speicherung aufeinanderprallen, so wird man die Prämissen von Halbwachs bestätigt finden, die der Erinnerung eine immer rekonstruktive Funktion zugewiesen haben. Erfolgt die Akkumulation von Wissen und Erfahrung durch künstliche Speicher, so bewirkt dies – schon Platon wies auf die eingeschränkte Form der schriftlichen Literatur gegenüber der oralen Literatur hin – den Verlust von vitaler Erinnerung. In diesem Zusammenhang ist der Kultur-Begriff von Interesse, den Cornelis Castoriadis verwendet, wenn er von «imaginären Bedeutungen» spricht, von Sinnzusammenhängen, welche über instrumentelle und funktionale Kontexte hinausgehen und im Hinblick auf virtuelle Welten eine neue Qualität zu erfassen erlauben. Die Beziehung zwischen Organismus und Realität, zwischen Innenwelt und Außenwelt wird in dieser Vorstellungswelt in einer Zwischenwelt der Bilder fixiert.

Bereits 1940 spricht Jean Paul Sartre im Bezug auf gemalte Bilder in seinen Schriften über «das Imaginäre» davon, daß der Künstler seine Vorstellung *«images mentales»* nicht realisiere, sondern «lediglich als ein materielles Analogon konstituiere». Er gelangt zu dem Schluß, daß das «Imaginäre niemals realisiert, sondern allenfalls objektiviert werden könne». Dem Leben gegenüber ließe sich folglich keine ästhetische Haltung einnehmen, da man – anders als in der Kunst – unter der genannten Voraussetzung das Reale und das Imaginäre ständig verwechseln würde.

Innerhalb der bewußten Manipulationsoperationen sind ständige Konfrontationen von «Erhabenem» und «Banalem», von Medien- und Kunstwelt zu registrieren. Das Künstliche erscheint als wahr oder zumindest als das Wahrscheinliche, wobei das Verhältnis von Authentizität und Fiktion, das insbesondere durch die neuen Medien- und Informationstechniken permanent verändert wird, sich als Gegensatz zur gewohnten Bilderfahrung der Menschen konstituiert. In einem dramatisch zugespitzten Modernisierungs- und Mediatisierungsprozeß pendelt die Kunst zwischen eigener Tradition und universaler Zukunft. In der Zeit «sterblicher Zirkulation, die produziert, indem sie zerstört» (Raymond Roussel), kann der Künstler sinnvoll nur temporäre, persönliche Stellungnahmen versuchen. Als Kulturträger einer jahrtausendealten Vergangenheit setzen die von ihm ausgewählten signifikanten Kulturelemente engrammatische Energien frei und überführen ihre noch verbliebenen spezifischen Traditionsbestandteile zur Möglichkeit einer vitalen zukunftsgerichteten Erinnerung.

Die einzelnen kulturellen Zitate und historischen Fragmente von Parks Installation wandeln sich zu Bildvorstellungen, die sich keiner «sinnbildlichen» Bedeutung unterwerfen, sondern sich weit öffnen für neue transkulturelle künstlerische Konzepte. Die internationale Gratwanderung zwischen verschiedenen Kulturen und Zeiten befreit den Künstler aus der Fixierung auf einen rein westlichen Zeitbegriff oder die «eine» Historie. Park weist mit seinen Arbeiten darauf hin, daß die Weltgesellschaft die Kunst zwar in einer Gleichzeitigkeit des Ungleichzeitigen verwirklicht, dies aber (noch?) nicht erlebbar machen kann. Das Individuum sowie die Kunstwerke konstruieren in unterschiedlichen Kulturen das Phänomen der «Eigenzeit», die einer simplen Vorstellung von «Globalität» widerspricht.

Je stärker Park die Komplexität der kulturellen oder historischen Phänomene reduziert, desto mehr gewinnt sein Kunstwerk an geistiger Komplexität. Er bewegt sich auf dem Fundament der asiatischen Ästhetik, die schon immer durch einen Empirismus geprägt war, der konzeptionelle, raumbezogene oder aktionistische Kunstformen hervorbrachte. Schon die Besonderheit der asiatischen Sprachen, die kaum über klar erkennbare Abstrakta verfügen, so daß jede Argumentation durch eine Vielzahl historischer Beispiele getragen wird, bewirkte ein enges Geflecht von Bild- und Vorstellungskomplexen in den Künsten.[2] Vor allem Ideogramme und Schriftzeichen wie die der sino-japanischen Kalligraphie stellen solche in mehreren Formen überlieferten umfassenden Symbole dar, die vor dem Informationszeitalter alle Vorgänge der Wahrnehmung, des Nachdenkens und der Erinnerung dominiert haben. Die östlichen Bildsymbole enthalten mehr an Bedeutung als die reine Sprache: Die altchinesischen Zeichen für «*yin* und *yang*» weisen etwa über die im Westen gängige Symbolik von «weiblich und männlich» hinaus auf ein geheimnisvolles oder esoterisches Wissen. In ihrem metaphysischen Bezug gehören sie zu einem Universum der Analogien, vergleichbar jenen Leibnizschen Monaden, die das ganze göttliche Werk von einem jeweils anderen Gesichtspunkt aus widerspiegeln, wobei jedes Detail mit anderen Details in Beziehung steht. Die Wort-Bild-Magie stand einst im Mittelpunkt des alten asiatischen Kultes und wird heute als Kult der Simultan-Bilder im breiten Strom der Alltagskultur wiederbelebt, die ihren stärksten und unverfälschten Ausdruck in den japanischen «*mangas*» findet.

Die in verschiedenen Kontinenten errichteten Installationen von Jai Young Park ermöglichen dem Betrachter vor dem Hintergrund eines zwangsläufig veränderten Umgangs mit dem Bild, im Prozeß radikalen Kulturwandels eine Positionsbestimmung zu wagen. Park entwickelt ästhetische Kompositionen, deren Bestandteile vielfältige Hinweise auf kulturelle und historische Schichtungen tragen. Die alten Fragen von Abbild und Wirklichkeit, Zeitlichkeit und Vergänglichkeit, Überleben, Verharren, Präsenz und Absenz sind in seinen Arbeiten ebenso enthalten wie die Metamorphosen kultureller Räume und Zeiten sowie die ewige Frage nach Vergangenheit, Gegenwart und Zukunft der Kunst.

Nomadisierende Kunst

In einer Zeit, in der das plötzliche Zusammentreffen unterschiedlicher Kulturen, Religionen und Zivilisationen zum vorherrschenden Thema geworden ist, glauben einige immer noch, wir könnten die außereuropäische Kunst aus der Perspektive des Exotismus betrachten. Dabei verschwinden die kulturellen Begegnungen im Raum einer Pluralität, die einst für die unterschiedlichen, relativ isolierten Gesellschaften charakteristisch war. Zeitliche und räumliche Entfernungen verlieren ihren trennenden Sinn. Heutzutage können keine geographischen Entdeckungen mehr gemacht werden. Auf der ganzen Erde gibt es kein von moderner Zivilisation unberührtes Gebiet mehr. Dafür aber eine global einbrechende Medienwelt, die die Welt nur noch partikular und ausschnitthaft begreifen läßt. Es entwickeln sich vor allem in den Medien «hybride» Bilder, die nur noch ungenaue historische Entsprechungen besitzen oder gar jeder konkreten Realität entbehren. Disparate «Images» von MTV, Kino, Fotografien und Populärkultur prallen aufeinander und werden dann auf vereinheitlichenden Bildschirmflächen als selbstverständlich und homogen betrachtet.

Die ebenso fragmentarische Kunst und die weltumspannende Verfügbarkeit ihrer «Abbilder» haben der internationalen Kulturentwicklung eine unbekannte Intensität und Dynamik verliehen.

Daß der Austausch von Kulturen bislang überwiegend als visuelle Internationalisierung zu registrieren ist, die charakteristische Bilder aus verschiedenen Ländern und Gesellschaften über den Globus schickt, wird bislang in seinen Auswirkungen auf das Kultursystem nicht ernsthaft diskutiert. Die gigantische Macht der Fernseh- und Medienbilder über die Wahrnehmung und Ausformung einer neuen Weltkultur wird insbesondere in der westlichen Perspektive der Kulturwissenschaft gefährlich unterschätzt. Mühsam hält man an konventionellen Überzeugungen fest und empfindet es als Verlust, wenn die gewohnte Kunst und Kultur ihre Bedeutung verlieren und ihre traditionellen Rituale verändern. Viele der etablierten kulturellen Institutionen weigern sich, einen faktisch schon vollzogenen gesellschaftlichen Wandel zu akzeptieren, der unzweifelhaft auch positive Wirkungen auf die Kultur ausübt. Mit einer internationalen Ausbreitung der Massenmedien läßt sich eine ungeahnte Demokratisierung der Kultur und vielerorts ein Aufbrechen von Hierarchien beobachten. In der radikalen Ablehnung solcher Prozesse fühlt man sich an die Demokratisierungs-Diskussion erinnert, die zu Beginn des Jahrhunderts in den USA geführt wurde und in der viele europäische Künstler unerbittlich, aber vergeblich demokratische Positionen bekämpften.[3]

Wir analysieren die «fremde» außereuropäische Kunst heute nicht mehr unter dem distanzierten ethnologischen Blickwinkel, sondern aus der Perspektive der Zeitgenossenschaft. In deren Denkkategorien ist Kunst nicht länger das Privileg einer Minderheit, sondern kultureller Bildträger einer menschlichen Gemeinschaft. Die Grenzen von Hoch-, Populär- oder Volkskunst verschwimmen, und wir erleben die Entstehung einer ausgeprägten visuellen Massenkultur überall auf der Welt. Theoretisch wird jeder einzelne in die Lage versetzt, Bilder zu produzieren und auszustrahlen. Diese Bilder sind ungewohnte Bilder des schnellen Verbrauchs, des Hochgeschwindigkeitssehens sozusagen, aber sie sind äußerst kommunikativ. In ihnen problematisiert sich eine neu sich formierende Massen-Mediengesellschaft von «Anderen» erstmals selbst, und die einzelnen an diesem Prozeß Beteiligten können via Internet ihre «Stimme» auch jenseits nationaler Grenzen erheben.[4]

Die Aufmerksamkeit der Künstler richtet sich auf die Übersetzungen von besonders signifikanten kulturellen Zeichen oder Codes und auf eine Art sozialen Recyclings, das bestimmte kulturelle Bilder und Zeichen in der internationalen Welt transformiert oder miteinander verknüpft. Die – besonders in den «traditionellen» Gesellschaften – kollektiven Bilder leben in den neuen interkulturellen Bildsystemen weiter, obschon sie ständig durch eine schwindelerregende Diskontinuität der Wahrnehmung verändert werden. Mehr und mehr wird die dominante Schriftkultur durch neue Bildsprachen, ja durch eine bislang unbekannte, omnipotente Bilderkultur abgelöst, die sich innerhalb eines polymorphen Informationssystems herausbildet. Die alten Vorstellungen von der Welt als Buch oder vom Buch als Welt sind in der jungen Generation von der Vorstellung «Welt als Computer» abgelöst worden.[5]

Da die internationalen kulturellen Werte medial vermittelt werden, spiegelt sich auch die Suche nach einer neuen künstlerischen Sprache in den Medien in reinster Form. Gegen die international gültigen Gesetze einer Medienwelt sowie der Herausbildung öffentlicher «virtueller» Hyperräume initiieren die Künstler einen kunsthistorischen Prozeß der Rekonstruktion, der die synchronen Trennungen innerhalb einer Geschichte der Wahrnehmung, der Sprache und des Sehens verdeutlicht. Über die «Simulation der Realität« eröffnen sie einen neuen analytischen Blick auf «die» Realität, so daß die «Medienwirklichkeit» die Erwartung einer «eigentlichen» Realität erst erzeugt und zu neuen philosophischen Fragestellungen herausfordert.

Niemals hatte eine Gesellschaft eine einzige, unveränderliche Identität, die sich ohne interne Differenzierung perpetuierte. Doch heute geschehen in der Lebensspanne eines einzigen Individuums mehr historische Umwälzungen und radikale Entwicklungen als früher in Jahrhunderten möglich waren. Kulturelle Transformationsprozesse erfolgen in den einzelnen Ländern unter verschiedenen Ausgangspositionen. Der «Verlauf der Veränderungen der Umwelt, die seit zwei Jahrhunderten unter dem Druck von Technik und Wissenschaft steht», schreibt Michel Tibon-Cornillot, hat «in den letzten fünfzig Jahren weitreichendere Veränderungen erfahren als in 10 Millionen Jahren zuvor».[6] Die Erfahrung ständiger Wandlungen in allen Bereichen des Lebens verunsichert viele Menschen in ihrem kulturellen Selbstverständnis und läßt sie vor allem im Exotismus nach Statik und Ewigkeit suchen. Der exotistische Diskurs erklärt jedoch Wirklichkeit nicht, sondern kreiert künstliche Mythen und künstliche Traditionen. Die von uns im Westen «Primitivismus» genannte Kunst zeigt sehr präzise die verschiedenen Stadien dieser Entwicklung, und die mythologischen Sehnsüchte sind in den neuen Archaismen und Primitivismen der zeitgenössischen Kunst weltweit reichlich zu beobachten.

Claude Lévi-Strauss hat vor allem an der Auflösung der Gegensätzlichkeit Moderne – Archaik gearbeitet: «Die moderne Physik mußte erst entdecken, daß eine semantische Welt alle Eigenschaften eines absoluten Objekts besitzt, damit man erkennen konnte, daß die Art und Weise, wie die Primitiven ihre Welt fassen, nicht nur kohärent ist, sondern gerade diejenige, die sich angesichts eines Objekts, dessen elementare Struktur das Bild einer diskontinuierlichen Komplexität zeigt, aufdrängt.»[7] Viele Künstler versuchen, im Rückgriff auf mythisches Denken neue Formen der Kunst zu erschließen. Wie der Exotismus das Bewußtsein des Komplementären immer voraussetzt, streben die Künstler international nach der Entdeckung eines zeitlich und räumlich Unerreichbaren, das jenseits der eigenen Welt als Beständiges existiert.

Angesichts der medialen Revolution ist die Flucht in das Andere, Fremde, Dunkle der archaischen Kultur vergeblich. Es ist bereits Teil der Weltzivilisation und damit Teil unserer selbst. Wie Theodor W. Adorno ausgeführt hat, empfand schon Walter Benjamin die Moderne als Archaik, die allerdings nicht Spuren eines vorgeblich alten Wahren aufbewahrt, sondern den realen Ausbruch aus der Traumbefangenheit der bürgerlichen Immanenz meint.[8] Als eine Art «Urgeschichte der Moderne» führt er die Abhängigkeit der Bilder von einem rein westlichen Kunstbegriff ebenso aus wie das nachdrückliche «Streben nach gesellschaftlichen Wunschbildern, mit denen sich die Gesellschaft gegen das Veraltete – das heißt das Jüngstvergangene – absetzen möchte».

Die Art der sinnlichen Wahrnehmung, die Empfindung, das Gedächtnis, die Einbildungskraft und daraus resultierend auch die Logik der Folgerung durch die Anschauung werden nur vermeintlich durch die «perfekte» mnemotechnische Nachbildung zur identischen Rückholung des Vergangenen. Wo die audio-visuellen technischen Medien auch das Vergangene als scheinbar Gegenwärtiges präsentieren und die alten Traditionen im medialen Prozeß so weiterleben lassen, als seien sie bruchlos zukunftskompatibel, ist es der Kunst vorbehalten, die verborgenen Koordinaten zwischen lokalen und globalen Räumen sichtbar zu machen.

Der Ort der Bilder

Von Hans Belting

In jeder Theorie der Wahrnehmung ist es ein Gemeinplatz, daß unser Bewußtsein ein *Ort der Bilder* ist. Wir sehen nicht nur Bilder der Welt, sondern die Welt in Bildern, in solchen Bildern, die wir uns selber machen. Dennoch entsteht in vielen Debatten der Eindruck, daß Bilder heute nur noch von Apparaten produziert werden, deren Empfänger ihnen kaum mehr Widerstand entgegenbringen, so als wären unsere Bilder allein noch eine Frage von vorgegebenen Techniken. In dieser Situation ist daran zu erinnern, daß immer nur da Bilder entstehen, wo wir sie sehen und deuten. Wir sind der einzige Ort, an dem Bilder empfangen und erinnert werden. Aber wer sind «wir»? Meist wird der Mensch in den geläufigen Bildtheorien als ein universales Wesen behandelt, hinter dem sich in Wahrheit der westliche Mensch verbirgt. Dagegen wird vergessen, daß Bilder auch kulturell gebunden und unterschieden sind (das Thema überließ man gerne den Ethnologen). Von solchen Bildern ist hier die Rede, wobei ich den Körper als Redefigur für das «Selbst» benutze, weil er eine ethnische und kulturelle Bindung besitzt (ich sage noch nicht: eine solche Bindung besaß). Wenn hier Literaten im Vordergrund stehen, so geschieht das in der Überzeugung, daß die Bilder, die sie erfinden oder überliefern, manche Kulturen mehr prägen als die bildende Kunst. Dazu gehören *Bilder von Orten*, die im Folgenden ein zweites Thema bilden, das mit dem ersten Thema (der Mensch als *Ort der Bilder*) verknüpft wird. An die bildende Kunst wird dagegen erst in einem Epilog die Frage gestellt, ob sie heute noch ein Medium ist (oder zu einem solchen wird), in dem die Bilder überliefert werden, in denen sich Kulturen ausdrücken.

Bilder

In einem Gespräch, das 1993 vor einer Installation des in Korea gebürtigen Künstlers Jai Young Park in der Münchner Orangerie geführt wurde, war zum ersten Mal vom *«Ort der Bilder»* die Rede. Im Raum der Ausstellung veränderte sich der Blick auf Parks große Gipsformen mit jedem Schritt, so daß sich immer neue Bilder ergaben, die sich im Medium eines riesigen Spiegels noch einmal verdoppelten. In dieser Inszenierung des Raums wurde der Betrachter rasch auf seine eigenen Bilder zurück gewiesen, statt Bilder verdinglichen (als Dinge oder in abgeschlossenen Werken benennen) zu können, die er dort objektiv vorfand. Deshalb nannte ich den Betrachter, als Subjekt, den wahren *Ort der Bilder*: Ohne unseren Blick gäbe es keine Bilder, sondern wären die Bilder etwas anderes oder gar nichts. Zwar empfangen wir Bilder von außen, aber wir machen sie zu unseren eigenen Bildern.

In Berlin hat der gleiche Künstler in einer neuen Arbeit die Frage nach dem, was ein Bild ist, noch einmal dramatisiert und zugleich auf einen besonderen Ort bezogen. Ein Reisfeld ist in Korea ein geradezu archetypischer Ort, denn es repräsentiert die bodenständige Kultur im ältesten Sinne des Begriffs. In Berlin wandelt sich dieser Ort aber zu einem Bild, in das wir einen fernen, realen Ort eintauschen. Schon betreten wir ein Labyrinth, in dem sich Orte auf rätselhafte Weise in Bilder verwandeln und Bilder wiederum in Orte. Ich greife deshalb den anthropologischen Gedanken vom *Ort der Bilder* hier noch einmal auf. Wir wissen, daß ein Körper physische Orte besetzt und sie damit erst zu unverwechselbaren Orten macht. Aber er ist selber ein Ort, an dem wir Bilder empfangen und erinnern, ein *Ort der Bilder*. Das wäre eine Binsenweisheit, wenn unsere Bilder nicht schon von der Kultur geprägt wären, in der wir aufgewachsen sind, und sich deshalb auch kulturell unterschieden: womit ich bei meinem Thema bin.

Aber die Rede von den Bildern bedarf noch einer Verständigung. Wir sind mit den binären Begriffen von inneren und äußeren, von mentalen und physischen Bildern vertraut, mit denen wir unsere eigenen und die Bilder anderen Ursprungs unterscheiden. Aber Bernard Stiegler erinnert in seinem Essay über ‹Das diskrete Bild› an die Tatsache, daß es die *images mentales* nicht ohne die *images objets*, wie er sie nennt, geben kann. Die ersteren ähneln der Spur, die Bilder anderen Ursprungs (ob es die gesehene Außenwelt oder erfundene Bilder sind) in unserer Vorstellung und unserer Erinnerung hinterlassen. Die Interaktion der beiden Arten von Bildern ist aber nicht eindeutig und deshalb auch schwer zu beschreiben. Sicherlich spielen dabei die jeweils aktuellen Bildtechniken eine Rolle, mit denen sich Stiegler beschäftigt, weil sie unsere Wahrnehmung und unser Bildverständnis verändern. Aber man darf die Aktivität nicht einseitig den Apparaten gutschreiben, und dies um so weniger unter dem Gesichtspunkt verschiedener Bildkulturen in der Welt.

Unsere eigenen Bilder sind flüchtiger (gleichsam unzuverlässiger und jedenfalls ungreifbarer) als die Bilder, die uns von außen entgegenkommen. Gleichwohl verleihen sie den gesehenen Bildern in uns selber eine Dauer, solange wir leben. Wie man sagt, brennt eine ganze Bibliothek ab (wir können auch Bildarchiv sagen), wenn ein alter Mann in Afrika stirbt. Doch bedarf diese Feststellung einer Erweiterung. Wir erleben heute, daß viele Kulturen ihren Traditionsort verlieren, der von geographischen Grenzen geschützt war. Sterben dort die Alten, so ist dies auch der Tod der Erinnerung und also der zweite Tod dieser Kulturen. Zweifellos wurde Erinnerung in Ritualen geschützt, wo immer lokale Autoritäten und Institutionen darüber gewacht haben. Doch machen wir uns von Kultur wie von kollektiver Erinnerung einen zu engen Begriff, wenn wir vergessen, daß Erinnerung sich zwischen den Generationen auch auf andere Weisen überträgt. Ich möchte in diesem Vorgang die *Übertragung der Bilder* erkennen. Dabei handelt es sich um einen dynamischen Prozeß, in dem sich Bilder verändern und dennoch nicht verlorengehen, solange sie eine Verständigung unter den *Erben der Bilder* stiften.

Von welchen Bildern aber ist die Rede? Offensichtlich reicht es nicht, nur von den inneren *(er-innerten)* und den äußeren *(wahr-genommenen)* Bildern zu sprechen. Da gibt es fließende Grenzen zu einer dritten Art von Bildern, in denen wir uns ausdrücken und mit denen eine Gemeinschaft kommuniziert. Es sind Bilder, die in Sprache und Körpersprache (also in kommunikatives Verhalten) hinüberreichen und von dort wieder zur Imagination der Einzelperson zurückkommen. Es ist zu erwarten, daß hierbei eine pedantische Begriffsbildung versagt, weil sich die Einheit von unserer «Weltanschauung» und unserem Bilderspeicher, wie das Leben überhaupt, einem grammatikalischen Zugang versagt. Dennoch muß uns die Frage beschäftigen, wie sich diese Bilder einer kollektiven Praxis, die ich *symbolische Bilder* nenne, zu den im engeren Sinne visuellen Bildern unserer persönlichen Wahrnehmung verhalten. Eine Frage, die in einer Welt mit globalen Bildnetzen und einer Schwächung lokaler Kulturen sicher nicht leicht zu beantworten ist.

Wir selber vereinen in uns eine individuelle Verfassung (unser Körper, unser Lebensalter und unsere Lebensgeschichte, vor allem unser Geschlecht) mit einer kollektiven Veranlagung, die durch unsere Umwelt sowie durch Vererbung und Ausbildung geformt ist. Diese doppelte Prägung drückt sich in unserem Bilderhaushalt wie auch in der Akzeptanz aus, die wir den Bildern entgegenbringen, denen wir begegnen. So kommt es, daß wir das eine Mal an Bilder glauben und sie ein anderes Mal ablehnen, daß wir Bilder verehren und lieben oder verabscheuen und fürchten. Das gilt selbst in der heutigen Medienwelt, in welcher der persönliche Spielraum unserer Bilder eng wird. Unsere kollektive Veranlagung wirkt mit der individuellen nahtlos zusammen, wann immer wir uns *an Bildern* (genauso wie *in Bildern*) orientieren, ohne daß wir wissen, wo die eine anfängt und die andere aufhört. Man könnte auch von einem zweifachen Selbstausdruck sprechen. Wenngleich dieser Begriff das *Selbst* in sich trägt (im Ausdruck oder in der Darstellung eines Selbst), so ist er als Verhaltensweise ebenso sehr durch eine kollektive Praxis geprägt, die eine kulturelle Praxis ist (oder gewesen ist).

Daraus läßt sich die These ableiten, daß unser natürlicher Körper zugleich einen kollektiven Körper (eine Kultur) repräsentiert und also auch in diesem Sinn ein *Ort jener Bilder* ist, aus denen Kulturen bestehen. Nur ist der Einzelne heute nicht mehr fest eingebunden in eine ungestörte Kultur, die ihm früher keine Wahl ließ. Wo sich die Kulturen als Sozialorganismen (mit internen Bildern) auflösen, fällt den einzelnen Trägern (die in Körpern leben) eine Bedeutung zu, wie sie früher einmal Emigranten besaßen, die ihre Bilder mitnahmen. Zwar sind Menschen sterblich, aber sie spielen in der *Übertragung der Bilder* zwischen den Generationen weiterhin ihre Rolle. Nur bedarf es eines anderen Begriffs von Kultur, um diese spurenhaft verstreute Traditionsbildung zu verstehen und Kultur als ein Ferment in einer technischen Weltzivilisation zu entdecken, in der sich heute alles gegen sie verschworen zu haben scheint. An diesem Thema scheiden sich die Geister. Es gehört eine gute Portion von Optimismus dazu, die Rede von Kultur und Kulturen wider den Anschein ihrer Auslöschung weiterzuführen, also zu glauben, daß Kulturen nicht spurlos verschwinden, sondern sich verändern und auf eine atomisierte Weise verbreitet werden. Der westliche Blick kann dafür nur wenige Anzeichen ausmachen, doch liegt es im Interesse der anderen, sich noch über das Einzige zu definieren, was ihnen bleibt – und ihrer Kultur eine zeitgemäße Form zu geben, mag sie auch die Ethnologen enttäuschen.

Orte

Die Rede vom *Ort der Bilder* legt es nahe, Orte im zweiten Schritt als eigenes Thema einzuführen, bevor wir den Gedankengang fortsetzen. Schaut man sich in einschlägigen Disziplinen wie der Anthropologie oder Ethnologie um, dann trifft man dort auf eine Debatte um die Eigenart von Orten, die in manchem der Debatte um Bilder ähnelt. Anthropologen waren lange Zeit durch ihre Feldarbeit «vor Ort», wie man so schön sagt, davor geschützt, sich um den Begriff des Ortes zu kümmern. Sie trafen ihn als geographischen Ort einer Kultur oder eines Stammes an, der geradezu darauf wartete, von ihnen entdeckt zu werden. Ein Ort stiftete «das Sinnprinzip für all jene, die dort leben» (M. Augé), und besaß seine Identität durch eine eigene Geschichte, die Geschichte eines Ortes. Man konnte Orte als ein geschlossenes System verstehen, bestimmt durch homogene Zeichen, Handlungen und Bilder, für welche nur die Ortsansässigen den Schlüssel besaßen. Orte waren zugleich synonym mit den Kulturen selber.

«Die Gedächtnisorte entspringen und leben aus dem Gefühl, daß es kein spontanes Gedächtnis gibt, daß man Archive schaffen, an den Jahrestagen festhalten, Feiern organisieren, Nachrufe halten, Verträge beim Notar beglaubigen lassen muß, weil diese Operationen keine natürlichen sind. Deshalb läßt die Verteidigung eines Gedächtnisses, das sich in privilegierte und eifersüchtig bewachte Heimstätten geflüchtet hat, durch Minderheiten nur die Wahrheit aller Gedächtnisorte zum Vorschein kommen. Ohne die Wacht des Eingedenkens fegte die Geschichte sie bald hinweg. Wäre aber das, was sie verteidigen, nicht bedroht, so brauchte man sie nicht zu konstruieren. Lebte man die in ihnen eingeschlossenen Erinnerungen wirklich, so wären sie unnütz. Und bemächtigte nicht umgekehrt die Geschichte sich ihrer, um sie zu verformen, zu verwandeln, sie zu kneten und erstarren zu lassen, so würden sie nicht zu Orten für das Gedächtnis. Es ist dieses Hin und Her, das sie konstruiert, Augenblicke der Geschichte, die der Bewegung der Geschichte entrissen wurden, aber ihr zurückgegeben werden. Nicht mehr ganz das Leben und noch nicht ganz der Tod, wie jene Muscheln am Strand, wenn das Meer des lebendigen Gedächtnisses sich zurückzieht.» (Pierre Nora)

Aber dieser Stand der Dinge hat sich in der heutigen Welt verändert. Nicht nur gibt es die abgelegenen, geschlossenen Orte von einst nicht mehr. Die Kulturen werden unterwandert oder befinden sich in Auflösung, so daß man sie nicht mehr intakt «an ihrem Ort» vorfindet. Damit verschwinden die alten Orte des «Hier und Jetzt», von denen Marc Augé in seinem Büchlein ‹Orte und Nicht-Orte› spricht. In der *surmodernité*, einer fortgeschrittenen statt einer Postmoderne, bilden die Räume des Transit «das Maß unserer Zeit». Wir reisen unaufhaltsam im anonymen Verkehrs-System der *Räume* und kommunizieren noch schneller im weltweiten System der *Netze*. In dieser neuen Welt verschwinden Orte aber nicht spurenlos, sondern bilden ein mehrschichtiges «Palimpsest». Orte waren immer auch *lieux de mémoire* gewesen (P. Nora), aber heute finden wir sie oft nur noch als *lieux dans la mémoire* vor.

Wir suchen nach dem Ort, wo wir (oder unsere Ahnen) einmal gelebt haben. Im persönlichen Leben existieren solche Orte nicht mehr im Raum, sondern nur in der Zeit, in einer Zeit der Erinnerung. Gewöhnlich reagieren wir auf diese Erfahrung auf eine schizophrene Weise. Wir bedauern in Korea den Verlust des Reisfelds, während wir bei uns den Verlust des alten Stadtbilds als Preis des Fortschritts akzeptieren. Weil bei uns die Einheit von alter und moderner Zeit verloren scheint, fordern wir sie von anderen Kulturen zurück. Ihnen sprechen wir das Recht zum Wandel ab, der von allen Kulturen Besitz ergreift, und wollen Schutzzonen eines exotischen Paradieses vorfinden, die wir auf der Flucht vor der Moderne bereisen können. Das Reisfeld in Berlin bietet aber den Blick auf ein Korea, das nicht mehr in der Gegenwart existiert.

Der Anthropologe Augé sieht sich durch die heutige Welt zu einer Ethnologie Europas aufgefordert, die er als *Ethnologie der Nähe* einführt. Aber dahinter verbirgt sich mehr als ein bloßer Ortswechsel. Die Orte funktionieren ebensowenig noch im alten Sinne wie die Dinge. In der Welt von heute «überschneiden und durchdringen sich Orte und Räume gegenseitig». Gleichwohl sind die Bilder, die durch die neuen Räume zirkulieren, einmal an den alten Orten entstanden. In unserem Leben spielen die Orte der gemeinsamen Geschichte «dieselbe Rolle wie Zitate in geschriebenen Texten». Aber Zitate brauchen einen Leser. Dieser Leser ist heute auf sich selber angewiesen, wenn er sie noch deuten will. Für Augé ist nur der Einzelne noch fähig, die alte Welt abgegrenzter Orte mit der neuen Welt der offenen Räume zu einer Synthese zu bringen. In dieser Sicht strebt unsere Zeit einer radikalen «Individualisierung der Referenzen» zu, was heißt, daß die Welt nur noch so gesehen werden kann, wie sie der Einzelne sieht, der sie zu seinem Bild macht. Im *global village* stoßen wir auf einen Bewohner, der immer auch Einzelgänger, Reisender und auf seinen Reisen Partisan ehemals lokaler Kulturen ist. Er bleibt der *Ort der Bilder*, die ohne ihn im Leeren zirkulieren würden.

Augé hat diese Ethnologie des westlichen Lebensraums in seiner poetischen Schrift ‹Ein Ethnologe in der Metro› entwickelt. Ein Benutzer der Pariser Metro »entdeckt plötzlich, daß seine innere Geologie in einigen Punkten mit der unterirdischen Geographie der Hauptstadt zusammenfällt», eine Entdeckung, die «in den abgelagerten Schichten des Gedächtnisses ein leichtes Beben» auslöst. Er braucht nur an bestimmte Metro-Stationen oder ihre Namen zu denken, um in seinen «Erinnerungen blättern zu können wie in einem Fotoalbum». Die Metro bildet ein Verkehrsnetz, das von vielen Passanten, die ihre je eigenen Schicksale haben und einander nicht einmal kennen, gemeinsam benutzt wird. So lädt die Metro zu einer zeitgemäßen Revision des Kulturbegriffs ein. Wir erleben in der Metro wechselnde und wiederkehrende Bilder von Orten, die immer wieder von den ganz anderen Bildern der Plakate unterbrochen werden, die den Betrachter mitten in der Menge und doch alleine ansprechen. Wenn sie auch starr an der Wand kleben, geraten diese Bilder der Werbung im Rhythmus der Zugfahrten in Bewegung und lösen in jedem von uns, gemäß seiner Lebenssituation, unterschiedliche Gefühle oder andere Erinnerungen aus.

Bild und Gedächtnis

Unser Gedächtnis hält schon immer dasjenige in Bildern fest, was wir mit unserem Körper nicht festhalten können (sosehr es seinerseits dem Körper angehört). Das gilt zuerst von der Zeit, die uns entgleitet. Aber es gilt auch von Orten, die wir entweder verlassen haben oder die sich so verändern, daß sie nur noch in unserer Erinnerung so weiterleben, wie sie einmal waren: Orte werden als Bilder gespeichert und erhalten dabei einen neuen Ort in unserem *körperlichen Gedächtnis*, wie es die alten Philosophen nannten. Als unsere eigenen Bilder üben sie in unserem Leben die Macht der Erinnerung aus, die das Wesen des Menschen ausmacht. Zwar sind sie ungenauer als die technischen Bilder, die in Apparaten und Medien (auch der Schrift) gespeichert sind (wo sie aber auch erst durch unseren Blick zum Leben kommen). Dennoch sind sie allein mit jenem persönlichen Sinn ausgestattet, den nur wir selber ihnen geben können. Heute, wo die öffentlich gemachten Bilder in elektronischen Medien schnell und ungreifbar zirkulieren, hat sich das einstige Verhältnis der Bilder, die wir sehen, zu einem physischen Ort der Aufstellung geändert und finden die neuen Bilder nur noch im Betrachter, der sie festhält und erinnert, einen Ort. Wir können also Orte, die wir in der Außenwelt mit unserem Körper betreten, von jenem Ort des Selbst unterscheiden, der unser Körper *ist.* Von diesem ist hier die Rede.

Unser Gedächtnis, der wahre Ort der Bilder, ist seinerseits als ein System von unsichtbaren Orten aufgebaut, von Orten sekundärer Art, an denen wir die Bilder finden, an die wir uns erinnern wollen. Unsere physische Ortserfahrung hat vielleicht einmal zu dieser örtlichen Orientierung in unserem Gedächtnis geführt. Die alte Mnemotechnik *(Ars memoriae)* war eine Anleitung, diese «Ortung» der Bilder nach einem festen Muster zu trainieren. Sie war eine Einübung darin, bestimmte Erinnerungsbilder *(imagines)* in unserem Gedächtnis mit zugehörigen Relais, Stationen oder Orten *(loci)* zu verknüpfen, also uns topologisch zu erinnern. Diese Technik basierte auf der Struktur von Sprache, die ihre eigene Topologie besitzt. Doch wäre dieses künstliche, versprachlichte Gedächtnis gar nicht anzuwenden, wenn es nicht in unserem natürlichen, körperlichen Gedächtnis Aufnahme fände. Das künstliche Gedächtnis enthält Orte für Bilder. Das natürliche Gedächtnis *ist* ein Ort der Bilder. Zwischen dem natürlichen (spontanen) und dem künstlichen (institutionalisierten) Gedächtnis steht das *kollektive Gedächtnis*, welches eine Kultur im ehrwürdigsten und auch im banalsten Sinne ausmacht. Wie wir sagten, gehört die kollektive untrennbar zur individuellen Identität und macht aus dem Individuum ein Mitglied seiner eigenen Kultur, das aus deren Archiv seine Bilder abruft. Das gilt selbst in einer Welt, in welcher die Gemeinschaft die Kontrolle über die Bilder und den Halt in einer Kultur verliert. Es gilt auch für eine Zeit, in welcher globale Bilder an Einfluß gewinnen. Auch Kulturen sind dem Wandel unterworfen und erneuern sich durch Vergessen nicht minder als durch Erinnerung. Auch Kulturen haben kollektive Körper, die der Zeit unterworfen sind.

Die Kulturen der Welt, so scheint es, wandern in Bücher und Museen ab, wo sie archiviert, aber nicht mehr gelebt werden, wie es in ortsfesten Gemeinschaften der Fall war. Sie überleben in dokumentarischen Bildern (übrigens ähnlich den Fotos von alten Orten, die nur mehr in solchen Fotos erinnert werden), aber diese Bilder wären tot, wenn sie nicht zum Leben einer Person gehörten – also dort noch einmal zum Leben kämen. In diesem Sinne ist das Ich, der alte *Ort der Bilder*, zum neuen *Ort der Kulturen* geworden, und gerade nicht das technische Archiv der Fotos, Filme und Museen, in denen Bilder aufbewahrt sind. Orte tragen ganz besondere Geschichten in sich, die an ihnen stattgefunden haben: Durch sie erst sind sie zu Orten geworden, die der Erinnerung würdig sind. Auch wir tragen Geschichten (den Inhalt unserer Lebensgeschichte) in uns, durch die wir zu dem wurden, was wir heute sind. Orte, an die man sich erinnert, und Menschen, die sich erinnern, sind aufeinander angewiesen. Der Zerfall der alten Kulturen raubt vielen Menschen den gemeinsamen Ort und damit auch die Bilder, in denen sich die Ortsansässigen ausgedrückt haben. Aber der Verlust des kulturellen Ortes, an dem sie einmal gelebt haben, macht sie selber zu Orten, weil in ihnen die kollektiven Bilder fortleben. Eine Übertragung war in Zeiten des Umbruchs immer schon eine List der Natur, ihre Arten fortzupflanzen. Kulturen unterliegen im Wandel der Geschichte einem ähnlichen Gesetz. Der nomadische Weltbürger, der an keinem geographischen Ort mehr zu Hause ist, trägt Bilder in sich, denen er noch einmal einen Ort mit einem vergänglichen Leben, mit seinem eigenen Leben gibt.

Naipauls Trinidad

Den Prototyp dieses neuen Weltbürgers stellt der Romanschriftsteller V. S. Naipaul dar, ein Wanderer zwischen den Kulturen, der in seinen Bildern mehr zu Hause ist als an geographischen Orten und für diese Bilder eine Leserschaft gefunden hat, die selber nach einer zeitgemäßen Orientierung sucht. Naipaul, den ich hier als Erzähler von Bildern einführe, lebt selber mit und in den Bildern, denen er durch seine Werke Sprache verleiht. Er lebt nicht nur, wie es viele Schriftsteller tun, in seiner Sprache, sondern hat auch eine neue Geographie der Kulturen erfunden. Naipaul war dafür prädestiniert, denn er wuchs als Inder nicht in Indien, sondern in Lateinamerika auf, also in einer anderen Kultur, in welcher seine eigene Familie eine Enklave bildete und eine Erinnerungskultur nach indischem Modell praktizierte. Er trug Bilder von Orten in sich, die mit seiner Familiengeschichte (Indien) und mit seiner literarischen Sprache (England) verbunden waren. Als er diese Orte betrat, mußte er aber entdecken, daß sie den Bildern nicht entsprachen, die er sich davon gemacht hatte, also nicht «am Ort», sondern nur in seiner Imagination existierten. Nachdem er lange davon geträumt hatte, irgendwo anzukommen, wo er schon vorher zu Hause wäre, begriff er mit der Zeit, daß er nur bei sich ankommen und sich in den Bildern einrichten konnte, die ihm selber gehörten und denen er in seinen Büchern einen sichtbaren Ort geben konnte.

Diese innere Wandlung ist in dem autobiographischen Roman ‹Das Rätsel der Ankunft› *(‹The Enigma of Arrival›)* beschrieben, dessen Titel er einem frühen Gemälde Giorgio de Chiricos entlieh (Abb. 1). Naipaul ließ sich von dem Zufallsfund einer billigen Abbildung dazu anregen, die Geschichte eines gemalten Bildes zu erzählen, das er nicht kannte und in dem er dennoch seine eigene Geschichte wiederfand. Da war jemand in der klassischen Antike mit einem Segelschiff an einen Ort gekommen, wo er für immer fremd blieb. Die Einheimischen begrüßten ihn nicht. Die Hoffnung anzukommen schlug in die Enttäuschung um, nicht angekommen zu sein und nicht ankommen zu können. Naipaul wußte, daß er hier die Geschichte des menschlichen Lebens beschrieb. Am Ende ist alles, wie es begann. Nur das Schiff ist abgefahren. *«The traveller has lived out his life.»* Aber Naipaul verwandelte diese Erzählung über die Zeit in die vergebliche Suche nach einem Ort, an dem man in der Welt zu Hause war.

«The painting changed in my memory.» Längst war das Gemälde, das Naipaul in einem vergilbten Buch aufgestöbert hatte, zu seinem eigenen

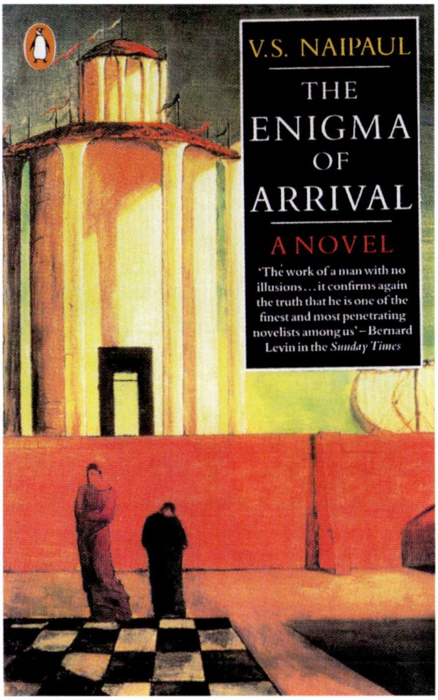

1 V. S. Naipaul, The Enigma of Arrival, Umschlag der Ausgabe, London 1987, mit Giorgio de Chiricos Gemälde ‹Das Rätsel der Ankunft› (L'Enigma dell'arrivo)

Bild, zum Bild der Erinnerung geworden. So erging es auch dem Ort, nach dem er auf der Suche war: Er fand ihn allein in sich selber. Die alten Orte der Kulturen, die Naipaul naiv für reale Orte gehalten hatte, erwiesen sich als Illusion. So beginnt eine spannende Umkehr in Naipauls Umgang mit Orten: Der innere Ort wird als Bastion gegen den Verlust äußerer Orte ausgebaut. England, wohin er wie ein Pilger aufgebrochen war, erwies sich bei seiner Ankunft als ein fremdes Land, das dem Land seiner Vorstellung nicht ähnelte. Also blieb noch die Kolonialstadt Port of Spain, in der er aufgewachsen war (Abb. 2). Aber sie hatte sich, seit er sie verlassen hatte, unaufhaltsam in einen Ort der Erinnerung gewandelt. Er mußte sich eingestehen, daß er sie möglicherweise nie gekannt hatte, war sie doch schon längst in andere Hände übergegangen, als seine Familie von irgendwoher einwanderte. Dort hatte er im dunklen Kino gesessen und sich *«the perfect world»* an einem wunder-

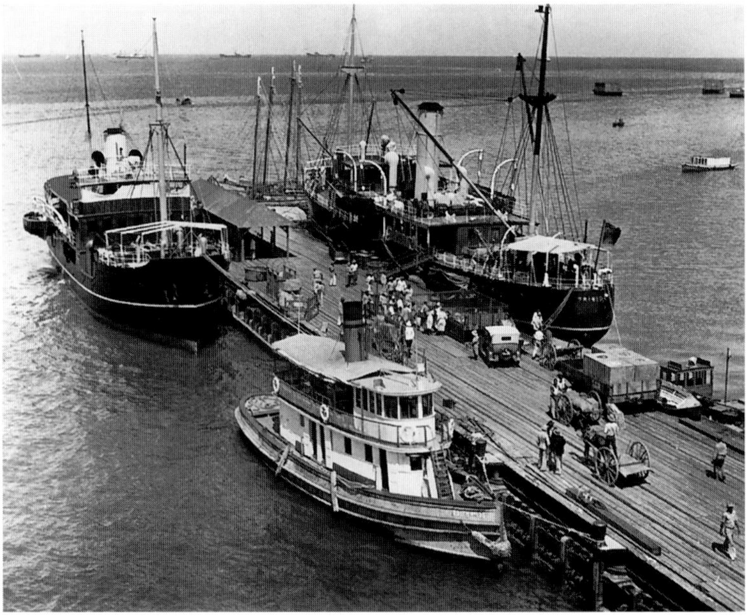

2 *Trinidad, Port of Spain*

baren entfernten Ort vorgestellt. Als er mit achtzehn Jahren zum ersten Mal abflog und die Insel überrascht wie ein fremdes Land vom Flugzeug aus sah, war er auf dem Weg zu «seinem» London, das er aber nur wiederfand, wenn er sich den Ort in einer anderen Zeit vorstellte.

Als er sich entschloß, in einem kleinen englischen Dorf in Wiltshire, wo er jetzt lebte, die Geschichte von Trinidad zu schreiben, machte er eine ebenso bestürzende Entdeckung. Es nützte gar nichts, Trinidad als Einheimischer zu kennen oder den Ort als Reisender aufzusuchen, um seine Geschichte aufzufinden. Die Geschichte des Ortes war dort so zerstört oder verwandelt, daß man sie nur noch in Londoner Archiven und Bibliotheken, aber nicht mehr «am Ort» aufdecken konnte. Selbst die Vegetation entstammte auf Trinidad inzwischen der kolonialen Zeit. Die Vision von einer bodenständigen Kultur war eine Täuschung, denn diese Kultur überlebte genauso palimpsesthaft (als eine Schichtenablagerung), wie Naipaul seine eigene Lebensgeschichte empfand. Aber die Dokumente in den verstaubten Archiven berichteten lakonisch und bruchstückhaft in einer schon antiquierten Amtssprache von Trinidads alter Zeit (war es Trinidads wahre Zeit?). Naipaul konnte diese dürren

Fundstücke erst in seiner Imagination zu einem Ganzen zusammensetzen, aus dem ein Bild wurde: *sein Bild* von Trinidad. «Im fernen England hatte ich dieses Land in meinen Büchern neu erschaffen *(re-created)*. Es war keineswegs so genau und vollständig wiedergegeben, wie ich es behauptete.» Aber inzwischen liebte er Trinidad als das Vorbild für das, was er da erfunden hatte *(«I cherished the original, because of that act of creation»)*. Dabei hatte er in seiner Phantasie alte Fotos und alte Berichte sprachlich so animiert oder reanimiert, daß sie als Bilder wieder Glanz bekamen. Die Ortsfindung war zu einer Ortserfindung geworden. Aber sie war keine bloße Fiktion, sondern die Frucht von Anteilnahme und Einfühlung, die wiederum aus Naipauls Biographie erwuchs. Im selbsterschaffenen Bild fand er diejenige Identität, die er vergeblich an einem Ort gesucht hatte. Die Geschichte, die er seinen Lesern erzählte, stiftete mitten im Verlust von Identität dafür ein neues Bild: *«We remade the world for ourselves.»*

Natur: ein malaysisches Reisfeld

Einen anderen Weg ging der malaysische Schriftsteller Shanon Ahmad, als er in dem Roman ‹Der Reis› *(‹Le Riz›)* das archaische Leben in seinem Heimatdorf Banggul Derdap beschrieb (Abb. 3). Professor für Literaturwissenschaft an einer heimischen Universität geworden, blickte er auf die alte Welt, die er verlassen hatte, zurück, um ihr Bild in seinem Roman festzuhalten. Doch schon die Literatursprache, als Kunstform, trennt die Beschreibung von jener Welt, die er nacherzählt. Nicole Biros, die den Roman mehr als zwanzig Jahre nach seiner Veröffentlichung (1966) ins Französische übersetzte, versichert uns, daß der Autor im Archaismus seiner Sprachführung den schwerfällig feierlichen Sprechrhythmus der Einheimischen, auch ihre mohammedanische Gebetsmelodie wiedergeben wollte. Doch die Ausmalung des Naturzyklus auf dem Reisfeld taucht das schicksalhafte Bild eines lebenslangen Ortes der Dorfgemeinschaft in die Farben eines modernen Verfassers, der auf seine eigene Kultur von außen blickt. Anders als Naipaul hatte Ahmad, der in keiner westlichen Sprache schreibt, mit seinem Roman erst im Drehbuch des Films ‹Die Leute vom Reisfeld› (und nicht in seiner eigenen Werkform) Erfolg. Jetzt wurde seine Parabel an einem Ort gedreht, an dem ein solches Leben noch härteste Wirklichkeit, wenngleich durch einen Abgrund von der Realität der westlichen Betrachter getrennt ist, also nur ein Bild sein kann, in welchem sie einen solchen Ort erleben. Aber die einzelnen Bilder, aus denen es sich zusammensetzt, haben erst einmal im Verfasser ihren Ort gefunden, der sie an uns weitergibt: Ein westlicher Autor (oder Filmregisseur) würde ganz andere Bilder dafür suchen.

Im Zentrum der Fabel steht der Bauer Lahuma, dessen Name schon auf eine besondere Reisart hinweist. Mit seiner Frau Jeha und seinen sieben Töchtern besaß er wenige *relong* Reiserde, die gerade ausreichten, um seine Familie zu ernähren, aber das nicht mehr tun würden, wenn man sie unter sieben Erben aufteilte. Nur er konnte den Reis immer wieder den Naturgewalten und den Schädlingen abringen. «Der Reis war das Leben Lahumas. Er hatte kein anderes.» Das Reisfeld wurde auch zu seinem Tod, als ihn dort ein Schlangenbiß vergiftete. Die Witwe nahm einen fast aussichtslosen Kampf mit der Natur auf, in dessen Verlauf sie ihren Verstand verlor. Die Waisen hatten die Schreie ihrer Mutter im Ohr, wenn sie auf das Reisfeld gingen. Die älteste Tochter wurde in der Nacht von Bildern überflutet, wenn sie sich an das Reisfeld erinnerte, auf dem sie ihren Vater arbeiten sah. «Es war jetzt auch ein Teil ihres eigenen Körpers geworden.» Die Parabel, die Ahmad erzählt, entwirft nicht nur einen Ort der Natur, sondern auch den Ort einer Lebensform, die für den, der sie liest, nur ein Bild sein kann. Das Bild wird durch das Buch auf einen Leser übertragen, in dem es noch einmal seinen Ort findet. Wieder müssen zweierlei Orte getrennt werden: ein Ort, der zum Bild geworden ist, und das Gedächtnis, in dem dieses Bild (ebenso wie andere, ja alle Bilder) aufgenommen werden.

Landschaft: der chinesische Berg

Die Vorstellung eines Orts, an dem man nicht lebt, wird heute so sehr von einer zeitgenössischen Perspektive getragen, daß man leicht vergißt, wie lange sie schon historischen Kulturen bekannt ist. In der alten chinesischen Literatur war das Reisfeld zwar ein Sinnbild des erdgebundenen Lebens (und damit einer sozialen Ordnung), aber kein Ort der Dichter, die eine unberührte Natur suchen gingen, in der sie zu ihrem wahren «Selbst» fanden. Sie kontemplierten die Natur aus der Distanz als «Landschaft» und als Bild. Wer die Natur in ein Bild verwandelte, war nicht in sie eingebunden wie der Bauer, der in ihr arbeitete. Er liebte eine Natur, die der Bauer fürchtete. Hier suchten die Dichter eine Zuflucht für ihre Selbsterfahrung, deren Freiheit im sozialen Leben bedroht war. Dabei erfanden sie Orte, die sie durch ihren Blick in Besitz nahmen und in ihrer Dichtung verewigten. Aber dabei entstanden auch Orte, mit denen sich eine ganze Kultur identifizierte, Gebirge oder

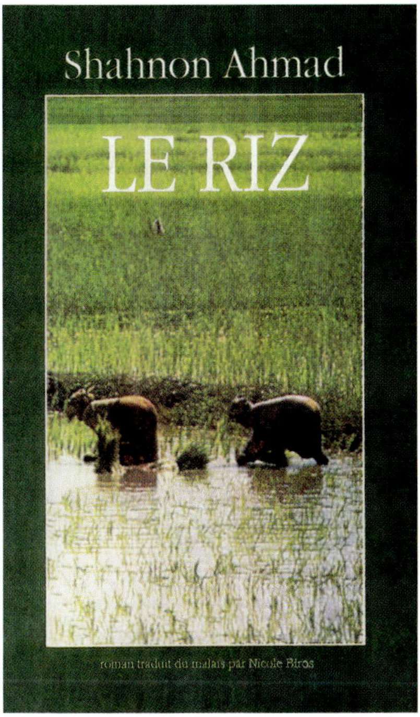

3 Shanon Ahmad, Le Riz,
Umschlag der Ausgabe bei Actes Sud, Arles 1987

Waldschluchten, die einen Namen trugen und durch diesen Namen, vermittelt durch Reiseerlebnisse, das Territorium gemeinsamer Erinnerung über die Siedlungen, Felder und Wege hinaus erweiterten. Es waren Orte, zu denen man nur reisen, aber an denen man nicht leben konnte.

Der Unterschied der «Landschaft» zur bäuerlichen Lebenswelt «auf dem Lande» läßt erkennen, wie sehr nicht nur Orte selber, sondern auch die Vorstellungen davon, was ein Ort ist, kulturell bestimmt sind. Orte sind also Bilder, die auf sie in einer Kultur übertragen werden – und natürlich erst einmal im Bewußtsein derjenigen entstehen, die solche Bilder verbreiten. In China gab es für die Verwandlung einer Gegend, die tausend anderen glich, in das Bild eines Ortes, den man nur einmal kannte, die ungewöhnliche Praxis, dem Ort selber Dichtungen durch Inschriften fest einzuverleiben (R. E. Strassberg, ‹*Inscribed Landscapes*›). Am Ort las man eine Beschreibung, die nichts anderes als ein Bild wie-

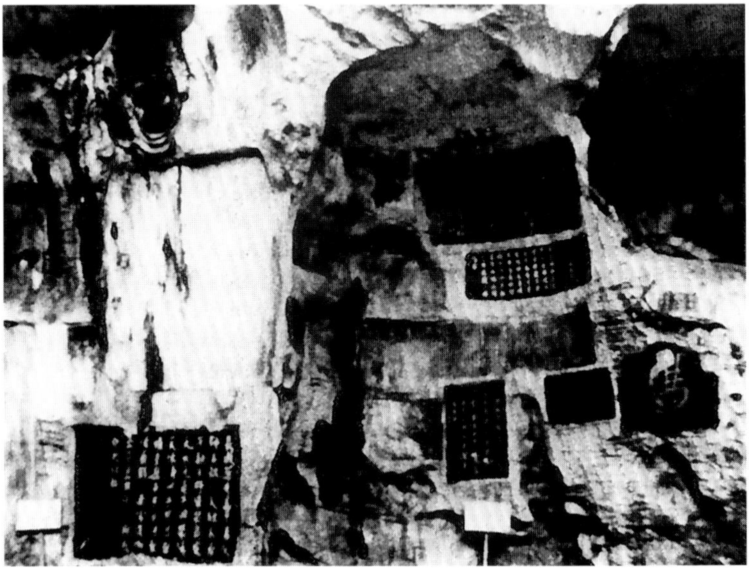

4 *Inschriften auf einer Felswand in Kuei-Lin, China*

dergab, das der Reisende sofort auf den Ort übertrug (Abb. 4). Dann sah er ihn mit den Augen des Dichters, der ihn entdeckt hatte. Anders gesagt, erzeugte die Dichtung in dem Besucher ein Bild, das von dem Ort nicht mehr zu trennen war und ihn selber zum Bild machte. Ich brauche nicht hinzuzufügen, daß ein Ort der Natur nur im Betrachter zum Bild wird: Bilder gibt es nicht in der Natur, sondern nur in der Vorstellung und der Erinnerung (Abb. 5).

Wer nicht selber die Orte der Dichter besuchte, las von ihnen in Reisebeschreibungen oder betrachtete sie in gemalten Bildern, die ihrerseits aus solchen Beschreibungen entwickelt waren: er sah dann buchstäblich fern. Während die europäischen Reisenden sich mit den Abenteuern ihrer Reise brüsteten, führten die chinesischen den Leser ohne Umschweife an einen Ort, den sie in seiner besonderen Erscheinung nachschufen. So lebte eine ganze literarische Kultur von geträumten Orten, deren Namen einen Bilderstrom zum Fließen brachten. Die ‹Rote Klippe› oder der ‹Pavillon der Orchideen› waren Orte der Erinnerung in einem zweifachen Sinne: Am Ort selber erinnerte man sich an die alten Reisenden, die ihn so gesehen hatten, wie er noch immer aussah, und zu Hause erinnerte man sich daran, an diesem Ort gewesen

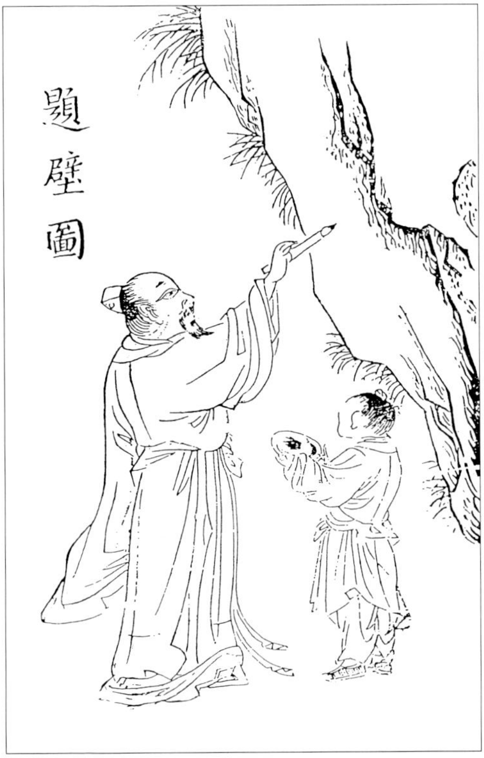

5 *Sants'ai Tu Hui,*
Die Beschriftung einer Felsklippe, 1609, Holzschnitt

zu sein (oder von ihm gelesen zu haben), um ihn als Bild in Erinnerung zu behalten (Abb. 6). Die Zeit hüllte den Ort ein, wenn man ihn als Bild wahrnahm, und legte zwischen ihn und den Betrachter eine Zäsur: Man konnte den Ort nur in der Zeit jener erleben, die ihn einst gesehen hatten. Er war einerseits die Bühne für ein Naturerlebnis, dessen chinesische Deutung hier nicht Thema sein kann, und andererseits eine Station der Melancholie, weil er die eigene Vergänglichkeit ins Spiel brachte. Man verlor immer Orte, wenn man weiterreiste, und alle Orte, wenn man starb. Orte, so betrachtet, waren Bilder einer Dauer, vor der das eigene Leben zerstob.

Dieses Beispiel lädt dazu ein, den Begriff des Ortes zu erweitern. Orte sind nicht nur solche, an denen Menschen leben, sondern auch solche, die sie sich vorstellen und zu denen sie flüchten, Orte der Utopie (ein

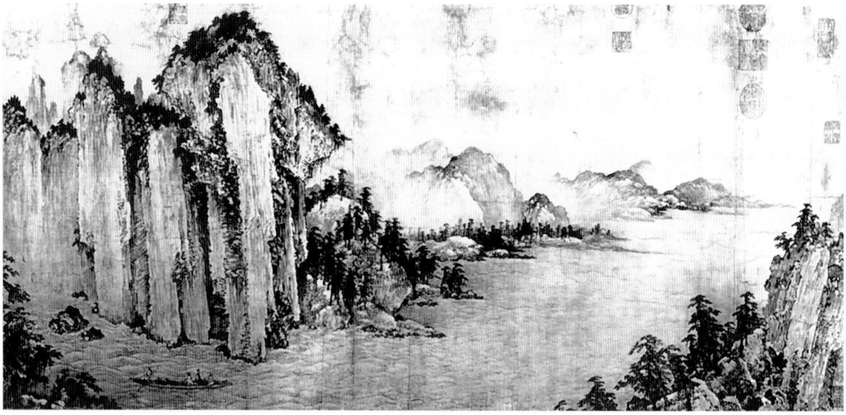

6 Wu Yüan-chih, Rote Klippe (Detail), um 1196, Taipeh, Palastmuseum

Widerspruch in sich), die in der graeco-römischen Tradition den Namen Arkadien und in der biblischen den Namen Paradies tragen. Zum Bild des *realen Ortes* gehört auch das Gegenbild des *imaginären Ortes*, an dem alles ganz anders ist. Gewöhnlich wird dieses Thema in der Rubrik Romantik abgehandelt, aber es bietet einen neuen Zugang zu dem, was Orte im anthropologischen Sinne sind, indem es neben dem Wunsch nach Zugehörigkeit auch den Wunsch nach Freiheit erkennen läßt: Das verlorene Paradies ist ein Ort, an dem alles einmal anders oder alles noch gut war. Die Entdeckung der Zeit führte zur Ahnung, daß man diesen Ort auf immer verloren hatte. Diese Perspektive wandelt sich heutzutage. Wir trauern nicht mehr um ideale Orte, sondern um solche, die einmal unverwechselbar real waren und Identität stifteten. Diese wollen wir wiederfinden (und sei es in anderen Kulturen, die wir für zuständig dafür halten). Das Imaginäre und das Reale, so scheint es, tauschen die Plätze. Wir träumen inzwischen an Nicht-Orten von realen Orten, so wie unsere Ahnen den umgekehrten Traum träumten. Es ist ein Traum, den nur haben kann, wer weggegangen oder sich seiner Heimat nicht mehr sicher ist. In dieser Umkehrung liegt zugleich eine Konstante, welche jeden festen Ort auf einen freien Raum und umgekehrt die Räume auf einen Ort bezieht, an dem die Reisen enden. Der Ort im anthropologischen Sinne ist also ein grundsätzlich anderer als der sozial bestimmte Ort.

Kunst

Welche Rolle fällt der Kunst in meinem Thema zu, von der bisher in meiner Argumentation keine Rede war? Für Kunst haben wir nur einen einzigen Begriff. Es war schon immer eine Maßlosigkeit der westlichen Moderne, ihren Kunstbegriff für das Maß aller Dinge zu halten. So werden wir bald von Mißverständnissen eingeholt, wenn wir von heutiger Kunst erwarten, daß sich andere Kulturen in ihr ausdrücken oder in ihr überleben. Die Repräsentation der eigenen Kultur wäre in der westlichen Kunst, die gar nichts anderes als ein Medium westlicher Kultur sein kann, ein Pleonasmus. Unsere Kunst wird durch eine ganz und gar idiomatische Kunstgeschichte definiert, die in anderen Kulturen fehlt, ähnlich wie dort die Moderne noch keine oder eine andere Geschichte besitzt. So scheint es heute manchmal für den oberflächlichen Blick, daß man in anderen Kulturen nur Kunst im westlichen Sinne oder gar keine Kunst machen kann.

Jetzt wird das Problem sichtbar, das darin liegt, Bildern einer lokalen Kultur, die heute ihren Ort verlieren, in der Kunst einen neuen Ort zu geben. (Die Literatur unterliegt anderen Bedingungen als die bildende Kunst, die immer dem Werkbegriff des Marktes ausgeliefert ist: Auf dem Markt wird nur das Exotische oder das Volkstümliche als Ausnahme von der Regel zugelassen.) Solche Bilder können nicht *Abbilder*, sondern nur lokal gültige *Sinnbilder* sein, die ihren Inhalt aus einem kulturellen Gedächtnis abrufen. Die Mimesis wird dabei zur Erinnerungsarbeit, die ohnehin eine kulturelle Praxis ist. Auch die Musealisierung einer Kultur ist Praxis, und doch bildet sie den blanken Gegensatz zur künstlerischen Praxis, welche mit Erinnerung dynamisch umgeht. An der Frage, ob nicht-westliche Künstler eine lokale Tradition repräsentieren oder nur noch fälschen können, scheiden sich jedoch heute die Geister.

Die Frage spitzt sich darauf zu, wie solche Künstler mit einer westlichen Kunst- und Ausstellungsidee umgehen, in der sie sich wie in einer Fremdsprache ausdrücken müssen. Meist gelingt das Unternehmen dort am wenigsten, wo die Künstler sich darauf einlassen, ihre Bilder in «Werken» zu immobilisieren. Werke ähneln den Dingen, wie sie selber sie kennen, nur oberflächlich, aber sie sind keine Dinge, mögen sie sich auch als Fundstücke verfremden. Hier unterwerfen sich die «anderen» dem westlichen Blick, der solche statischen «Exponate» schon lange verehrt. Am besten dagegen gelingen ihre Versuche, den Kunstbegriff zu unterlaufen, wenn sie mit modernsten audiovisuellen Techniken (in welchen die alten Sprach- und Informationsbarrieren verschwinden) bewegte Bilder produzieren, die eine *Erzählung* enthalten. In den meisten Kulturen waren Bilder vor allem Erzählungen. Erzählungen aber enthalten nicht nur Zeit (die erinnerte Zeit), sondern entstehen selber in einer Zeitform (der Zeit der Erinnerung). Erzähler wenden sich an ein anderes Publikum, als es die Museumsbesucher sind: an ein Publikum, das sich um einen Erzähler versammelt. Die Installation stellt heute diesen Raum der Erzähler wieder her, wenn sie den Bildern einen Raum gibt, in dem sie nicht nur im *Rhythmus der Bewegung*, sondern auch im *Ritus der Erinnerung* zurückkehren.

In der westlichen Kunst ergeben sich dagegen auf den ersten Blick andere Probleme, ist man hier doch der kulturellen Identität so sicher, daß man sie sogar risikolos leugnen kann. Auch die Kunstpraxis hat hier genug Identität und Geschichte, um sich vor generellen Fragen sicher zu fühlen (der Kunstmarkt übernimmt in der Welt heute überall solche Legitimationen). In dem Band ‹Gedächtnisbilder› erklärt der Herausgeber K. U. Hemken diesen Titel als «Vergessen und Erinnern in der Gegenwartskunst», natürlich des Westens. Die meisten Beiträge kritisieren ideologisch besetzte Geschichtsbilder, als seien sie das einzige verfügbare Gedächtnis geblieben. Sie wollen, wie es ein fast schon zwanghaftes Ritual will, immer nur gefälschte und politisierte Erinnerung durch kritische Erinnerungsarbeit entlarven. Eine Ausnahme machen Künstler wie das Ehepaar Poirier oder Nikolaus Lang. Läßt man sich auf ihre «Spurensuche» ein, so bekommt die feste Fassade der westlichen Kultur feine Risse. Wohlfeile Identität ist verlorengegangen, seit Geschichte (ähnlich der eigenen Lebensgeschichte) auch im Westen nur noch in Spuren aufzufinden ist, die eine andere Sprache sprechen als die offiziellen Geschichtsbücher. Künstler, die sich als Anthropologen betätigen, statt sich in der Kunstgeschichte zu verschanzen, graben nach Bildern, um verlorene Erzählungen zu entdecken. Der Brand der Bibliothek von Alexandria ist für die Poiriers eine Metapher für den Untergang einer Kultur, die ihr Gedächtnis verlor. Aber Kulturen, sagen sie, sind übertragbar und gehen nicht auf immer verloren.

Die «Spurensuche» war nur eine kurze Episode in der Kunst der siebziger Jahre. Aber die Frage nach Identität (in unserer Kultur und Geschichte) bleibt. Sie ist in Wahrheit die Frage nach unseren Bildern. Finden wir sie noch in der zeitgenössischen Kunstpraxis, oder hat dort die professionelle Selbstdarstellung, eingeengt auf Rangfragen in den Hierarchien des Marktes, die Bilder vertrieben, die wir auf uns selber beziehen können? Haben die symbolischen und die Weltbilder noch einen Ort in der Kunst, so wie sie einen Ort in uns selber besitzen? Wir finden dafür keine generellen Antworten, sondern nur «Positionen», deren freie Wahl unsere kulturelle Situation bezeichnet. Wir begegnen auch immer wieder dem Irrtum, die Kunst besitze ihre eigenen, die *Bilder der Kunst*, die außerhalb der künstlerischen Praxis ihren Sinn verlören. Die Illusion der westlichen Moderne, eine globale Kultur zu sein, die sich in Wahrheit als Export-Kultur gebärdete, trieb die Autonomie der Kunst auch gegenüber allen Inhalten (und kulturellen wie persönlichen Bildern) in manches Extrem. Doch der Streit um die Bilder hat die zeitgenössische Kunst immer wieder begleitet. Entweder stieß man sich an den falschen Bildern oder daran, daß die Kunst dem Betrachter die Bilder verweigerte, die ihm etwas bedeuteten. Im Katalog der Ausstellung ‹Bilderstreit› habe ich diese Diskussion und ihre Hintergründe darzustellen versucht. Die Ausstellung erregte von Anfang an selber Streit, statt den Streit nur zum Thema zu machen. Damals konnte noch niemand voraussehen, daß sich auch der Streit um deutsch-deutsche Kunst nach der Wiedervereinigung neu erhitzen würde, womit ein neuer Bilderstreit begann. Die Bilder fehlen nicht in der westlichen Kunst. Nur muß man sie zu bestimmen wissen.

Inzwischen wirft die zeitgenössische Kritik den westlichen Künstlern eine «quasi-anthropologische» Mode vor, in der sie nach fremden Bildern suchten, um die sogenannten Anderen zu idealisieren. Hal Foster verdächtigt dabei die Künstler, ihr soziales Engagement von einst einem vagen Kulturbegriff zu opfern. Der Vorwurf wäre überzeugender, wenn er nicht getragen wäre von der nostalgischen Rückwendung zu einer politisch engagierten Kunst, die ihre Ziele verlor: Das eine Thema läßt sich aber nicht gegen das andere ausspielen. Vor allem rechnet eine solche Diskussion noch gar nicht mit der Möglichkeit, daß die «anderen» (statt nur als Motiv) auch als Produzenten von Bildern in einer lange monopolisierten Kunstszene auftreten (und diese selber problematisieren könnten). Diese Möglichkeit ist aber inzwischen in vielen Biennalen in aller Welt zur Realität geworden, wobei der verfrühte Eindruck entsteht, die westliche Kunstpraxis sei unbeschränkt integrationsfähig, also global erfolgreich, in anderen Worten: sie sei der geborene Ort für Bilder gleich welcher Herkunft. Dem steht unsere These entgegen, daß wir selber die Bilder mitbringen, die wir sehen wollen – und sehen (verstehen) können. Der Diskurs der Kunstwelt hat sich auf diese Situation, soweit ich sehen kann, noch nicht eingelassen.

Das Haus der Kulturen der Welt

Von Bernd M. Scherer

Am Ende des 20. Jahrhunderts steht Europa wieder an einem Wendepunkt. Einerseits will es sich weiter nach innen konsolidieren, andererseits sieht es sich aufgrund der Globalisierung gezwungen, verstärkt als internationaler Akteur aufzutreten. Beide Prozesse sind weitgehend politisch-ökonomisch motiviert. Kulturelle und soziale Entwicklungen treten dabei nicht nur in den Hintergrund, es besteht sogar die Gefahr, daß sie konterkariert werden.

Begleitet wurden diese Prozesse in den vergangenen Jahren von kulturellen Abschottungstheorien wie dem «Krieg der Kulturen» (Samuel Huntington), dessen Thesen sowohl nach innen wie nach außen anwendbar sind. Die in den letzten Jahren entstandenen Feindbilder erweisen sich als die Kehrseite einer Öffnungspolitik. Dabei können die Ausgrenzungsverfahren ganz subtile Formen, ja die Gestalt selbstkritischer und progressiver Denkansätze des Nordens annehmen. So weist Salman Rushdie in seinem Essayband ‹Imaginary Homelands› (London 1981) nach, wie mit einer schlichten Bezeichnung wie «Commonwealth literature» alte Asymmetrien fortgeschrieben werden. Die Engländer selbst zählen ihre Literatur nämlich nicht zu diesem neuen Genre. Die Namengebung erweckt zudem den Eindruck, als ob das frühere Zentrum diese Literatur geschaffen habe, und beraubt damit die Peripherie, wie z. B. Indien, der Chance, ihre Entwicklung der englischen Sprache als eine eigene zu begreifen.

Die genannten Asymmetrien und die dabei implizierten Ausschlußverfahren prägen auch die Kunstdiskussion. Obwohl sich die ehemaligen Zentren mit den künstlerischen Formen der Peripherie auseinanderzusetzen beginnen, als Beispiel seien genannt: die New Yorker Ausstellung ‹Primitivism in Modern Art› (1987), die Pariser Schau ‹Magiciens de la Terre› (1989) sowie ‹The Decade Show› im New Museum of Contemporary Hispanic Art in New York (1990), die ‹China Avantgarde›-Ausstellung im Haus der Kulturen der Welt (1993). Und obwohl die einstige Peripherie zusehends die Geschicke in ihre eigenen Hände nimmt, indem sie z. B. selbst Biennalen organisiert und sich damit als Zentrum artikuliert – in Brasilien seit den fünfziger Jahren, in Kuba seit den Achtzigern und jetzt auch in Südafrika, verläuft der Dialog nicht ohne erhebliche Verwerfungen. Zu den Verzerrungen tragen wesentlich zwei

Vorgänge bei, die sich als Ästhetisierung bzw. Kulturalismus charakterisieren lassen. Um diese Prozesse etwas genauer analysieren zu können, sei daran erinnert, daß es sich bei der Produktion und Rezeption von Kunst im wesentlichen um einen Kommunikationsprozeß handelt, in dem Zeichen ausgetauscht werden. Beide Verfahren, der Kulturalismus wie die Ästhetisierung, werden der Komplexität dieses künstlerischen Zeichenprozesses nicht gerecht.

Der Kulturalismus projiziert den anderen als einer einheitlichen, statischen Kultur zugehörig. Der Ausstellungsmacher entscheidet, welche Werke die afrikanische, kubanische oder die lateinamerikanische Kultur repräsentieren. Zurückgegriffen wird dabei oft auf Werke der Tradition, die dann in kulturgeschichtliche Kontexte gestellt werden. Der Künstler tritt nicht als Dialogpartner, sondern als Objekt der Projektion des Ausstellungsmachers auf. Durch den Kontext werden die sinnlichen Dimensionen des Werks auf Aspekte eingegrenzt, die als typisch für die betreffende Kultur gelten, so daß eine kreative, sinnliche Auseinandersetzung unterbunden wird. Das Kunstwerk wird zum Belegexemplar. So inadäquat der kulturalistische Ansatz für den konkreten Umgang mit Kunstwerken ist, so verfehlt ist auch der von ihm implizierte Begriff von Kultur. Kulturen sind nicht fest eingrenzbare, klar definierte Bereiche, sondern sich stets verändernde Aktions- und Zeichensysteme.

Verkürzt der Kulturalismus die sinnliche Auseinandersetzung mit dem Kunstwerk, so stellt die Ästhetisierung diese ins Zentrum. Wird der andere im Kulturalismus als Objekt projiziert, tritt er bei der Ästhetisierung erst gar nicht in Erscheinung. Die Ästhetisierung suggeriert ein unmittelbares Verständnis des Kunstwerks, das nur dessen sinnliche Gegenwart, nicht aber sein Eingebettetsein in ein komplexes Bedeutungsgeflecht berücksichtigt.

Durch dieses Verfahren werden z. B. im Falle der australischen Aborigines deren konkrete Kommunikationsabsichten, die sie mit der Öffnung zum internationalen Kunstmarkt verfolgen, systematisch unterlaufen. Denn viele aborigine Künstler versuchen, die Ästhetik ihrer Werke zu nutzen, um anderen einen Zugang zu ihrer Kultur, ihren Lebensformen zu eröffnen und damit auch das Überleben ihrer Kultur zu sichern. Eine rein ästhetische Auseinandersetzung mit Form-, Farb- und Materialaspekten des jeweiligen Werks führt dieses Anliegen ad absurdum, ja läßt es aus den genannten Gründen nicht einmal sichtbar werden.

Aus dem bisher Gesagten ergeben sich für das Haus der Kulturen der Welt, das den Dialog mit nichteuropäischen Kulturen führen soll, folgende Fragestellungen:

1. Wie können Phänomene aus einer anderen Kultur transferiert werden, wenn der ursprüngliche Kontext nicht mehr besteht?
2. Wie lassen sich ästhetizistische Verfahren, die Kunstwerke aus ihren Traditionen lösen, und wie kulturalistische Positionen, die Kunstwerke über Kontexte definieren, bei der Vermittlung von Kunst vermeiden?
3. Wie läßt sich das künstlerische Schaffen in anderen Kulturen als zeitgenössisches vermitteln, ohne es nur über deren Traditionen zu erklären bzw. in die westliche Moderne zu vereinnahmen? Oder anders formuliert: Wie lassen sich andere, nicht-westliche Modernen repräsentieren?

Entscheidend für die Relevanz der Programme ist es, daß in ihnen deutlich wird, daß die Auseinandersetzung mit dem Anderen eine Auseinandersetzung mit uns, mit Europa bedeutet. Nun vollzieht sich am Ende des 20. Jahrhunderts ein tiefgreifender Wandel in Europa, am deutlichsten abzulesen in den Metropolen. Durch eine Migration von bisher nicht gekanntem Ausmaß ändern sich urbane Räume wie individuelle und soziale Lebenswelten. Diese Prozesse lösen das europäische Selbstverständnis homogener nationaler beziehungsweise auch lokaler Identität auf. Zunehmend leben Menschen nebeneinander, deren kulturelles Wissen aus ganz verschiedenen Traditionen gespeist wird.

Die Menschen, die von außen kamen, leben oft zwischen den Kulturen. Sie nehmen eine Außen- wie eine Innenperspektive zur europäischen Kultur ein. Sie erleben das europäische Großstadtleben der Gegenwart vor dem Hintergrund ihrer jahrhundertealten, nichteuropäischen Kulturen. Aber auch letztere stehen ihnen nicht mehr ungebrochen zur Verfügung. Ihre Heimatländer sind, wie Salman Rushdie es nennt, «imaginierte Kulturen», es sind Länder der Phantasie, gespeist aus der Erinnerung. Das Aufgeben der Heimat bedeutet für diese Menschen, Gewißheiten aufzugeben, die Bruchstückhaftigkeit von Wissen anzuerkennen. Lebensgeschichten erscheinen nicht linear, sondern durch Diskontinuitäten gebrochen. Überhaupt wird die Linearität der Zeit aufgegeben, da angesichts der Zeitgleichheit religiös geprägter und säkularer Lebensformen in denselben Milieus die zeitliche Trennung in moderne und vormoderne traditionelle Lebensformen aufgehoben ist.

Wir befinden uns zum ersten Mal in der Menschheitsgeschichte in einer Zeit, in der mehr Menschen leben, als je zuvor existiert haben.[1] Auch dies lenkt den Blick weg von der historischen zur räumlichen Orientierung, von den eigenen Traditionen zur Gleichzeitigkeit mit anderen Kulturen. Vor dem Hintergrund dieser Entwicklung definiert sich das Haus der Kulturen der Welt als ein Ort, an dem im Austausch zwischen den

Kulturen kulturelle Identitäten nicht vorab fixiert sind, sondern prozeßhaft ausgehandelt werden. Das Ziel kann nicht die Ausgrenzung Anderer sein, sondern die Erarbeitung von Kriterien, der altmodische Terminus wäre «Sinnangebote», in der kreativen Entwicklung komplexer Lebenszusammenhänge und ihrer kulturellen Ausdrucksformen.

Diese Rolle des Hauses der Kulturen der Welt läßt sich besonders gut an dem Projekt ‹Der Ort der Bilder› illustrieren, das im Herbst 1996 dort stattfand. In der Arbeit des Hauses war dieses Projekt Teil einer Reihe, die das europäische Konzept der Moderne in Bezug setzte zu anderen Modernitätsentwürfen, um zu fragen, inwieweit letztere zu einer Neubestimmung des europäischen Selbstverständnisses beitragen können. Zu ihr gehörten folgende Veranstaltungen:

1. Die Ausstellung ‹Havanna – São Paulo›, die auf der Grundlage der Biennalen von Havanna und São Paulo Kunst aus Lateinamerika vorstellte,[2] und das Symposium ‹Das Marco-Polo-Syndrom›,[3] das die Frage stellte, wie sich diese Kunst zur europäisch-nordamerikanischen Kunstszene verhält.
2. Die Ausstellung ‹Neue Kunst aus Afrika›,[4] die komplementär zu der Ausstellung ‹Afrika. Die Kunst eines Kontinents› im Gropius-Bau in Berlin dieser traditionellen Kunst aus Afrika die afrikanische Moderne gegenüberstellte.[5] Die begleitende Konferenz ‹Afrika und die Moderne› thematisierte die Frage einer eigenen afrikanischen Moderne, die sich aus afrikanischen Traditionen herleitet, aber Zeitgenossenschaft zur europäischen Moderne beansprucht.

Die Installation Jai Young Parks im Foyer des Hauses der Kulturen der Welt ist Teil eines Prozesses. Sie markiert einen Punkt der Entwicklung eines Projektes, das im Juli/August 1993 in der Orangerie in München begonnen hatte. Es läßt sich als eine kulturphilosophische Standortbestimmung am Ende des 20. Jahrhunderts verstehen. Jai Young Park vermißt die Parameter einer Entwicklung, die sich im Spannungsfeld von global und lokal bewegt und in der die Repräsentations- und Ausdrucksformen der Wissenschaften wie der Künste selbst in Frage stehen. Im Verlauf dieser Arbeit setzte sich Park mit einer Reihe zentraler kultur- und kunstphilosophischer Unterscheidungen auseinander:

– dem Verhältnis Bild und Welt;
– dem Zusammenhang zwischen Natur und Kultur;
– der Unterscheidung von Innen und Außen;
– der Dichotomie von Zentrum und Peripherie;
– dem Verhältnis von Tradition und Moderne.

Für die Arbeit des Hauses der Kulturen der Welt gewinnt dieses Projekt einen Modellcharakter, weil es die Auseinandersetzung mit diesem Thema im Kontext der Auseinandersetzung mit einer anderen Kultur führt als eine Sinnsuche, in der die Erfahrung in der anderen Kultur die Logik der eigenen Entwicklung transparent werden läßt.

Im Juli 1993 stellte Jai Young Park in der Orangerie in München sechs bis zu 3,30 Meter hohe Skulpturen auf, die aus Gips gedreht waren. Sie standen vor einer reflektierenden Aluminiumfläche von 6 Meter Länge und 2,60 Meter Höhe, die von einem Eisenrahmen umgeben war. Der Ort war mit Bedacht gewählt. Er liegt im Englischen Garten, an der Peripherie der Innenstadt, gehört aber dennoch der urbanen Welt an. Ursprünglich für Pflanzen errichtet, wird er durch Parks Arbeit als Kunstraum definiert. Die Orangerie markiert so eine Schnittstelle, an der sich Konstitutionsprozesse thematisieren lassen, in unserem Falle der Prozeß der Bildwerdung.

Als grundlegend für das Verständnis dieses Prozesses erweist sich die Beziehung zwischen den Skulpturen und dem Aluminiumspiegel. Einerseits liegt eine existentielle, durch das Licht physikalisch determinierte Bildbeziehung vor. Das Zeichen scheint dem Gegenstand aufgrund dieser Beziehung eindeutig zuordenbar. Und doch verfügt die Spiegeldarstellung über völlig andere Eigenschaften als die Skulpturen. Diese überführt nicht nur die Dreidimensionalität der letzteren in die Fläche, sie verwandelt auch die klaren Grenzlinien der Figuren, so daß eigene Farbbereiche entstehen. Der Grund für diese Transformation ist in den Materialeigenschaften des Spiegels zu suchen, er verfügt über eine matte Oberfläche. In einem Spiegel aus einem anderen Material würde ein ganz anderes Bild erscheinen. Die Beziehung Bild – Gegenstand in dieser Installation ist aber noch komplexer, sie verändert sich sowohl durch das einfallende Tageslicht als auch durch die Bewegung des Betrachters in der Installation. Statt mit einer eindeutigen, festen Abbildbeziehung sind wir mit einem dynamischen Prozeß der Bildkonstitution konfrontiert. Diese Bildbeziehung liegt dabei nicht einfach vor, sondern wird, wie Hans Belting zu Recht festgestellt hat, vom Betrachter in einem sinnlichen Erfahrungsprozeß erzeugt.

Dieses sinnliche Verfahren der Bildkonstitution kann aber auch auf einer zweiten, metaphorischen Ebene gelesen werden. In der europäischen Geistesgeschichte wurde seit Platon der Verstand immer wieder mit einem Spiegel verglichen. Beim Verstehen wird danach die äußere Welt im Geist reflektiert, und es muß folglich darum gehen, ein möglichst präzises Bild mit klaren Umrissen im Verstand zu entwickeln.

Diese Bilder gelten dann zugleich als die Bedeutungen unserer Zeichen. Parks Installation in München unterläuft auch diese klassische Abbildtheorie des Denkens. Der Spiegel reflektiert je nach Materialeigenschaften, Lichteinfall und Bewegung des Beobachters eine Vielzahl verschiedener Bilder, von denen keines allein die Funktion der Repräsentation des Gegenstands beanspruchen kann. Die Bedeutung des Gegenstands wird erst durch die Verbindung all dieser Perspektiven von den in der Installation agierenden Subjekten konstituiert.

Mit diesem sinnlichen Verfahren unterläuft Park jede eindeutige und fixierte Repräsentationsweise von Welt. Der Künstler eröffnet so seine Darstellungsformen einer Multiperspektivität, die den oben beschriebenen sozialen Entwicklungen von Multikulturalität Ausdrucksmöglichkeiten verschafft. Es gibt nicht mehr nur eine determinierende Auffassung von Welt, sondern viele. Eine Weltsicht, die etwa im Sinne eines westlichen Universalismus Hegemonieansprüche erhebt, ist obsolet geworden.

Bedeutungskonstitution, die Produktion von Sinn, besteht vielmehr im Vermitteln und Aushandeln von Perspektiven vieler verschiedener Individuen. Letztere bringen in diesen Prozeß ihre Lebensgeschichten, ihre sinnliche Erfahrung wie ihr begriffliches Unterscheidungsvermögen ein.

Diese kritisch-reflexive Auseinandersetzung mit europäischer Kunst- und Geistesgeschichte fand in München durchaus noch in einem Rahmen statt, der durch diese definiert ist. Das Podest für die Skulpturen und der Rahmen für den Spiegel markieren den traditionellen Kunstraum, dessen Repräsentationsformen und -möglichkeiten ausgeleuchtet werden.

In Korea, der zweiten Station dieser Reise des sinnlichen Erkennens, verläßt Park den von der konkreten Realität abstrahierenden Kunstraum, um in einen spezifischen kulturellen Prozeß zu intervenieren.

Er wählt dafür ein Tal in der Nähe der Großstadt Seoul, in dem seit alters Reis angepflanzt wurde.[6] Bevor die moderne Industriegesellschaft auch dieses Tal beherrschen wird, gelingt es ihm im Frühjahr 1995, die Bauern noch einmal davon zu überzeugen, in einer Auftragsarbeit ein Reisfeld zu bepflanzen. In das frisch gepflanzte Reisfeld setzt Park sechs weiße Gipsskulpturen. Sie können vom Betrachter in den verschiedenen Stadien, in denen der Reis wächst, auf seinen Wanderungen durch das Tal betrachtet werden. Sie verlassen diesen Ort erst nach der Reisernte. Die Formen der Skulpturen erinnern an Tontöpfe, in denen koreanische Dynastien ihre Toten bestatteten. Sie reflektieren aber auch die Tektonik der Reislandschaft, da der Künstler die Umrisse dieser Landschaft aus der Horizontalen in die Vertikale der Gipsfiguren überführt hat. Diese Reislandschaft ist nun, wie bereits angedeutet, weit mehr als reine Natur, sie ist ein historisch gewachsenes kulturelles System. Insofern können die Skulpturen als räumliche Markierungen einer sich über Jahrhunderte entfaltenden Kultur und deren Raumvorstellungen zum Zeitpunkt ihres Zusammenbruchs gelesen werden.

Die sinnliche Anspielung der Figuren auf ihre natürliche/kultürliche Umgebung erinnert an eine Tradition, in der das menschliche Handeln geprägt war durch die Sinne, in der der Prozeß der Kultivierung über die sinnliche Wahrnehmung rückgebunden war an die Erfordernisse (z. B. Wasserversorgung für den Reisanbau) wie Formen (z. B. Ebene, Hanglage etc.) einer natürlichen Umwelt. In diesen mittels sinnlicher Verfahren in einem großen Zeitraum strukturierten Raum interveniert nun eine Kultur, die geprägt ist durch begrifflich abstrahierende Verfahren einerseits und durch eine klare Subjekt-Objekt-Trennung andererseits. Beide Aspekte, Abstraktion wie die Subjekt-Objekt-Trennung, sind grundlegende Pfeiler für den Universalismusanspruch der westlichen Aufklärungstradition wie der damit einhergehenden technologisch-wirtschaftlichen Entwicklung. Eine auf sinnlichen Verfahren basierende Kultur bleibt dagegen auf konkrete lokale Kontexte bezogen, ihre Akteure sind nicht autonome Subjekte, sondern eingebettet in die jeweiligen natürlichen und sozialen Kontexte. In den Wahrnehmungshandlungen und Urteilen werden lokal erworbene Erfahrungsschemata bezogen auf die konkrete Situation.

Die Skulpturen, die in München Teil eines formal-ästhetischen Prozesses waren, wurden so in Korea rückgebunden an konkrete Erfahrungen. Ihre Existenz im Reisfeld verwandelt die gesamte Anordnung in ein Bild. Dabei löst sich Jai Young Park allerdings von der traditionellen europäischen Bildvorstellung. Fand in München auf der inhaltlichen Ebene der sinnlichen Betrachtung eine Auflösung traditioneller europäischer Repräsentationsformen statt bei Beibehaltung formaler Aspekte, so erfolgt dies in der Reisfeldlandschaft nun auch in formaler Sicht. Der entscheidende Schritt besteht dabei in dem Verzicht auf eine räumliche Begrenzung des Bildes durch einen eigenen Marker, wie etwa einen Rahmen. Uchang Kim weist in seinem Beitrag darauf hin (vgl. S. 78 ff.), daß Jai Young Park dabei an koreanische Bildvorstellungen anknüpfen kann, die auch in ihrer Binnenstrukturierung nicht auf eine äußere Begrenzung hin organisiert sind. Die Grenze des Bildes ist nicht festgelegt, sie kann das konkrete Reisfeld, das gesamte Tal, Korea, aber auch die ganze Welt sein.

Diese Entgrenzung hat nun nicht nur Konsequenzen für den Bildaufbau, sondern auch für die Beziehung Betrachter – Bild. Der Betrachter steht nicht mehr einem Bild als einem räumlich begrenzten Objekt gegenüber. Er kann sich sowohl als Teil des Bildes wie ihm gegenüber sehen. Die Grenze zwischen innen und außen ist nicht mehr fest markiert. Je nachdem, in welche Weltausschnitte er sich mit dem Bild einbettet, verändert er dessen Bedeutung. Damit ist die Grenze zwischen Subjekt und Objekt nicht völlig aufgehoben, aber sie ist zu einem Prozeß der Bedeutungskonstitution verflüssigt worden. So wie die Grenze zwischen innen und außen verliert auch die Grenze zwischen Zentrum und Peripherie an Bedeutung.

Parks Intervention in der koreanischen Reislandschaft führt die Inadäquatheit zweier Dichotomien vor Augen, die, wie bereits oben angesprochen, immer wieder unsere Auseinandersetzung mit anderen Kulturen prägen, nämlich die Unterscheidung zwischen Moderne und Tradition bzw. auf der Präsentationsebene zwischen Ästhetizismus und Kulturalismus.

Das Bild, das Park in Korea schafft, verdankt sich gerade nicht nur den Ausdrucksmitteln moderner Kunst. Es gewinnt seine Bedeutung wesentlich aus der Formen- und Bildsprache der koreanischen Tradition, nicht aber, um als traditioneller Gegenstand zu erscheinen, sondern gerade, um einen zeitgenössischen Bedeutungsprozeß in Gang zu setzen. Die Figurengruppe nur der Tradition zuzuordnen hieße, ihre gegenwärtige Relevanz in einem dramatischen Prozeß zu verkennen. Ihr Interventionscharakter würde über die Zeitzuordnung entwertet. Sie nur als Produkt einer universalen Moderne zu betrachten würde nicht der konkreten Interaktion der Installation mit dem Umfeld gerecht. Von ihrem Interventionscharakter würde ästhetisch abstrahiert.

Die Konsequenzen für die entsprechenden Repräsentationsverfahren etwa in westlichen Museen liegen auf der Hand. Sowohl eine rein ästhetische Repräsentation wie auch eine kulturalistische entwertet die Aussagekraft der Parkschen Arbeit in Korea. Wie also damit umgehen beim Transfer in den Berliner Kontext des Hauses der Kulturen der Welt? Soll der Interventionscharakter der Arbeit bewahrt bleiben, so kann es nicht einfach um eine Reproduktion der koreanischen Arbeit gehen, vielmehr muß es sich um eine neue Intervention, jetzt aber in den Berliner Kontext, handeln.

Auch für Berlin hat Jai Young Park den Ort für sein Projekt mit Bedacht gewählt. Das Haus der Kulturen der Welt setzt sich mit «anderen Kulturen» auseinander und repräsentiert dabei kulturelle Gegenstände, die nicht-westlichen Traditionen entstammen. Was heißt es aber, ein kulturelles Phänomen in einem neuen Bildrahmen vorzuführen, in dem die ursprüngliche Bilderwelt nicht mehr zur Verfügung steht? Oft wird bei diesem Transfer eine Authentizität suggeriert, die glaubt, durch die Identität des Gegenstandes auch die Identität der Erfahrung garantieren zu können. Die Bandbreite vergleichbarer Suggestionen reicht von der Verwendung von Eßstäbchen im Japan-Restaurant bis zur Aufführung ritueller Tänze australischer Aborigines auf den Bühnen Europas. In allen Fällen wird ein Phänomen, das eingebettet ist in komplexe Lebenswelten, isoliert, und es wird so getan, als könnte es in seiner Ursprünglichkeit verstanden werden. Ausgeblendet wird dabei, daß sich die eigentliche Bedeutung, das heißt seine kulturelle Tiefenstruktur, natürlich erst erschließen kann, indem der Betrachter/Akteur die betreffende kulturelle Praxis erlernt.

Jai Young Parks Installation erliegt nicht diesem vordergründigen Authentizitätsanspruch, vielmehr reflektiert sie die Spannung zwischen Identität und gleichzeitiger Andersheit. Park transferiert die authentischen Gipsfiguren des koreanischen Reisfeldes nach Berlin, führt den natürlichen/kultürlichen Kontext aber nur in Form von Bildern vor. An die Stelle des Reisfeldes tritt dessen Bild. Die Arbeit wird dadurch zu einer grundlegenden Auseinandersetzung mit unserer Situation am Ende des 20. Jahrhunderts, in der zunehmend die Erfahrung von Bildwelten die Erfahrung und Einübung in konkrete Lebenswelten ersetzt. War in der Münchener Installation das Bild des Spiegels noch auf einen anwesenden Gegenstand bezogen, konnte also noch beides vom Betrachter erfahren werden, so werden die Bilder in Berlin selbstreferentiell. Sie beziehen sich nur noch aufeinander, aber nicht mehr auf eine konkret erfahrbare Lebenswelt. Die durch Spiegelung erzeugte Verschachtelung dieser Bilder versinnlicht dabei nur den unendlichen Prozeß der Übersetzung von Bildwelten, der an die Stelle des Bild-Gegenstand-Bezuges (s. München) getreten ist.

Der Ort in Berlin ist aber auch aus einem weiteren Grund gewählt. Das Haus der Kulturen der Welt befindet sich im Zentrum einer europäischen Großstadt, gleichzeitig aber auch an der Peripherie. Häufig klagen Besucher, daß der Ort abseits liege und aufgrund seiner Lage mitten in einer Grünanlage nur schwer zu erreichen sei. Bis vor kurzem trennten uns wenige Meter vom Niemandsland der Mauer, der Grenzlinie zwischen West und Ost. Der Fall dieser Mauer steht geradezu symbolisch für einen Prozeß, der unseren Ort, in dessen Nachbarschaft sich das zukünftige Zentrum der politischen Macht niederlassen wird, in die

Nähe zur Peripherie bringt. Mit dem Fall der Mauer und der Beendigung des West-Ost-Konflikts entstehen im Zuge einer sich beschleunigenden Globalisierung in der früheren Peripherie des Berliner Südens neue Zentren politischer und ökonomischer Macht. Gleichzeitig setzen in den Zentren des Nordens Peripherisierungs- und Marginalisierungsprozesse ein. In kaum einer Stadt Deutschlands tritt zur Zeit diese Kluft so offen zutage.

Der Transfer der Bilder von Korea nach Berlin bedeutet in diesem Zusammenhang auch einen Transfer aus der ehemaligen Peripherie (Asien) in das ehemalige Zentrum (Europa). Dies findet in einer Situation statt, in der sich die Bipolarität der Welt auflöst, nicht nur in Richtung einer multipolaren Welt, sondern einer Welt, die geprägt ist von der Gleichzeitigkeit verschiedener Lebenswelten an einem Ort. Das Haus der Kulturen der Welt ist der Ort, an dem diese Prozesse, die aus der Spannung zwischen Globalisierung und Lokalität entstehen, reflektiert werden können. Es kann als ein Kreuzungs- und Treffpunkt von Menschen aus aller Welt mit ihren individuellen Biographien gesehen werden, die ihre spezifische Perspektive einbringen in einen Diskurs, der gemeinsame Projekte ermöglicht, ohne Differenzen aufzulösen, vielmehr sie erfahrbar und ein Stück weit verstehbar macht. Konsequenterweise verzichtet Jai Young Park in Berlin auf jeden vordergründigen Authentizitätsanspruch, sondern reflektiert in seiner Installation die Spannung zwischen Identität und gleichzeitiger Andersheit.

Diesen Forumcharakter des Hauses der Kulturen der Welt versinnbildlicht ein weites, offenes Foyer, in dem graue Betonpfeiler eine schwebende Dachkonstruktion stützen. Es ist die Formensprache einer sachlichen, abstrakten Moderne, die Universalität ausstrahlt, aber gerade dadurch ihre europäisch-amerikanische Herkunft offenbart. An dieser kühlen Architektursprache reiben sich nun die organischen, aus den Reisfeldern Koreas entwachsenen Formen der Parkschen Skulpturen. Hier wird der Interventionscharakter der Parkschen Arbeit im Berliner Kontext deutlich. Verwandelte in Korea die Existenz der Gipsfiguren das natürliche Reisfeld in ein ganzheitliches Bild, so rufen die organischen Formen der Figuren in Berlin in den Besuchern nur noch Erinnerungen an organische Lebensformen wach, um diese erinnerten Bilder mit der kühlen Formensprache westlicher Industriegesellschaften zu konfrontieren und damit deren innere Logik aufzudecken. Beim Transfer der Gipsfiguren aus Korea nach Berlin geht es also nicht darum, eine originäre Situation (in Korea) wiederherzustellen, sondern aus einer Außenperspektive die innere Logik und Ästhetik westlicher Moderne zu beleuchten. Dabei können die organischen Formen der Installation von verschiedenen Besuchern mit je eigenen Erfahrungen ganzheitlicher Lebenszusammenhänge in Verbindung gebracht werden.

Die Auseinandersetzung mit der anderen Kultur führt so von der Reflexion auf die Grundlagen der eigenen Repräsentationsverfahren und des damit einhergehenden Repräsentationsbegriffs über die sinnliche Vergegenwärtigung einer ganzheitlichen Reisfeldkultur in Korea in Form eines Reisfeldtableaus zur Konfrontation der dem Reisfeld entnommenen Bilderwelt mit der Architektur westlicher Moderne. Dabei erscheint die Welt ganzheitlicher Lebenszusammenhänge im Kontext der Metropole Berlin nicht mehr realiter zugänglich, sondern nur noch über erinnerte Bilder.

‹Visions Across the Paddyfield›

Von Jai Young Park

‹Visions Across the Paddyfield› wurde mit einer Reispflanzaktion am 27. Mai 1995 eröffnet.

Sechs große Gipsskulpturen wurden in Korrespondenz zu der uralten Kulturlandschaft auf einem Reisfeld aufgebaut. Reis ist die kulturprägende Pflanze Asiens. Der Ort des Projektes, zwölf Kilometer südlich der Stadtgrenze von Seoul gelegen, befindet sich im Dreieck der Trabantenstädte, Industrie- und Hightechzentren Bundang, Anyang und Suwon. Diese Region gehört zu den neuen aufstrebenden Zentren Asiens. In solchen Räumen entstehen Infrastrukturen, Produktionskapazitäten, Wohndichten, Lebens- und Arbeitsformen, die bisherige Dimensionen sprengen. Eine alte Kulturlandschaft weicht neuen Zivilisationsstrukturen.

Mit diesem Projekt wird um die Werte alter Kulturen getrauert. Es sollte ein Innehalten im Wandel sein. Die Skulpturen sollten den Betrachter, der sich in einem solchen Reistal bewegt, den Ort, an dem kulturelle Bilder geboren werden, erkennen lassen.

Das Projekt endete mit der Ernte. Eine Reissaison lang wurden das Feld und seine Umgebung beobachtet. Veränderungen der Landschaft wurden mit Video festgehalten, der Alltag in den Wohnanlagen der Trabantenstädte mit digitalen Kameras auf die Festplatte genommen. Die medialen Bilder (S. 67–77) stellen den Kontext dieses Projekt her.

‹Der Ort der Bilder›

Mit den Skulpturen werden zugleich «Bilder» aus dem Reistal nach Berlin in das Haus der Kulturen der Welt geholt und werden dort zu einer multimedialen Installation (S. 110–113). Räumlich stellt diese Installation den Prozeß der Bildwerdung dar. Sie schafft mit den elektronisch gespeicherten und per Internet live überspielten Bildern von der Situation im Reistal einen Kontext, der von der Vergangenheit einer mit der Natur versöhnten Lebenswelt bis zu dessen Übergangssituation heute reicht. Diese Kultur steht exemplarisch für alle homogenen Kulturen. Sie werden abgelöst von den Strukturen heutiger Zivilisation.

Seite 67–77 Jai Young Park, Visions Across the Paddyfield,
Projekt im Pangyo-Tal bei Seoul, 1995

Seite 67–69
Eröffnung des Projekts mit einer Reispflanzung am 27. Mai 1995

Seite 70
Bauernhaus mit den fertiggestellten Skulpturenteilen, März 1995

Seite 71
Das Reistal Pangyo, März 1995

Seite 72
Bundang, Korea, digitale Luftaufnahme, Mai 1995

Seite 73
Anyang, Korea, digitale Luftaufnahme, Mai 1995

Seite 74
Wohnblöcke in der Trabantenstadt Bundang, Mai 1995

Seite 75
Bundang, als Entlastungsstadt auf der grünen Wiese
für mehr als 250 000 Einwohner geplant
und in weniger als drei Jahren fertiggestellt, digitale Aufnahmen 1995

Seite 76–77
Menschen in den Städten, Mai 1995

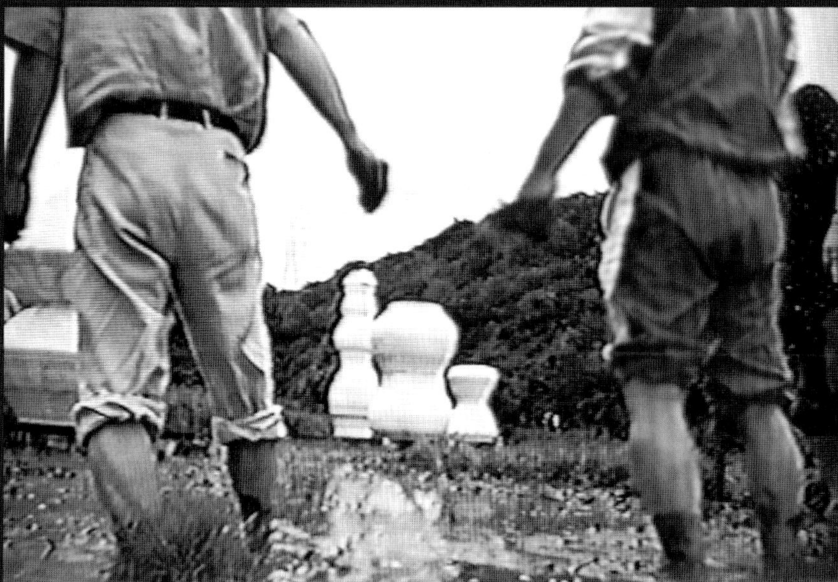

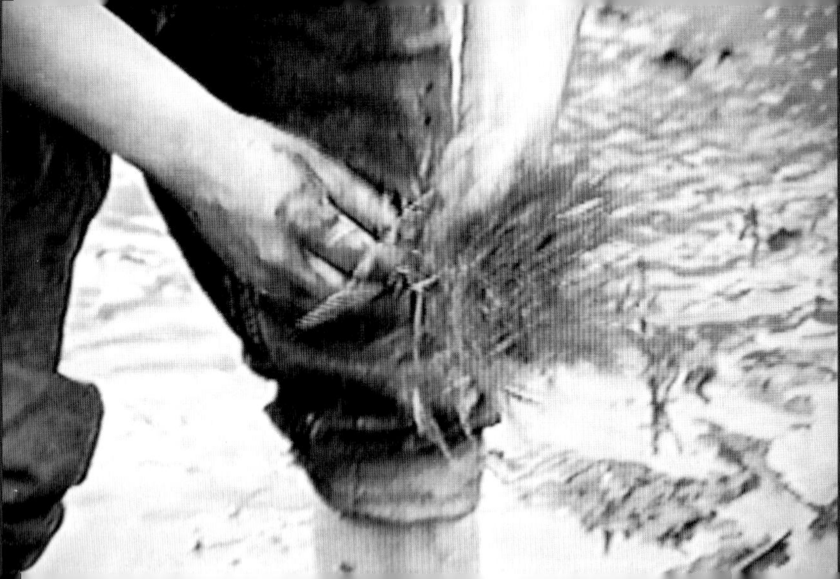

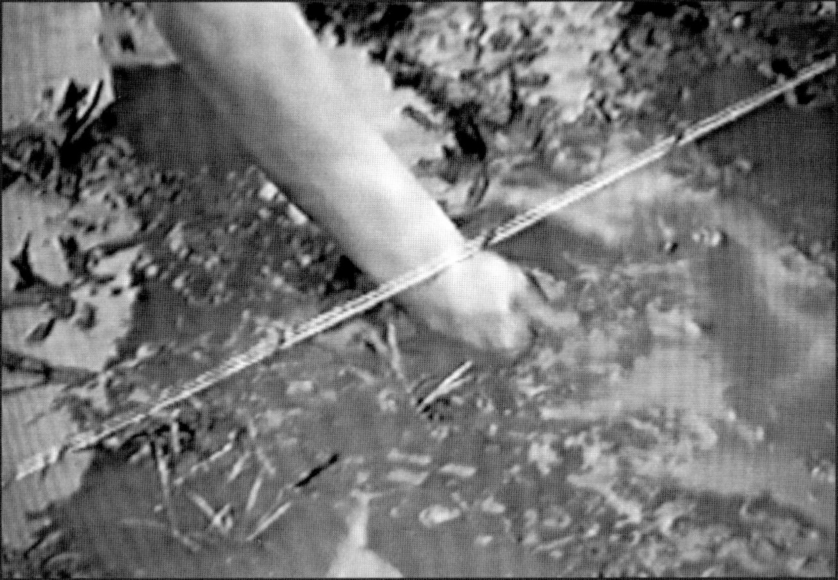

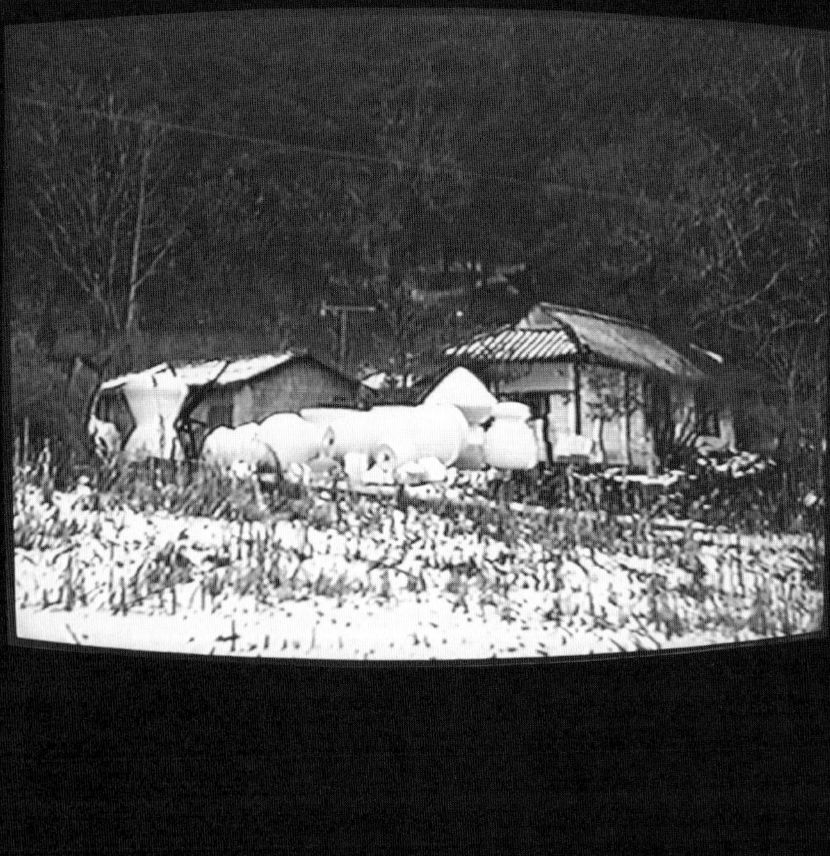

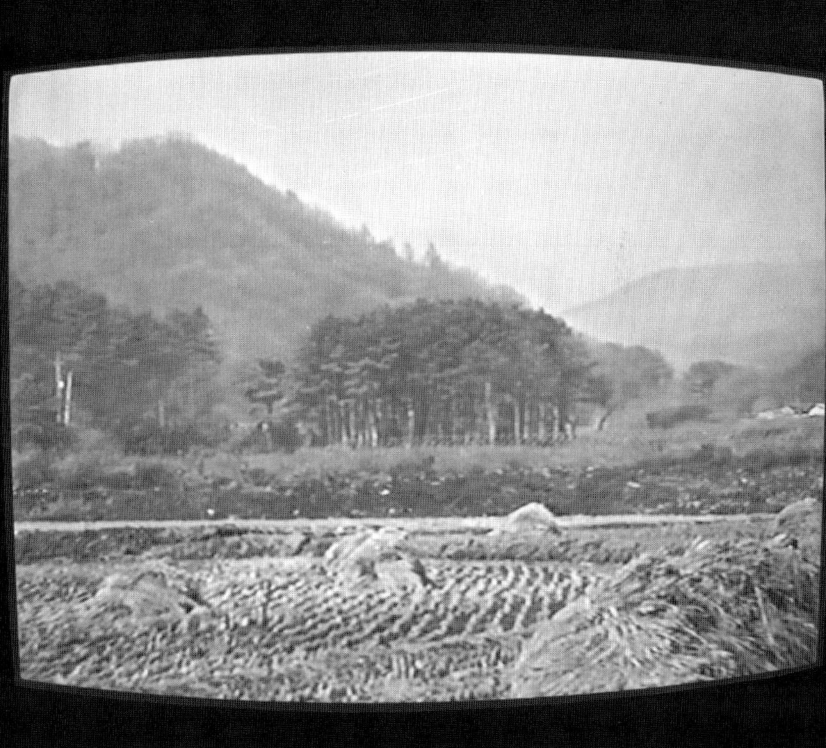

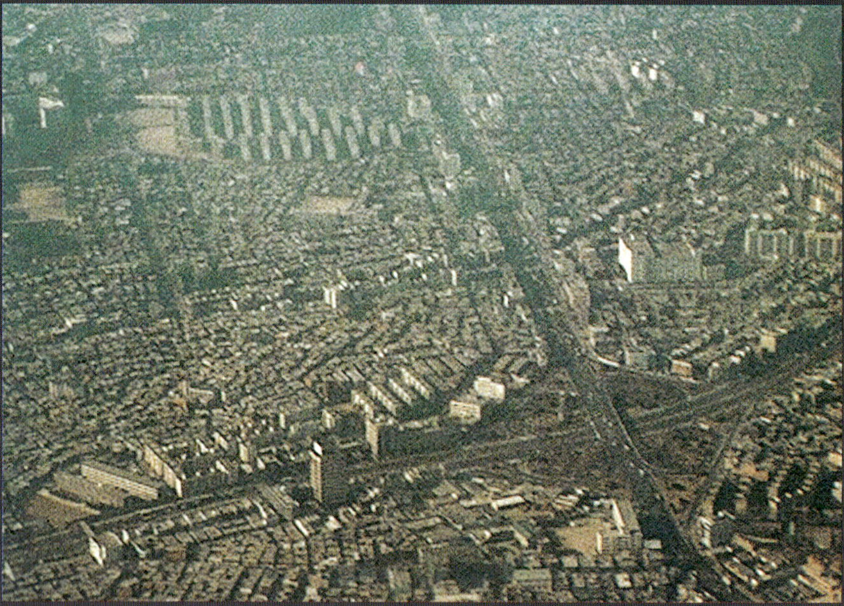

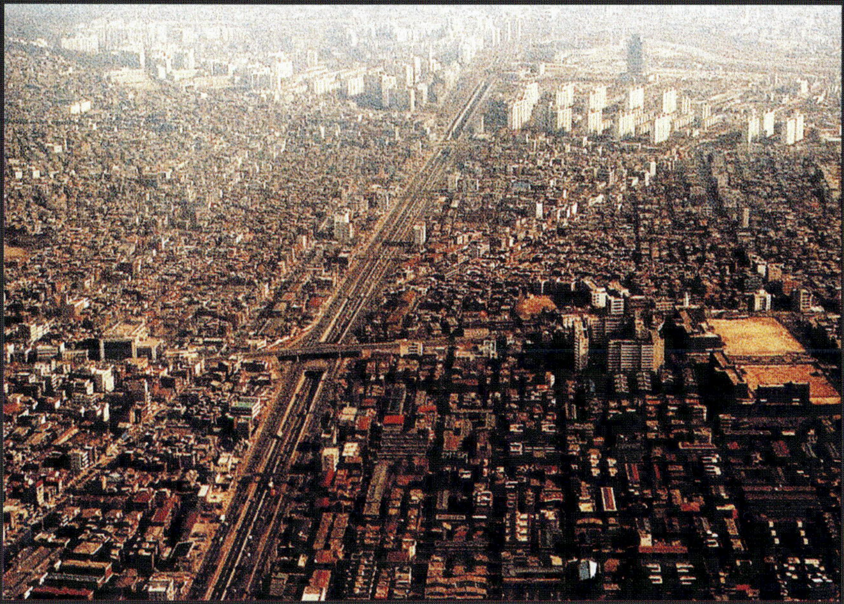

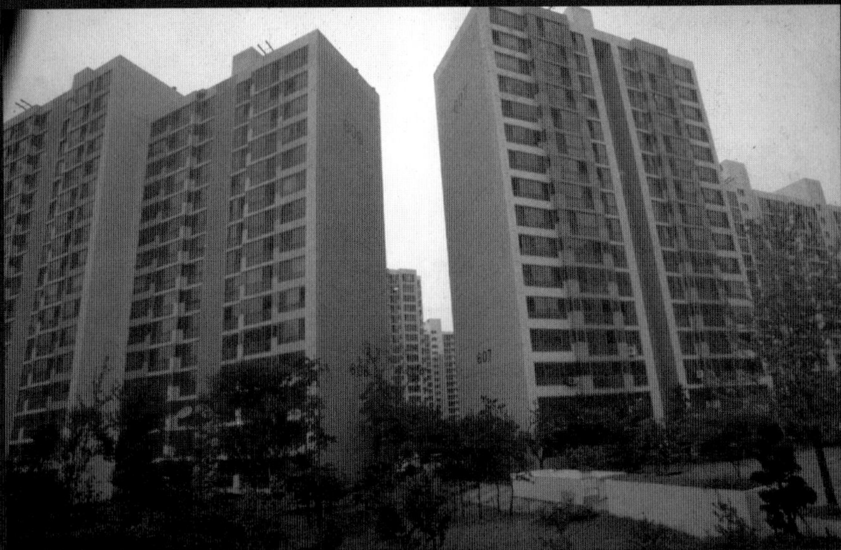

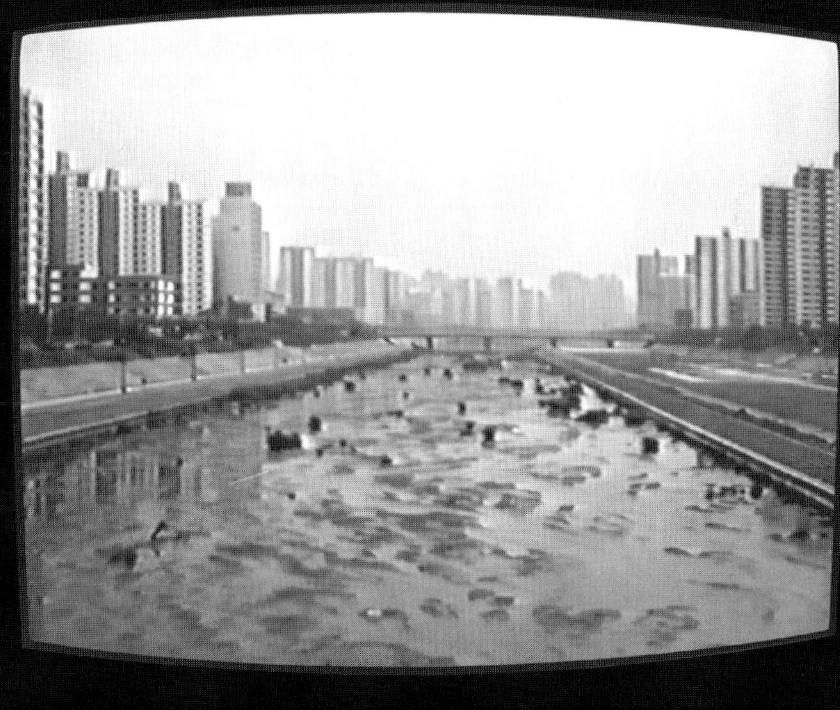

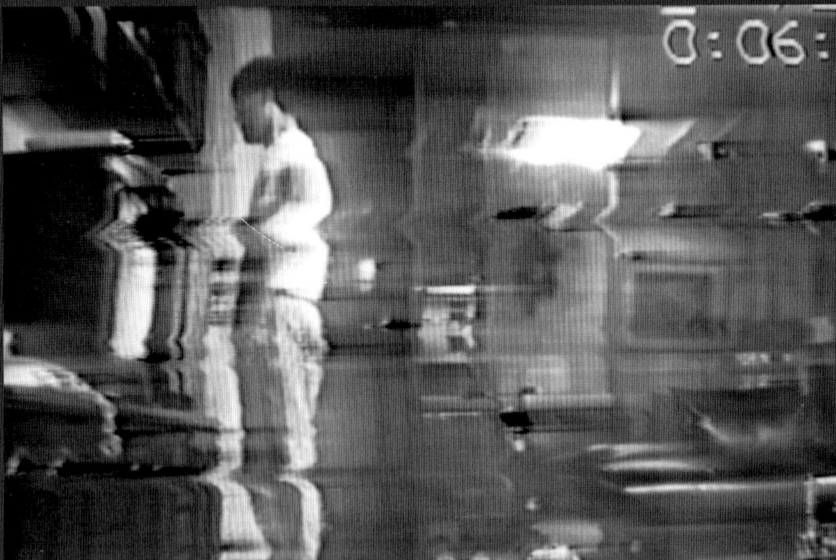
0:06:

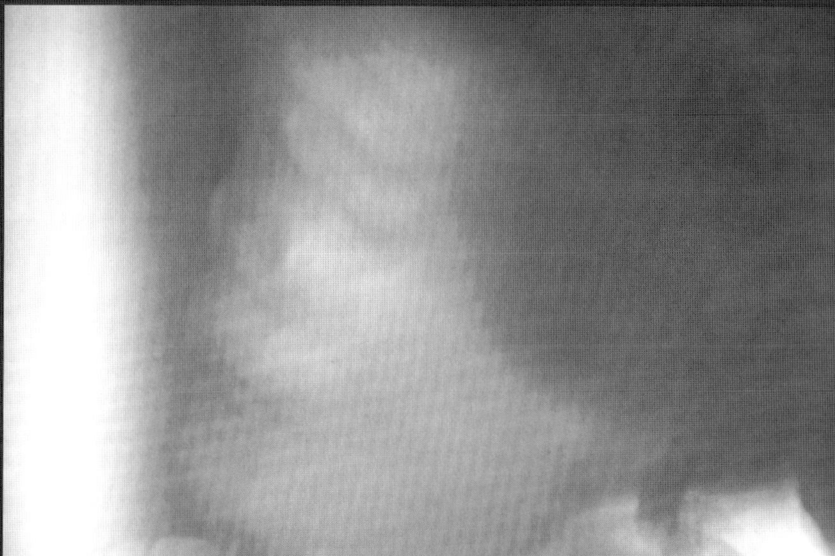

Räume, Ideen und Bilder

Von Uchang Kim

Die labyrinthische Bewegung der Kunst

Jai Young Parks Installation ‹Der Ort der Bilder› stellt das dem Kunstwerk immanente Netzwerk aus Raum und Zeit in Frage. Der Künstler begreift das raum-zeitliche Beziehungsgeflecht nicht als philosophische oder ästhetische Herausforderung, sondern als Provokation gegenüber dem Leben. Ein Netz aus Raum und Zeit umfängt das Leben, ein Netz, dessen Knoten sich in den letzten Jahren des 20. Jahrhunderts rapide auflösen.

Symbolische oder visuelle Kennzeichnung von Raum und Zeit gehören zu den traditionellen Methoden, dem Entwicklungsfluß menschlicher Existenz Sinn zuzuschreiben. Da der Film beide vereint, umschließt folglich der postmoderne Angriff auf die Fragwürdigkeit menschlicher Konstrukte eine Kritik an Raum- und Zeitkonzepten des Films. Der Film gilt in vielen dieser Theorien als fragwürdig, da er Erzählkunst par excellence präsentiere und sich in der Zeit, damit unweigerlich in der Vergänglichkeit, entfalte. Seine Erzählzeit diene der narrativen Kohärenz mit sich selbst genügendem Sinn, so die Kritik.

Video als Aufbewahrungsort prozessualer Ereignisse in Jai Young Parks Installation könnte, unter einer solchen Perspektive betrachtet, dem Projekt ebenfalls die Kohärenz eines Films geben, in dem die an verschiedenen Orten entstandenen Bilder zu einer zeitliche Folge zusammengefügt würden.

Doch Parks Projekt bricht aus dem Rahmen des Films aus und entzieht sich der Einverleibung filmischer Erzählstruktur. Seine Bilder existieren als Skulpturen in der realen Welt, in der sie als ästhetische Objekte konkret vorhanden sind. Installationen wirken als räumliche Kunst, die als Kunst in der Zeit verstanden werden will. Park experimentiert dabei mit Vorstellungen von der «Dehnbarkeit» von Raum und Zeit, als wolle er indirekt die wie auch immer beschaffenen Grenzen eines kohärenten Sinns erkunden. Sein auf verschiedenen Kontinenten durchgeführtes Experiment läßt in zeitlicher Entfaltung die Grenzen ästhetischer Objekte ebenso zusammenbrechen wie die Grenzen der verschiedenen kulturellen Welten, in denen sie existieren. Parks Installationen erweisen sich als «Repräsentanten verschiedener Formen des Seins, Anhaltspunkte in einer labyrinthischen Bewegung der Kunst», wie Lydia Haustein es in ihrer Betrachtung formulierte.[1]

Seoul

In München hatte die Installation Parks ihren Aufstellungsort in einer Orangerie. Laut Bernhard Lypp weder Museum noch Galerie, eröffnete dieser Ort einen Ausblick auf einen Natur-Kunst-Raum.[2] In einer zweiten Phase wird die Installation Parks in einen Randbezirk von Seoul versetzt und so mit der realen Welt konfrontiert, gegen deren antithetischen Druck sie sich ästhetisch behaupten muß. Die sechs Figuren befinden sich in einem kleinen Tal, einem «günstigen» Ort gemäß der Geomantik.

Die geomantische Orientierung, die einst dazu führte, daß an diesem Ort Ahnen beigesetzt wurden, ist in Korea immer noch lebendig. Die Nähe der Installation zu den Ahnengräbern läßt die Erinnerung an japanische *haniwa* oder chinesische *ming ch'i* entstehen.[3] Die größte der sechs Gipsfiguren scheint eine modernistische, androgyne Nachbildung der *«mangjusok»* genannten koreanischen Grabsäulen zu sein, mit der man phallische Konnotationen verband.[4] Die Phallussymbolik eröffnet ein weites Feld archaischer Bedeutung. *Mangjusok*-Grabsäulen verkörpern den Urwunsch nach Fruchtbarkeit und Wiedergeburt. Auf traditionellen Grabstätten findet man sie als Kombination aus männlichen und weiblichen Symbolen, die in verschiedenen krugähnlichen Figuren ihren Ausdruck finden. Die Ähnlichkeit von Parks Figuren mit archaischen Vorbildern öffnet assoziativ die Grenzen der Objekte und des Ortes und leitet über in die Imagination einer mythischen geistigen Landschaft.

«Was sind das für Dinge»

Wenn die Installation von Parks schönen Objekten im räumlichen Kontext asiatischer Ästhetik zu einem künstlerischen Ereignis wird, so stellt sich die Frage, ob in Korea und Asien die traditionellen ästhetischen Vorstellungen heute noch existieren. Der von Park ausgewählte Ort ist nicht nur der imaginierte Raum asiatischer Ästhetik, sondern ein wirklicher Ort mit den komplexen Spuren der Geschichte Koreas beziehungsweise der Welt.

Dieser Ort scheint aus den Fugen geraten zu sein und ruft Gefühle aus Unstimmigkeit, Dissonanz und Unverständnis hervor. Ein Gefühl von Endlichkeit überlagert die Situation – die Installation selbst, das Tal und seine Umgebung mit der Hauptstadt Seoul in der Nähe, ja das ganze Land mit den gewaltigen Transformationsprozessen seiner Modernisierung. Ein riesiges Öllager soll in diesem Tal entstehen, das auf Grund seiner geschützten Lage für den Fall eines Krieges mit Nordkorea dazu ausgewählt wurde. Einige Reisfelder wurden bereits aufgegeben, da der Naßreisanbau nicht mehr profitabel erscheint. Statt dessen breiten sich Plastikzelte im Tal aus, wie sie in ganz Korea als Treibhäuser zum Anbau von Gemüse verwendet werden.

Ein alter Bauer saß neben einem dieser Zelte und erzählte, daß es ihm als Wohnung diene. Als wir zu der Installation hinaufgehen wollten, fragte er: «Was sind das für Dinge da oben?» Offensichtlich konnte der Bauer die Installation nicht als Objekt mit ästhetischer Bedeutung erkennen. Der die koreanische Gesellschaft durchdringende Utilitarismus läßt nicht viel Raum für eine Wertschätzung von «zwecklosen» Dingen. Besonders in den unteren Schichten der Gesellschaft, die unter dem gnadenlosen Überlebensdruck der neuen kapitalistischen Gesellschaft stehen, ist dieses Denken weit verbreitet. In den ländlichen Gegenden verschwinden die einst gerade dort so vertrauten ästhetischen Prinzipien mehr und mehr.

Der Blick auf den Ort der Installation Parks erfaßt unvereinbare Elemente: verlassene Reisfelder, Plastikzelte und andere Narben der Modernisierung. Diese Landschaft ist keine harmonische Landschaft mehr, die sich mit der Skulptur vereinigen könnte. «Eine geheimnisvolle, melancholische und gleichzeitig zutiefst sinnliche Stimmung entsteht, die die Phantasie des Betrachters von der reinen Landschaft hinwegführt und durch eigene Erinnerungsräume in imaginäre Räume asiatischer Ästhetik gleiten läßt.»[5]

Der Pavillon

In der koreanischen Tradition sind Skulpturen als Objekte autonomen künstlerischen Ausdrucks nicht überliefert. Gewöhnlich findet man Skulpturen nicht in der freien Natur. Skulpturale Objekte werden in Pagoden in Form von Laternen oder steinernen Fabeltieren aufgestellt, und natürlich dominieren sie den Grabschmuck. Die koreanische Einstellung gegenüber diesen Objekten ist traditionell geprägt. Durch eine klare ästhetische Markierung des Objektes wird ein Orientierungsschema vorgegeben.

Was in der traditionellen, offenen koreanischen Landschaft Parks Installation entspricht, ist das Konzept eines Pavillons (chungja). Als «*chungja*» bezeichnet man ein kleines, Belvedere-ähnliches Architekturgebilde, das sich an seinen vier Seiten zur Natur öffnet. Die auf dem Land weit verbreiteten *chungja* wurden an besonders schönen Plätzen erbaut, die an einem Fluß, in einem Tal oder auf einem Hügel liegen können. Der an dem ausgesuchten Ort errichtete Pavillon stand traditionell jedermann für eine Rast offen, wurde aber in der Regel zum Dichten, Musizieren oder Malen besucht.

Die Literaten hängten in Holz geschnitzte Gedichte zum Ruhm der landschaftlichen Schönheit an den Traufen der Pavillons auf. Eines der seltenen koreanischen Gedichte ist das ‹*Myunangchunga*› von Song Sun (1493–1582), der ‹Gesang vom Pavillon der großen Aussicht›, welcher die Schönheit eines ganzen Landstriches beschreibt. In einem anderen Gedicht zum Lob eines Pavillons in der Schönheit der Natur erweitert der Dichter Chung Chu (1536–1593) das Panorama des berühmten ‹Pavillon der sich ausruhenden Schatten› in kosmische Dimensionen:

Der Stern der Langlebigkeit scheint im Süden / auf den Pavillon der sich ausruhenden Schatten / und hört nie auf zu strahlen in seiner Helle, / nicht umwölkt von Dunkelheit, / auch nicht zu Zeiten, / wenn das Wasser der Meere zu einem Maulbeerwald wird ...

Der Pavillon wird als ein visueller Orientierungspunkt betrachtet, der die gesamte umgebende Landschaft nicht durch Rahmung, sondern durch Fokussierung in einen geordneten Raum der Schönheit verwandelt. Man kann diesen Raum mit einem Garten vergleichen, den man nicht angelegt, sondern vorgefunden hat: *un jardin trouvé*. Seine sich sphärisch ausdehnende Harmonie bewirkt auch über die sichtbaren Grenzen hinaus ein Gefühl von Einheit.

Martin Heidegger befaßte sich in seinen frühen Schriften mit der Vergänglichkeit menschlicher Existenz. Sein größtes Interesse galt dem Sein, das er in der Relation des Raumsinnes betrachtete. Heidegger benutzt das Bild der Brücke, die ihm als ein Knotenpunkt erscheint, der das, was er «das Geviert» nennt, zusammenhält: Erde, Himmel, das Göttliche und das Sterbliche. Der Brücke wird damit eine ähnliche Funktion zugewiesen, wie sie der Pavillon in der koreanischen Landschaft ausübt. Wo die Brücke jedoch der Nützlichkeit dient, hat der Pavillon eine überwiegend ästhetische Funktion.

Das ästhetische Sub-Universum

Rahmung oder Einrahmung spielen in der koreanischen ästhetischen und geistesgeschichtlichen Tradition keine so wesentliche Rolle wie in der westlichen Geschichte. Wenn man Bilder und Skulpturen rahmt, so geschieht dies mit der Vorstellung, die Unübersichtlichkeit der Welt ordnen zu können. William James nennt diese gerahmten Welten «Sub-Universen mit einer eigenen und besonderen Existenzweise».[6] Diese Sub-Universen ordnet er zu Welten «der idealen Beziehungen oder der abstrakten Wahrheiten, die von allen geglaubt werden oder geglaubt werden können, wenn sie in logischen, mathematischen, metaphysischen, ethischen oder ästhetischen Termini ausgedrückt werden».[7]

Der Rahmen kann ein physischer Rahmen sein, er kann aber auch durch eine geistige oder figurative Entsprechung entstehen. Der Rahmen ermöglicht dem Betrachter den Übergang von einer «normalen» zu einer ästhetischen Einstellung. Phänomenologen bezeichnen diesen Vorgang der Separation als Reduktion. Die Reduktion ist in den verschiedenen Kulturen keineswegs einheitlich und kann auch innerhalb einer Kultur variieren. In der europäischen Kultur ist die Separation sehr viel ausgeprägter als in der asiatischen. Allein durch die Strenge der inneren Komposition eines Bildraumes kann die Reduktion einer Rahmenwirkung hervorgerufen werden. Bilder, die nach Leon Battista Albertis *«costruzione legittima»* komponiert wurden, bringen die Separation ästhetischer Bereiche in aller Deutlichkeit zum Ausdruck. Der Bildraum bleibt eine Schöpfung des souveränen Subjekts, aber der Prozeß des geometrischen Ordnens wird zum eigentlichen Souverän der Bildkomposition, die das Subjekt zum Objekt wandelt. Der Betrachter des Bildes wird gezwungen, denselben Standpunkt einzunehmen wie der Schöpfer.

Endlose Berge und Flüsse

Die traditionelle asiatische Malerei verfügt über kein vergleichbar streng organisiertes Raumkonzept. Ihr Denken schließt jedoch eine Raumkonzeption und einen subjektiven Standpunkt nicht aus. Das subjektive Selbst und der konstituierte Raum werden lose verbunden und verfügen nicht über die strenge Klarheit von Albertis Perspektive. Dem Betrachter wird kein fester Standort zugewiesen. Er wird weder als punktuelles Subjekt verstanden, noch als objektive Einheit in einem hierarchisch organisierten und geometrisch artikulierten Raum. Norman Bryson spricht in seiner Betrachtung der kulturellen Konstruktion des Sehens davon, daß in der westlichen Bildgestaltung das Selbst und die Welt scharf in festgelegte Einheiten abgegrenzt werden: «Das die Einheit (Objekt) umgebende Universum wird ausgeblendet und die Einheit (Subjekt) wird aus dem universellen Feld der Transformation herausgenommen. ... das Konzept der Einheit kann nur mit einer Optik wahrgenommen werden, die jede Einheit mit einem gedachten Rahmen versieht ... und statisch festhält.»[8]

Im Gegensatz zu dieser Vorstellung existieren in der asiatischen Malerei keine festen Grenzen zwischen den kompositorischen Elementen, die den Bildraum gestalten. Der a-perspektivische Raum ist geistig und nicht technisch bedingt. Vor dem Hintergrund des universellen So-Seins, *sunyata*, ist alles im Fluß. Im Einflußbereich von *sunyata*, also der permanenten Unbeständigkeit, besitzt die Einheit auch im Denken keinen einzelnen Ort mehr, sondern konzentriert sich statt dessen auf das universelle Feld der Transformation. Die Vorstellung von der Unbeständigkeit alles Seienden läßt kein Denken von unabhängiger, fixierter Existenz zu. *Sunyata* ist vielmehr begründet in der Existenz alles anderen. Es gibt folglich keine Darstellung ihrer selbst in Gestalt einer beständigen Form.[9]

Norman Bryson erläutert die Konzeption der losen Verbindung von Selbst und Welt anhand der Zen-Bilder von Se Shu (1420–1506): «Malerei erreicht das Göttliche und das Subtilste», schrieb Chang Yen-Yüan im 9. Jahrhundert, und die Koreaner folgten dem chinesischen Denken.[10] Ziel der Malerei war nicht eine «realistische Wiedergabe» der Welt: «Ohne die schöpferischen Prinzipien von Himmel und Erde zu verstehen, kann man nicht malen» (Sung Hyun 1430–1504).[11] Leben und Malen sind untrennbar: «Wenn der Edle seine Seele und seinen Körper kultivieren will, ... gibt es für ihn kein besseres Mittel als zu malen. An einem Tisch sitzend, den Pinsel über das Papier führend, selbstvergessen im Schauspiel des Universums, den allerfeinsten Hauch wahrnehmend ... schaut der Edle auf Gras, Bäume, Blumen. Er erfaßt die Essenz mit dem Geist und zeichnet sie mit der Hand. Das Bild wird durchgeistigt, der Geist wird empfänglich für das Subtile» (Kang Himang 1424–1483).[12]

In den ‹Sechs Regeln der Malerei› forderte Hsieh Ho im 6. Jahrhundert, daß ein Bild dynamisch sein müsse. Da die Dynamik sich von *ch'i yun* herleite, schwinge deren alles durchdringende Energie nicht nur im Geist des Malers, sondern in der ganzen Welt. Objektive Beobachtung und technische Fertigkeiten allein können sie nicht im Kunstwerk zum Ausdruck bringen. *Ch'i yun* könnte man mit Samuel T. Coleridges Verwendung der Imagination vergleichen, der sie als «Hauptmittler menschlicher Wahrnehmung und damit als ewigen Schöpfungsakt im Unendlichen» betrachtete.[13]

Die mystische Kraft des Universums wurde in der europäischen Romantik besonders im Erhabenen der entrückten Natur gesucht. Man verband diese Empfindung mit dem Vermögen, sich in irdische Dinge von ästhetischem Reiz einzufühlen und diese durch Erinnerung zu beleben.[14]

Für chinesische Maler wie Tung Ping und Guo Xi (ca. 1020–1090) war das Wesentliche der Landschaftsmalerei die Freude an der Erinnerung einst gesehener Landschaften (Abb. 1).[15] Kang Sae Hwang (1713–1791) folgte beim Malen nur seinem geistigen Auge: «Ich liebte Berge und Wasser. Aber von Kindesbeinen an konnte ich aus gesundheitlichen Gründen nicht auf die Berge steigen und die Aussicht genießen. Stattdessen vergnügte ich mich mit Malen. Doch diese Freude konnte nicht die gleiche sein wie die wirkliche Freude an Bergen und Wasser. An allen vier Wänden habe ich Landschaftsgemälde aufgehängt: über den Bergketten läuft das Azur des Himmels, von den Quellen aus rinnt das Wasser an Klippen entlang, Wolken schweben über den Felsen, es gibt eine Einsiedlerhütte halb versteckt hinter großen Bambusbüschen und Bäumen, einen taoistischen Schrein und einen buddhistischen Tempel. Auf der einfachen Brücke kommen und gehen Wanderer. Morgen und Abend, Licht und Dunkelheit, Vorder- und Hintergrund stehen klar vor Augen. Es fehlen nur die Geräusche der Natur. So spiele ich auf meiner Laute die alten Weisen und fühle, wie langsam die Klänge eins werden mit der Landschaft der Bilder. Das Rauschen der Wasserfälle über den Felsen, das Säuseln des Windes in den Kiefern, das Plätschern der Ruder und der Gesang der Fischer, das Läuten der Abendglocken vom Tempel am anderen Ufer des Flusses, das Rufen der Kraniche in den Bäumen, das Brüllen des Drachens im Wasser – alles wird zu einer Symphonie der Landschaft, deren Formen und Klänge ineinander übergehen. Die Gemälde sind nicht mehr nur Gemälde, die Laute nicht mehr nur Laute. Meine Krankheit ist vergessen und alle Wünsche sind erfüllt. Mein Geist ist in Frieden und die Melancholie verflüchtigt.»[16]

Theorie und Praxis der Landschaftsmalerei waren stark vom Konfuzianismus beeinflußt, der mit daoistischen und buddhistischen Mystizismen durchsetzt war. Man betrachtet den Geist als vom universellen Rhythmus der Vitalität durchdrungen und lehnte damit einen objektiven Realismus ab, der isolierte Objekte oder Bereiche aus der Ganzheit ausgrenzen und als Bilder einrahmen würde. Su Shih (1037–1101) kommentierte Li Kung Lins (? 1049–1106) Malerei: «Der Gelehrte, der sich in die Berge zurückgezogen hatte, war nicht mehr mit Einzelheiten beschäftigt, sein Geist war mit allem vertraut und sein Wissen umfaßte alle Künste.»

Die Bedeutung landschaftlicher Schönheit für die Erfahrung der Welt

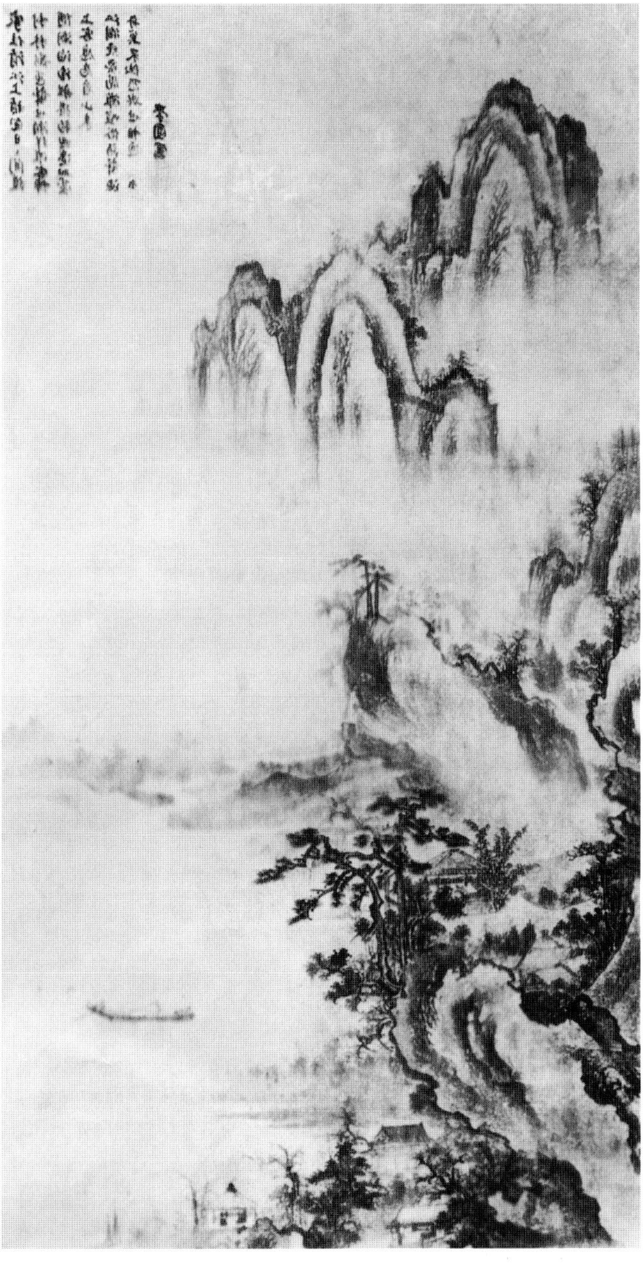

1 *Kang Sae Hwang, Landschaftsmotiv mit Bergen und Wasser*

wird durch die einheitliche Energie *ch'i yun*, die in allen Dingen steckt, bewirkt. «*Ch'i yun*», ein Schlüsselbegriff chinesischer Ästhetik, ist nur sehr schwer zu übersetzen. Er entspricht dem Rhythmus des Lebens, der im Rhythmus der Natur existiert.[17]

Auch das Einsiedlerideal spielt innerhalb dieses Denkens eine wichtige Rolle, da es zwischen konfuzianistischem Anspruch auf Pflichterfüllung, Bescheidenheit, Selbstgenügsamkeit und dem höher geachteten Ideal der Selbstkultivierung einen Ausgleich erstrebte. Die vormoderne Weltsicht orientierte sich an der Heiligkeit der Raumerfahrung, wie sie einst durch die stetigen Rhythmen und beständigen Zwänge des agrarischen Lebens getragen wurde.

Der verlorene Raum

Der von tradiertem Gedankengut regulierte und von der täglichen Arbeit der agrarischen Gesellschaft aufrechterhaltene Raum existiert in Korea nicht mehr. Dieses Faktum verleiht Parks Installation eine dissonante, unstimmige Kennzeichnung. Das Kunstwerk befindet sich in einem «zerstörten» Raum. Die Destruktion des Raumes ist die Folge eines globalen Modernisierungsprozesses mit komplexen Verwicklungen und Bedeutungen. In Korea gab es keine kontinuierliche Entwicklung; stattdessen fand ein schmerzlicher Ausverkauf des gesamten kulturellen Raumes statt. Ein Systemschock legte den innersten Kern der tradierten Kultur lahm, und der gesamtgesellschaftliche Raum ging verloren.

Henri Lefèbre spricht von der Hervorbringung von «logisch-erkenntnistheoretischen Räumen, den Räumen der gesellschaftlichen Praxis, den Räumen der sinnlichen Phänomene, einschließlich der Produkte der Imagination wie Projekten und Projektionen, Symbolen und Utopien».[18] Da dieses System von Räumen primär ein Ergebnis der gesellschaftlichen Praxis sei, müsse ihm die Komponente der «wahren» subjektiven Synthese fehlen. Lefebre betrachtet die gesamte räumliche Praxis einer Gesellschaft als abhängig von der allgemeinen Vitalität kultureller Prozesse. Die expandierende «keimzellenartige» Räumlichkeit, die das räumliche Verhalten einer Gesellschaft determiniere, könne plötzlich kollabieren oder inaktiv werden und nur noch Fragmente ihrer selbst hinterlassen. Lefebre beobachtet, wie in der westlichen Welt ein bestimmter rationaler Raum seine Kohärenz verlor.[19]

In der nicht-westlichen Gesellschaft löste der Einbruch des Imperialismus eine schockartige Lähmung aus. Die nicht-westliche Stadt wandelte sich unter der Wucht des Imperialismus und dessen Modernität unweigerlich zu einer Ansammlung von Menschenmassen, Hütten, Dingen und Bildern: zu einem Raum ohne Kohärenz, der Teil und Ausdruck für das Chaos der gesamtgesellschaftlichen Kultur und Lebensweise geworden ist. Eine westliche Stadtplanung, die nicht im tieferen Raumempfinden jener Kultur verankert sein kann, ist dazu verdammt, nur kosmetische Korrekturen, Kitsch und Ersatz hervorzubringen.

Der Zusammenbruch kultureller Räume

Die Niederlage des nicht-westlichen Raumes gegenüber dem plötzlich einbrechenden westlichen Raummodell ließ die kreative und konstituierende Subjektivität eines Volkes so ausdorren, als vollziehe sich der Verfall von innen heraus. In den einstürzenden kulturellen Raum drangen mit Macht die Bilder der dominanten westlichen Kultur ein. Die unvermeidliche Vorherrschaft des westlichen Raummodells ist nur vordergründig ein Ergebnis imperialistischer Übermacht, deren Überlegenheit letztlich in der theoretischen Stärke begründet zu sein scheint. Nach Lefebre werde «die räumliche Praxis direkt gelebt, bevor sie konzeptionalisiert werde. Aber das spekulative Primat des Geistigen über das Gelebte führe dazu, daß die Praxis und das Leben unterliegen. Folglich wurde man dem unbewußten Teil des Lebens per se nur sehr wenig gerecht.»[20]

Seit Urzeiten ist in der westlichen Tradition eine Dominanz des Geistigen (so in der deduktiven Geometrie, der Albertinischen Perspektive oder der Newtonschen Physik) bei der Trennung zwischen geistigem und gelebtem Raum zu beobachten.

Das Kunstwerk im Zeitalter der «verlorenen» Räume

Parks Installation illustriert den zerbrochenen Lebens- und Kulturraum Koreas. Insgesamt drei Arten von Räumlichkeiten können hier unterschieden werden. Die Installation in Korea (im Tal Pangyo) entspricht in ihrer Räumlichkeit dem Vorstellungsgeflecht der Agrargesellschaft mit der korrespondierenden Totalität des Raumes. Im alten Korea wurden Kunstwerke üblicherweise nicht in der freien Natur ausgestellt.

Statt dessen harmonierte ein beliebiges Objekt mit zweckgebundenen oder rituellen Objekten, die auf «natürliche» Weise in dem agrarischen Land heimisch waren. Parks Installation befindet sich in einem Schwebezustand zwischen der oben beschriebenen Vorstellung und Walter Benjamins «Aura». Die «einmalige» Aura eines Kunstwerkes zerfällt, wenn die technische Reproduktion eines Kunstwerkes seine Umstände zerstört. Wenn Aura, wie Benjamin sie definiert «die einmalige Erscheinung einer Ferne, so nahe sie sein mag»,[21] darstellt, dann ist «die Entschälung des Gegenstandes aus seiner Hülle»[22] die Zerstörung der Aura. Im «Gegenstand in seiner Hülle» ist keine Ferne, außer daß das Objekt seine physischen, zweckgebundenen oder kulturellen Kontexte widerspiegelt. Selbst wenn die Widerspiegelung Distanz nahelegt, wie besonders im religiösen Kontext von Kultobjekten, so wird diese absorbiert in eine beständige Gegenwart der Realität. Die Distanz der Aura setzt ein, wenn das Objekt aus seinem pragmatischen Kontext heraus versetzt wird in einen Bereich jenseits der gegenwärtigen Realität des gelebten Lebens; d. h., wenn es aus seinem pragmatischen Kontext in einen ästhetischen Kontext gebracht wird, wie es zu Beginn der Ära von Museen und Sammlungen geschah.

In Korea steht Parks Installation in der Alltagswelt, ohne mit dem Umfeld zu harmonieren. Das Kunstwerk existiert in einem erinnerten oder imaginierten Raum asiatischer Ästhetik, ohne einen eigenen Raum hervorzubringen.

In München befand sich Parks Installation in einem besonderen Raum, der einen ästhetischen «Zwischenbereich» markierte: in der Orangerie, die kein der Kunst geweihter Raum ist. Einen Kunstraum stellt sie immer nur für eine kurze, geliehene Zeit dar. Eine bildrahmenähnliche Plattform und ein Aluminiumspiegel separierten das Kunstwerk dort aus der lebendigen Alltagsexistenz. Die durch den Spiegel entmaterialisierten Objekte objektiver Gegenständlichkeit wandelten sich zu spektralen Bildern in einem spektralen Raum, zu einer platonischen Region immaterieller Formen abstrakter Schönheit. Die subjektive Konstellation könnte hinsichtlich der Beziehung zwischen materiellem Gegenstand und dessen ideellem Bild reversibel und doppeldeutig sein; die Bilder scheinen Spiegelungen materieller Objekte im realen Raum zu sein und nicht die Träger ideeller Formen, deren Ideen erst die gestaltlose Materie zum Gegenstand wandelt. Diese Doppeldeutigkeit greift in den ästhetischen Bereich westlicher Tradition über, deren Voraussetzung eine fortschreitende «Entmaterialisierung» ist. Der Doppelbezug des Kunstwerks – zu den ideellen Formen einerseits und zur materiellen Gegenständlichkeit andererseits – scheint eine bestimmte Phase in diesem Prozeß zu charakterisieren.

In einer zunehmend säkularisierten Welt scheint jede Spielart von Platonismus unpassend zu sein. Das Problem der Beziehung zwischen Wahrnehmung und materieller Gegenständlichkeit bleibt dennoch bestehen. John Crary stellte die These auf, daß die visuelle Erfahrung der modernen Gegenwart zunehmend von der «Abwesenheit der Zurückführbarkeit» gekennzeichnet sei. Seit dem 19. Jahrhundert wissen wir, daß es zwischen sinnlicher Wahrnehmung und einem real existierenden Objekt keine notwendige Verbindung geben muß. Mit Hilfe von Technik produzierte sinnliche Illusionen vermögen sinnliche Erfahrungen ebenso herzustellen. Die «Abwesenheit der Zurückführbarkeit» trat an die Stelle verifizierbarer Relation von Wahrnehmung und Gegenstand und bildete die Voraussetzung für die Experimente der Moderne.[23] Diese können heute ihrerseits nur als ein Vorspiel für die Welt der Simulation und des Hyperrealen (Jean Baudrillard) betrachtet werden.[24]

Bernhard Lypp hat Parks Installation in München hinsichtlich ihrer Raumillusion untersucht. Er hob hervor, daß die von einem matten Spiegel reflektierten Objekte an der Oberfläche blieben und sich nicht in einer illusorischen Tiefe des gespiegelten Raumes verflüchtigten. Die Gegenstände verbleiben an der Oberfläche der wahrgenommenen Bilder, die in unserem Geist erscheinen. Diese Bilder sind temporär und verweilen weder in einem ideellen noch realen Raum. Wenn sie jedoch nicht in einem Raum zusammengehalten werden können, wo dann?[25]

Parks Installationen verweisen auf die Vergänglichkeit der Seinsweisen von Räumen, Dingen und Menschen. Heute sehen wir, besonders in Korea, die Konfrontation von zwei räumlichen Daseinsweisen – die der technischen und die der tradierten ästhetischen. Die technische Seinsweise scheint dabei den ästhetischen Raum gnadenlos zu überfluten. Viele Koreaner begrüßen die neue Technisierung freudig und nehmen den Verlust eines autonomen ästhetischen Bereichs in Kauf. Sie haben das Gefühl, daß sich trotz Zerstörung viele neue Horizonte öffnen. Eine alte Welt geht zugrunde und eine neue entsteht. Wie diese Welt beschaffen sein wird, wissen wir bislang nicht. Doch ihre Räume – Cyberspace – beginnen zu existieren. Wir müssen sogar die Frage stellen, ob jenseits des Cyberspace überhaupt noch Welt existieren kann.

In ‹Der Ursprung des Kunstwerks› benennt Heidegger als Aufgabe der Kunst: «Werksein heißt eine Welt aufstellen.»[26] Was aber ist eine Welt? «Die Welt ist die sich öffnende Offenheit der weiten Bahnen der einfachen und wesentlichen Entscheidungen im Geschick eines geschichtlichen Volkes.»[27] Diese rätselhafte und komplexe Antwort beziehe ich auf die gemeinschaftliche Tradition eines Volkes. Ich beziehe sie auf bedeutsame Entscheidungen über die Gestaltung des von ihr bewohnten Landes … wie über die Frage nach dem Standort einer Brücke, welche das Verhältnis der Brücke zur Topographie und zur Gemeinschaft beschreibt. Welt wäre hier vergleichbar mit einer historischen Gemeinschaft, die ihre physische Umwelt formt, wie sie ihrerseits von ihr geformt wird. Kunst verkörpert, so gesehen, die historische und geographische Gemeinschaft in ihrer ideellen Projektion. Wenn das Kunstwerk eine «Welt aufstellt», dann verkörpert es die konkrete Gemeinschaft in ihrer historischen Entfaltung. Welt wird nach dieser Anschauung im Sinne einer Gestalt benannt, die die ganze Erde mit ihren vielfältigen Nationen, Kulturen und Gemeinschaften umgreift.

Zu der Zeit, als Heidegger seine genannten Essays verfaßte (1935/1951), war für die meisten die Weltidee etwas Abstraktes. Heute, in der letzten Dekade des 20. Jahrhunderts, ist diese erweitert, so daß das «Werksein» der Kunst und seine «Aufstellung» in «die» Welt nicht mehr so einfach zu formulieren sind. Wir wissen noch nicht, wie wir diese Welt, mit ihrer Flut materieller und geistiger Gegenwart, einschätzen sollen. Wir wissen noch nicht, wie wir sie mit unseren tiefsten Empfindungen fühlen werden.

Frühere Kunstwerke verkörperten eine Wahrheit der konkreten historischen Gemeinschaft und erinnerten uns an das Bedürfnis, uns mit unserem Sein am Sein der Welt zu beteiligen; im tiefsten Inneren unseres Seins sind wir noch nicht wirklich in die Welt im Werden eingebunden. Auf paradoxe Weise weckt J. Y. Parks Installation nicht nur dieses neue Bedürfnis in uns, sondern macht bewußt, daß dieser Prozeß in Anbetracht der Globalisierung noch sehr viel Zeit benötigen wird. Park zeigt, daß eine Welt, wie sie in der Vergangenheit um einen Pavillon oder um eine Brücke gedacht werden konnte, nicht mehr existiert. Permanenz und Solidität finden wir nicht mehr in einem traditionell gedachten Kunstwerk, sondern im Videoband, welches die Bilder zusammenbringt – Bilder ohne Ort.

Diese Bilder unterliegen einem permanenten Wandel: Ohne Bindung an die materielle Wirklichkeit werden sie zu beziehungslosen Bildern, zu Scheinbildern oder zu digitalisierten Bits der Information. Alles mündet zum Diskurs. Die Fäden der Diskurse werden die fragmentarischen Fäden verknüpfen.

Leiden wir unter zu großer Nostalgie, wenn wir das Gefühl entwikkeln, daß Kunst erst zur Kunst wird, wenn sie jenseits der Welt der Diskurse in die materielle Welt eintritt – oder zurückkehrt zur Erde, die laut Heidegger sich von den Menschen zurückzieht und sich vor ihnen – besonders vor der digitalisierten Welt – in stillem Leiden verbirgt? Nur durch das Leiden läßt uns die Erde ihre unersetzliche Gegenwart empfinden. Durch Bilder und Worte kehren wir zurück zur Erde und hin zur Zukunft. In diesem Sinne scheint mir Parks Installation die Aufgabe der Künstler in der letzten Dekade des 20. Jahrhunderts aufzunehmen.

Die moderne Kunst im Dialog der Kulturen

Von Li Xiang Ting

Kunstgeschichte in West und Ost

In den beiden Kulturkreisen haben sich seit langem ganz verschiedene Kunstmodelle ausgebildet, in Europa seit der Renaissance das Modell des Realismus und in der chinesischen Kultur seit der Sung-Dynastie im 11. Jahrhundert das Modell der Gentry-Malerei mit ihrer Expressivität und ihrer imaginären Symbolik. Im 20. Jahrhundert wurden diese Modelle einer tiefgreifenden Veränderung unterworfen. Im Westen trat die Moderne als Rebellion gegen den traditionellen Realismus in der Kunst auf, wobei eben jene Paradigmen entwickelt wurden, die man mit der Moderne in Verbindung bringt. Besonders in ihren Frühwerken wurde die Absicht, sich von der perspektivischen Sehweise zu lösen und Raum und Zeit zu induzieren, zum Programm des künstlerischen Selbstausdrucks.

In der chinesischen Kunst der klassischen Tradition sind bereits einige Prinzipien der Moderne im Keim vorhanden. Liang Kai aus der Song-Dynastie (960–1179) brachte mit einfachen und schlichten Strichlagen in seinem Bild ‹Taiba Xingyin Tu› den großzügigen Charakter des Philosophen Li Bai (705–762) überzeugend zum Ausdruck, während Liu Zhu mit seinem dramatischen Duktus die Verachtung für die gebetsmühlenartigen Praktiken der Klassiker demonstrierte. Die Ähnlichkeit mit dem Gegenstand ist in dieser stark persönlich gefärbten, künstlerischen Handschrift von sekundärer Bedeutung, von primärer Bedeutung dagegen die subjektive Empfindung, die sich in der zeichnerischen Sprache mitteilt.

Die ästhetischen Prinzipien der Gentry-Malerei stammen aus der chinesischen Kalligraphie. Man «schrieb» ein Bild mehr, als daß man es malte. Die kalligraphischen Bewertungskriterien wurden deshalb auch zum Maßstab der Kunstkritik, welche ebenfalls die Persönlichkeit des Künstlers im Duktus des Werks wiederfand. Es war dabei wichtig, daß der Künstler sich selber und seine Hand im Schaffensprozeß völlig vergaß. Dieses Prinzip ähnelt der modernen westlichen Ästhetik, wie sie im abstrakten Expressionismus oder im Tachismus, mit seiner Neigung zur Automation, zutage tritt. Schon zu Beginn des 20. Jahrhunderts erkannten einige chinesische Künstler die Tendenz einer «allmählichen Integration» von östlicher und westlicher Malerei. Sie kamen zu dieser Ansicht aufgrund der großen Rolle der modernen Subjektivität, die sich von der realistischen Wiedergabe der Welt gelöst hatte. In der chinesischen Kalligraphie war das Prinzip des Selbstausdrucks bereits in der Wei-Jin-Zeit (4. Jahrhundert) ausgereift. André Kneib hat dazu in seinem Essay ‹Western Writings on Calligraphy›, den er in Taiwan vortrug, die historischen Quellen aufgezeigt. Der Einfluß der chinesischen Kalligraphie auf die moderne Abstraktion ist in vielerlei Zeugnissen nachgewiesen.

Im Schamanismus Chinas, ebenso wie in Afrika, hat die Tendenz zu flächigen, symbolischen Formen und zum Konzeptualismus eine lange Geschichte aufzuweisen. Bereits im 13. Jahrhundert begannen chinesische Künstler und Literaten, Steine als Kunstwerke anzusehen. Daher stammen die berühmten Kriterien, mit denen Mi Fu die Steine bezeichnet hat: durchlässig (Wasser), transparent (Hohlraum) und mager (faltig). Fetischismus war nicht nur für den Schamanismus von Bedeutung, sondern hat sich im Alltagsleben fortgesetzt, wo man nachgelassene Dinge aus dem Besitz von Verstorbenen, die ihre praktischen Funktionen verloren hatten, als Objekte der Erinnerung ähnlich wie Kunstwerke ästhetisch bewertete.

Viele moderne Künstler des Westens sind bekanntlich von östlichen oder nichtwestlichen Vorbildern nachhaltig beeinflußt worden: Pablo Picasso in seiner Malerei, Henry Moore in seiner Skulptur und John Cage in seiner Musik. In einem Interview, das die chinesische Zeitschrift ‹Weltkunst› veröffentlichte, sagte Antonio Tapies 1988: «Der Osten übte auf unsere Kultur einen starken Einfluß aus. In Weltanschauung, Ökologie, Psychologie und in der Kunst ist östliches Gedankengut verarbeitet worden … Einzelne Künstler sind sogar so weit gegangen, die Prägung durch asiatische Vorbilder in ihren Formen offenzulegen. Wer nicht weiß, daß die Klavierkompositionen von John Cage der Gamelan-Musik von Bali verpflichtet sind, kann sie gar nicht verstehen. Ähnliches gilt auch für die Tuschbilder von Motherwell, die stark von chinesischer und japanischer Kalligraphie inspiriert sind.» In ‹Ornament und Installation› unterstreicht die feministische Kunstbewegung die Notwendigkeit einer multikulturellen Orientierung. Der Kunstkritiker Achille Bonito Oliva stellte unter solchen Prämissen seine These der Nomadenkultur auf, wobei er den interkulturellen Einfluß auf die Futuristen unterstrich.

Damit ist jedoch nicht gesagt, daß die moderne Kunst in China bereits vorgebildet war, ebensowenig, wie davon die schöpferische Leistung der westlichen Moderne in Frage gestellt wird. Wichtig ist vielmehr, in der

Befreiung von der gegenständlich-realistischen Tradition die Gewinnung von Freiraum für neue Kunstkonzepte zu erkennen. Dieser freie Geist behauptet sich in der westlichen Kunst bis heute. In China dagegen kam die klassische Gentry-Malerei seit dem späten 19. Jahrhundert in Mißkredit, als mit der Öffnung zum Westen die meisten radikalen Denker und Künstler die eigene Klassik zur Zielscheibe ihrer Kritik machten. Sie warfen dieser Tradition vor, nur das subjektive Laissez-faire zu pflegen und dagegen die objektive Wahrnehmung der gegenständlichen Welt grob zu vernachlässigen. Deshalb sahen sie in der Einführung des westlichen Realismus die Rettung der chinesischen Kunst. Zwar führten in den dreißiger Jahren einige Künstler den westlichen Modernismus in China ein, doch wurden sie dabei von den meisten Kritikern mit dem Verdacht abgelehnt, in den alten Subjektivismus zurückzufallen.

Paradoxerweise wurden in China gerade diejenigen Traditionen der eigenen Kultur, die mit der westlichen Moderne korrespondierten, vernachlässigt. Man bemühte sich mehr als ein Jahrhundert lang darum, sich den westlichen Realismus anzueignen. Fast alle Länder des Fernen Osten haben einen ähnlichen Prozeß durchlaufen. Bis auf das Intermezzo der dreißiger und vierziger Jahre herrschte in China unangefochten das Paradigma des Realismus, das im Zeitalter der Revolution eher noch ausgebaut wurde. Erst am Ende der siebziger Jahre formte sich der Widerstand gegen den Realismus einer falsch verstandenen Moderne.

Man kann geradezu von einer Antinomie im Austausch zwischen östlicher und westlicher Kunst im 20. Jahrhundert sprechen. Dieser Austausch wechselte jeweils zur Gegenströmung aus dem anderen, fremden Kunstideal über. Während sich der Westen, wo man die subjektive Freiheit gegenüber dem Realismus-Gebot schmerzlich vermißt hatte, die Methoden der östlichen Kunst zu Herzen nahm, übernahm umgekehrt der Osten, in welchem diese subjektive Note quasi heimisch gewesen war, im 20. Jahrhundert pflichtbewußt die Regeln der objektiven Abbildung der dinglichen Erscheinungswelt.

Im Prozeß einer wechselseitigen Rehistorisierung verneinten die beiden Kulturen im 20. Jahrhundert ihr eigenes Erbe im gleichen Maße, wie sie sich der jeweils anderen Tradition zuwandten. Dieser Vorgang, in welchem das eigene Paradigma aufgelöst und regelrecht zertrümmert wurde, ging mit dem Aufbau neuer künstlerischer Gestaltungen Hand in Hand, wobei Splitter des jeweils anderen Paradigmas eine maßgebende Rolle bei der Integration spielten. Wenn man so will, sind gewisse Erscheinungsformen der westlichen Moderne, wie sie in Installation, Performance und den neuen Medien zutage treten, im Osten ansatzweise schon in der archaischen oder in der Volkskunst wie auch in der Alltagskultur vorgebildet gewesen. Das Prestige des schöpferischen Prozesses im Sinne des Werk-Originals ist einerseits das Produkt der westlichen Zivilisation, andererseits aber auch ein Ergebnis von interkultureller Übertragung. Der kulturelle Einfluß basiert somit auf dem Prinzip zweier globaler Gegenströmungen.

Die moderne Kunst als notwendige Etappe in der Kunst der Menschheit

Die moderne Kunst ist kein alleiniges Eigentum des Westens. Der freie Geist, von dem sie lebte, ist auch in der östlichen und in der Kunst archaischer Gesellschaften zu finden, wie oben ausgeführt wurde. Wann immer sie sich auf ihr Schöpfertum beriefen, sublimierten die westlichen Künstler der Moderne auch die Erfahrungen mit anderen Kulturen, die ihre geistige Welt zum freien Ausdruck brachten. Und doch stößt man auf einen tiefgreifenden Unterschied, wenn man die spontane spritzende Pinselgestik der klassisch chinesischen Malerei mit dem Automatismus des Tachismus und der gestischen Abstraktion vergleicht: Bei aller Betonung des individuellen Moments waren in der chinesischen Kalligraphie stets die Grundregeln in den Formen der Zeichen zu beachten. Bei aller Freiheit der Malweise mußte der Gegenstand, das Zeichen, zu erkennen oder zu erahnen sein. Die westlichen Künstler dagegen sind auf diesem Weg der Freiheit weiter gegangen. Die gegenständliche Assoziation spielte für die Formenreinheit bei ihnen keine Rolle mehr.

Im Falle der dreidimensionalen Raumkunst war in China, trotz der Bewunderung für das Naturgestein, die symbolische Bedeutung der Steine als Felsgipfel immer noch grundlegend. Die Laissez-faire-Haltung der literarischen Elite durchdrang auch den Blick auf die Steine. Man spielte gleichsam das Spiel mit dem imaginären Gipfel der Welt, wenn man die Steine in die Hand nahm. Deshalb besaßen auch Kriterien wie «durchlässig» oder «mager» (S. 93) hier eine solche Bedeutung. Der Bannkreis des klassischen Laissez-faire wurde dabei nicht verlassen. Die persönliche Aneignung von Gegenständen der Erinnerung ist mit dem Urinoir von Marcel Duchamp überhaupt nicht zu vergleichen. Duchamp ging es darum, einen Gegenstand aus der Gebrauchswelt in ein Zeichen der Kunstwelt zu übersetzen.

Überblickt man die Kunstgeschichte der Welt, so war die objektive Wiedergabe der gegenständlichen Welt nur im Westen (Europa und USA) in einer bestimmten Phase der bindende Maßstab. Dieser Maßstab war eine Fessel für die Freiheit des geistigen Ausdrucks. In diesem Sinne war die westliche Kunst zwischen der Renaissance und dem 19. Jahrhundert von der Suche nach einer ständigen Verbesserung und Vervollkommnung der Techniken zur Wiedergabe der Realität geprägt. Wollte also ein Künstler seine geistige Welt und seinen inneren Zustand darstellen, so blieb er doch beherrscht vom Zwang zur Perfektionierung der künstlerischen Techniken, die ihm seine Vorgänger hinterlassen hatten. Vielleicht ist das einer der Gründe, warum die moderne Kunst, mit ihrer Suche nach freierem Ausdruck, im Westen entstand.

Außerhalb des Westens kam diese Initialzündung, der Geburtsakt der Moderne, vielleicht deshalb nicht (oder spät) zustande, weil dort die objektive Erscheinungsform der Welt, deren Wiedergabe nur durch eine hochentwickelte Darstellungsweise zu erreichen war, keine gleichwertige Rolle spielte. Die «Deformation» des Naturvorbilds, in der sich der Wunsch nach Selbstausdruck Bahn bricht, bildet das allgemeine Gesetz in der Kunstsprache nichtwestlicher Kulturen, selbst in der Volkskunst. Chan Zhong, der Gründer des Zen-Buddhismus, formulierte den berühmten Satz: «Direkt auf das Innere des Herzens (direkt ins Innere) zeigen.» Von diesem Satz wurde die Bildsprache der chinesischen Gentry-Malerei stark geprägt. Wie jede Sprache sollte sie alle überflüssigen Füllsel weglassen und sich möglichst unmittelbar auf den inneren Kern beziehen. Das zeigt sich auch an Formulierungen der eigentlichen Kunstkritik, etwa der von Su Dongpo (1037–1101), man solle «die Formen mit kindlichen Augen wiedergeben», oder der Rede vom «unvollständigen Strich und vom vollständigen Sinn», die wir in der Tang-Zeit bei Zhang Yanyuan (9. Jahrhundert) finden. Die ungenaue Wiedergabe des Motivs ist eine Bedingung für den genauen und wahrhaften Ausdruck der eigenen Empfindung.

In der westlichen Moderne hat dieses Darstellungsprinzip eine stürmische Entwicklung erfahren, wie sich an der Konzeptkunst der sechziger Jahre beobachten läßt. Daraus kann man den Schluß ziehen, daß solche Bildkulturen, die dem beschriebenen Darstellungsprinzip huldigten, in den globalen Prozeß der künstlerischen Moderne, der im Westen abgelaufen ist, hereinwachsen müßten. Es müßte also nicht bei dem unüberbrückbaren Graben zwischen traditionell ausgerichteten Kulturen und der Moderne bleiben. Im Gegenteil, die moderne Kunst kann dazu beitragen, daß nichtwestliche Länder zu einem vertieften Verständnis ihrer einheimischen Kunsttradition gelangen und diese in die moderne Formenwelt überführen.

Dialog und Koexistenz in der Kunst: das Hindernis des Hegemonismus

Mit der Globalisierung der modernen Kunst sieht es nicht so rosig aus, wie ich es soeben dargestellt habe. Schon die Begriffe von «Globalisierung» und «Lokalisierung» oder «postkolonialer Kultur» beinhalten einen Gegensatz der globalen Welt und der lokalen Situation. Ein solcher Gegensatz stammt aber keineswegs aus der Kunst, sondern wird allein auf dem politischen Boden eines *«clash of civilizations»* (S. P. Huntington) erzeugt, wo die ideologisierten Kulturen miteinander quasi im Krieg stehen, während ich oben ausführte, daß eine Globalisierung im Humus lokaler Kulturen eine neue Kunstsprache zustande bringen müsse. In der gegenwärtigen Welt gibt es zur Sorge Anlaß, daß die Globalisierung in eine Kolonialisierung seitens der westlichen Welt ausartet, die dank ihrer politischen und wirtschaftlichen Potenz, aber auch aufgrund ihrer Medien und solch groß angelegter Kunstausstellungen wie der documenta in Kassel oder der Biennale in Venedig eine Monopolstellung einnimmt.

Daran liegt es auch, daß die moderne Kunst, die von diesen Zentren aus weltweit verbreitet wird, in keinem Buch und in keiner Ausstellung als das benannt wird, was sie tatsächlich ist, nämlich *die moderne Kunst des Westens* – nicht eine von Grund auf *universale* Kunst. Nach den eigenen Kriterien erscheint sie in ihren Formen als urschöpferisch und überregional, während die nichtwestlichen Regionen im 20. Jahrhundert, aus der gleichen Perspektive betrachtet, dagegen abfallen. Manche Autoren räumen allerdings auch im Westen ein, daß beispielsweise die mexikanische Malerei kaum aus der modernen Kunst ausgeschlossen werden könne. Tatsächlich aber schließt die Kunstliteratur nicht nur die mexikanische Schule meist aus dem Blickbereich der Moderne aus und stellt dagegen die europäische Tradition ganz in den Vordergrund. Dieser Ethnozentrismus veranlaßte einige Intellektuelle dazu, Globalisierung und Lokalisierung als Themen anzusprechen. In den großen Kunstausstellungen (wie der documenta und der Biennale) gerät die so bestimmte nichtwestliche Kunst dabei jedoch eher zur zusätzlichen Dekoration des Hauptthemas.

Auf der nichtwestlichen Seite dagegen werden Staatsapparate bis zur Polizei gegen die moderne Kunst eingesetzt, ob in Korea, im heutigen China oder im wirtschaftlich prosperierenden Singapur. In China wird die moderne Kunst selbst von vielen Künstlern nicht akzeptiert. Manchmal liegt in diesem Widerstand das Mißtrauen gegen die bisher erlittene Hegemonialpolitik und ihre Ideologien. So werden Stichworte wie

«Globalisierung» oder «Schutz der lokalen Kultur» von den konservativen Kräften in diesen Ländern als Vorwand für die Ablehnung der modernen Kunst benutzt. Deshalb scheint es ein Gebot der Stunde zu sein, bei solchen Diskussionen auf die feinen Unterschiede zu achten und sich gegen die Gefahr einer neuen Hegemonie zu wenden.

Natürlich will man mit den Begriffen «Globalisierung» und «lokale Kulturen» im Westen eine Diskussion führen, in welcher nichtwestliche Traditionen und ethnische Eigenheiten ebenso zur Sprache kommen wie die entsprechenden Interessen an der modernen Kunst oder Probleme mit ihr. Aus diesen Gründen erscheint es mir schwierig, ein weltweit akzeptiertes Verständnis dieser großen Themen zu finden, zumal zwischen den westlichen und den nichtwestlichen Ländern immer noch eine kulturelle Kolonialisierung stattfindet. Gerade deshalb kann es heute nur darum gehen, daß jeder seine konkreten Strategien ausarbeitet und jene Probleme untersucht, die seinen kulturellen Voraussetzungen entsprechen.

Wir müssen dabei vor allem die Tatsache akzeptieren, daß die sogenannte Moderne der westlichen Kunst zugleich die modernste Kunstsprache der Menschheit überhaupt darstellt. Daher ist die Globalisierung der modernen Kunst ein notwendiger Prozeß und folglich positiv zu bewerten. Man muß dabei nur den Einfluß jedweder politischen Gewalt abwenden. Für den Westen bedeutet das, den eigenen Ethnozentrismus in Schranken zu halten und die nichtwestliche Kunst nicht allein westlichen Kriterien zu unterwerfen. Auf der Gegenseite ist es geboten, sich vor Tendenzen zu hüten, die im Namen des Antikolonialismus die moderne Kunst ablehnen. Doch bei der Akzeptanz der westlichen Moderne sollten Länder wie China auch die eigene Position zur Geltung bringen.

In Korea konnte ich solche Fragen 1995 mit Barbara London und Lydia Haustein diskutieren. Dabei drehte sich das Gespräch immer wieder um die Prinzipien von «Transfer» und «Rekreation», in denen die Sensibilität der Künstler, auch für die Probleme der Gegenwart, den Ausschlag geben muß. Natürlich ist die Kunst übernational und nicht in Staatsgrenzen einzufangen. Aber im Schaffensprozeß, in dem jeder Künstler seine wahre Motivation findet, spielt nun einmal seine Selbstwahrnehmung als Individuum die erste Rolle, und damit kommt der kulturelle und soziale Kontext zum Zug, in welchem dieses Individuum lebt. Kein Künstler kann in vollständiger Isolation von seinem Umfeld arbeiten. Die westliche Kunst kann weltweit nur eine Art Sprachmuster bieten und Methoden zur Verfügung stellen, also Anregungen liefern, die in anderen Kulturen jeweils auf verschiedene kulturbezogene wie auch individuelle Arten des Verständnisses stoßen. Solche Bedingungen führen dazu, daß die Ergebnisse bei nichtwestlichen Künstlern ganz anders ausfallen, als es die Anregungen aus dem Westen haben vermuten lassen. Diese Differenzen spielen im Prozeß der künstlerischen Globalisierung eine wesentliche und nicht voraussagbare Rolle.

So stellt der chinesische Künstler Huang Rongbing überraschende Analogien zwischen dem westlichen Dada und einer chinesischen Tradition, insbesondere in der freien Improvisation des Chan Zhong, her. In einem hierzulande viel diskutierten Werk, in dem chinesische und westliche Kunstgeschichtsbücher in einer Waschmaschine gewaschen werden, gibt er auf die unendlich oft debattierte Frage nach dem wahren Verhältnis zwischen China und dem Westen eine zenbuddhistisch schlagfertige Antwort. Wu Shanzhuan war einer der ersten chinesischen Künstler, der die quadratischen Schriftzeichen seiner Kultur in eine Pop-Perspektive rückte. Indem er die an jeder Straßenecke sichtbaren und zum Teil anrüchigen Schriftzeichen der offenen oder verdeckten Werbung mit den Schriftzeichen der Gewalt aus den Wandzeitungen der Kulturrevolution vermischte, schuf er Werke, die er «roten Humor» nannte. Damit ironisierte er die «roten Zeichen der Kultur» und spielte auf die Absurdität an, daß rotgeschriebene Zahlen auf ein Kulturdefizit hinweisen.

Seit 1989 entstand in China eine Reihe von Werken, in denen ich die Tendenz eines «zynischen Realismus der Weltverspottung» sehe. In solchen Erscheinungen, die inzwischen international beachtet werden, kommt mit hintergründigem Humor eine nihilistische Haltung zum Ausdruck. Man darf darin nicht nur die frustrierte Reaktion auf die Ereignisse vom 4. Juni 1989 am Platz des Himmlischen Friedens sehen. Vielmehr setzt sich hierin die jahrtausendealte Selbstironie der Chinesen durch, die sich immer in Zeiten politischer Repression (besonders in der Wei-Jin-Zeit und der Yuan-Dynastie, also im 4. und 13./14. Jahrhundert) bewährte und den Humor gleichsam zwischen den Zeilen versteckte. Auch die beliebte Figur des Lachenden Buddha läßt sich mit den Hauptwerken des zynischen Realismus in der Spielart von Fang Lijun vergleichen. Diese Figur des Lachenden Buddha hatte längst die Bindung an das indische Urbild verloren. Sie zeigt einen schallend lachenden Buddha, der gnadenlos die Welt verspottet.

Andere chinesische Künstler wiederum eignen sich historische Gestalten und Motive aus der Tradition der Volkskunst an. So verwandelt beispielsweise Lü Shenzhong die «kleinen roten Menschen», die der Schamanismus im «Rückruf der Geister» gekannt hat, in abstrakten Tuschzeichnungen in seine eigene Bildsprache. Solche Beispiele, glaube ich, belegen, daß zwischen einer globalen und einer einheimischen Kunstauffassung in Ländern außerhalb des Westens heute bereits ein gesunder Ausgleich stattfindet. Der Dialog zwischen den Kulturen hat in dieser Hinsicht gerade erst begonnen. Die theoretischen Fragen, die vor uns liegen, besitzen dabei die gleiche Bedeutung wie die Probleme der künstlerischen Praxis. Wir brauchen einen bedingungslos offenen Dialog auf der Grundlage der Gleichberechtigung.

Vorausblick und Rückblick auf das Reisfeld in Berlin

Jai Young Park im Briefwechsel mit *Hans Belting*

Seoul, im Juli 1995

Lieber Hans,

unsere letzten Gespräche kreisten alle um den Workshop, der in Seoul und in Berlin geplant ist, um die Inhalte und um den Rahmen, mit welchen Teilnehmern er veranstaltet werden soll. Sicher erinnerst Du Dich noch an unser Frühstück im Spa Hotel von Kyongju, als ich Dir von meinem Projekt mit dem Reisfeld erzählte, das aus einer gewissen Unzufriedenheit entstanden ist. Ich hatte bis zu diesem Zeitpunkt verschiedene Male, auch in renommierten Kunsthallen, in Seoul ausgestellt, aber ich konnte mich einfach mit dieser Ausstellungssituation und dem Zweck einer klassischen Kunstpräsentation im westlichen Sinne nicht abfinden. Nicht, daß ich meine Ausstellungen schlecht fand, aber sie basierten auf dem Selbstverständnis westlicher Kunst. Jetzt will ich erst einmal den Zwangsläufigkeiten eines Museums oder einer Galerie entgehen. Mich interessieren Fragen nach dem Kontext, den Strukturen und Bedeutungen kultureller Realitäten unserer Zeit. Um unsere heutige Welt zu deuten, halte ich solche Fragen für wichtiger, als formale Positionen innerhalb der Kunst zu besetzen. In diesem Frühjahr habe ich sechs riesige Gipsskulpturen gebaut und in einem Reisfeld aufgestellt, das in einem Tal, Pangyo, etwa 15 Kilometer südlich von Seoul liegt und bis zum letzten Jahr zur *green belt zone*, einem landwirtschaftlich genutzten Landschaftsschutzgebiet, gehörte. Ein Reistal bildet eine geschlossene kulturelle Einheit. In solchen Reistälern liegen die Ursprünge aller asiatischen Kulturen. Überhaupt liegen in geschlossenen Einheiten die Ursprünge aller Kulturen.

Die Rinnsale, die ringsum von allen Hügeln in das Tal fließen, versorgen die Reisfelder und münden ihrerseits in einen kleinen Bach, der durch das Tal fließt. Tiefer unten im Tal gruppieren sich Bauernhäuser mit Stallungen am Bach zu einem Dorf mit Gemüsegärten. Die Reisfelder liegen höher und sind jeweils eingeebnet, da sie zur Reispflanzung geflutet werden. Die Feldumrandungen gleichen den Höhenlinien eines Geländeplans. Die umgebenden Wäldchen wachsen an den Bergen hoch, und die bewaldeten Bergrücken schwingen in weichem Profil vor dem Himmel aus. Ein solches Tal beheimatet nur so viele Einwohner, wie es ernähren kann, aber es müssen auch so viele in ihm leben, daß der Reisanbau als eine kollektive Arbeit stattfinden kann. Das Holz der Balken in den Häusern kommt aus den Wäldern, die Steine stammen aus dem Bach, während das Stroh der Dächer und der Lehm an den Wänden von den Reisfeldern gewonnen ist. Die Häuser fügen sich mit ihren Dimensionen harmonisch in die Landschaft ein. Materialität, Form und Farbe scheinen einer ungeschriebenen Baubestimmung zu gehorchen. Die hier lebenden Menschen haben viele Generationen lang versucht, der Natur und besonders dem Wald die Anbaufläche für den Reis abzugewinnen. Die Umgebung der Reisfelder bildet also eine Peripherie dieser Kultur. Hier trifft die Natur, als Wald, auf die von Menschen gestalteten Flächen. An den geschwungenen Feldformen kann man regelrecht das Verhältnis dieser Kultur zur Natur ablesen. Ein Weg führt vom Dorf an dem Feld vorbei, wo ich meine Skulpturen aufgebaut habe, hinauf zum Rücken des Hügels, über den man das Tal verläßt. In diesem Raum, in dem die Menschen mit der Natur lebten, wollte ich meine Skulpturen aufstellen … wie ein Stilleben, ein Bild. Der Bildraum verändert sich mit der körperlichen Bewegung der Betrachter und wird horizontal von den sich zueinander verschiebenden Linien der Bergrücken wie auch von den Feldumrandungen umschrieben. Die weichen Profile der Skulpturen, deren Körper sich mit den Zwischenräumen in raschem Wechsel verschieben, stehen vertikal vor diesen Wellen der Landschaft.

Ich wollte die Tektonik der Landschaft mit der Architektonik der Skulptur zu einem einzigen Bild der Reflexion verschmelzen. Für denjenigen, der das Tal verläßt, ist es das *letzte Bild*, und für den, der in ein solches Tal zurückblickt, ein *Bild der Erinnerung*. Woher stammen unsere kulturellen Bilder? Wir können es ahnen, wenn wir uns wieder in solchen Räumen bewegen. In nächster Zeit wird die Reisscheuer in Pangyo durch gigantische Benzintanks ersetzt. Aus Bauern werden vielleicht Arbeiter. Ich frage mich, was solche Bilder von Tälern uns heute noch bedeuten. Sind wir nur räumlich und zeitlich von ihnen getrennt oder auch aus ihren Ordnungen vertrieben? Leben wir in einem Zwischenstadium zwischen einer nicht mehr erfüllbaren *Weltzivilisation* und unserer *Kulturvergangenheit?* Die Kulturen der Welt sind verschieden, aber sind wir vielleicht nur in unserer Zerrissenheit kosmopolitisch? Ist Pangyo nicht überall? Ist es nicht möglich, daß die technischen und analytischen Realitäten des Westens ihre immanenten Bezüge schon wieder verlieren? Das westliche Modell einer Gesellschaft, die im materiellen Überfluß lebt, ist zwar, für sich genommen, schon ein Anachronismus und dennoch das einzig gültige Bild dieser Welt. In diesem Jahrhundert sind die alten Kulturräume vernichtet worden. Kulturen gingen unter und landeten mit ihren Überresten in Museen: Der einzige Wunsch der Dritten Welt ist ja die Zugehörigkeit zur industrialisierten Wohlstandswelt des Westens. Wie in allen alten Kulturen basiert das Leben im Reistal auf der Natur. Heute sehen wir darin eine mit der Natur versöhnte Lebenswelt. Die Probleme der modernen Zivilisation, zum Beispiel mit der Umwelt, treten vor einem solchen Ideal vergangener Kulturen deutlich hervor. Korea hat sich in nur vierzig Jahren von einer mittelalterlichen Agrarkultur in eine moderne Industrienation gewandelt. Diese enorm schnelle Entwicklung war nur möglich, weil das Ziel, es dem Westen gleichzutun, an erster Stelle stand. Dieses Vorbild ist nicht nur nachvollziehbar, sondern auch zwingend. Korea gehört inzwischen zum Westen.

Wäre es möglich, daß die Kategorien von Vergangenheit, Gegenwart, Zukunft, also die Wahrnehmungen des Hier und Dort, der Zeit und des Raumes ihre absolute, historisch erklärbare Bedeutung verlieren? Könnte es sein, daß die geographische Gliederung der Welt durcheinandergeraten ist, daß zwischen Pundang (einem Vorort von Seoul), São Vincente (südlich von São Paolo) und Washington Hights (in New York) keine Unterschiede mehr bestehen? Kann man glauben, daß man durch Jahrhunderte unterwegs ist, wenn man von Heliopolis, westlich von Kairo, in die arabische Altstadt dieser Metropole fährt? Bilden die historischen Kategorien: Geschichte, Gegenwart und Zukunft simultane Prozesse, in denen wir stecken und uns dabei überholen? Halb abstrakte Malerei scheint heute weltweit üblich, und Gemälde aus Neuseeland sind kaum zu unterscheiden von solchen aus Malaysia oder Spanien. Die Maler bieten uns mit ihrem Ritual den Eindruck, in einer Entwicklung der Malerei zu stehen. Wir erleben heute nicht so sehr die Moderne, als vielmehr das *Ritual der Moderne* – so wie wir nicht *in* einer Kultur leben, sondern sie im Ritual wiederholen. Vielfach tun wir beides auch gleichzeitig, indem wir es trennen.

Lieber Hans, ich suche für mich einen Weg, wie ich mit diesen Raum- und Zeitebenen übergreifend umgehen kann. Das geeignete Mittel scheint mir eine Kunst zu sein, die vom unmittelbaren Zweck befreit ist. Die Präsenz der Skulpturen in Pangyo verweist auf die Vergangenheit einer Reisbaukultur zurück, während die Zukunft in der elektronischen Projektionswelt, in der die Bilder vom Tal aufgezeichnet sind, schon begonnen hat. Zu diesen Konstellationen soll die Sprache unseres Workshops Stellung nehmen. So wird Kunst für mich eine

Form der Reflexion, in der Raum und Zeit flexibel verknüpft sind. Das Gewebe von Vergangenheit, Gegenwart und Zukunft oder die Metamorphose der Räume: solche Strukturen will ich unmittelbar erlebbar machen. Die Bilder aus dem natürlichen Kontext des Reisfelds werden zeitlich und räumlich in elektronischen Bildern verdichtet. Diese Motive erweitere ich mit Aufnahmen der heutigen Umgebung, wo eine Mülldeponie entsteht und Baumaschinen auf der benachbarten Baustelle erscheinen oder der Verkehr auf der Autobahn zur nahen Trabantenstadt führt. Wenn ich die Skulpturengruppe vom Reisfeld in die Stadt verlege, tausche ich die versöhnte Welt gegen eine Abfolge elektronisch projizierter Bilderwelten ein. Die Bildmetaphern wechseln dort zwischen Spiegelung, Unendlichkeit und dem blinden Nichts. Die Skulpturengruppe wird körperlich in der Eingangshalle einer Versicherungsfirma vor großen Projektionswänden stehen. In den Projektionen wechseln vergangene mit zeitgenössischen und mit zeitlosen Szenen ab. Örtlichkeiten verschieben sich gegeneinander und eröffnen dem Betrachter entweder einen Standpunkt zwischen den Skulpturen oder die Möglichkeit, in die Reisfelder zurückzublicken, die Unendlichkeit einer Selbstbespiegelung zu erfahren und die Reflexion der Gegenwart zu betreiben.

Für den Workshop werde ich einen Bildraum bauen, eine *blue box*. Diese Bilderkiste ist integraler Bestandteil der Gesamtinstallation und benutzt die Mittel des Fernsehens, um Bildwelten räumlich und zeitlich miteinander zu verknüpfen. Es kommen dabei vielschichtig die Ebenen von außen und innen, von vorher, jetzt und nachher zusammen. Du wirst Dich mit Deinen Gesprächs-Teilnehmern in der Installation bewegen – in den vergangenen Bildern des Reisfeldes, in den Bildmetaphern eines Gedankenbildes oder in … Wir können auf diese Weise versuchen, unsere dynamische Wahrnehmung von Bildern im Alltag auf größere Visionen zu übertragen und auf Bilder, die unsere Welt ausmachen. Vielleicht sollten wir uns dieser Bilder einfach bemächtigen und verzaubert in ihnen umherwandern. Mit unseren Bewegungen der Betrachtung und der Reflexion also Spuren hinterlassen, die andere Betrachter dazu bewegen, sich auch an einem solchen «Ort der Bilder» einzufinden.

Dein Jai Young

Berlin, im Juli 1995

Lieber Jai Young,

auch ich benutze die alte Form eines Briefwechsels, um andere in unser Gespräch über Deine Arbeit einzubeziehen. Du bist schon wieder in Korea, und ich bin noch in Berlin, und diese beiden Orte, an denen wir beide nicht permanent leben, werden Schauplätze für das Thema werden, über das wir sprechen. In Seoul soll der Workshop, so muß ich Dir einstweilen glauben, in einer *blue box* stattfinden, die, wie ich bei Dir lese, den realen Ort entgrenzt, an dem wir dort tagen werden. In Berlin wird sich der Workshop im nächsten Jahr zwar nicht wiederholen, doch mit anderer Besetzung fortsetzen. Hier wird auch Deine koreanische Installation wieder aufgebaut werden und doch nicht dieselbe sein. Der Workshop, so willst Du es, soll nicht die Distanz zum Werk wahren, wie es der Kunstkommentar immer getan hat, sondern Bestandteil Deiner Installation werden. So wie Du Deine Bilder für unsere Gedanken offenhältst, so lädst Du uns wiederum ein, über Bilder nicht nur zu sprechen, sondern sie gleichsam selber zu betreten. So löst sich die sichere Grenze zwischen dem *Ort der Werke* und dem *Ort des Gesprächs*, an die wir uns so lange gewöhnt haben, aber dieses Abenteuer muß man erst erleben, bevor man darüber sprechen kann. Es wird seine eigene Dynamik entfalten, und so kann es sich jetzt nur um erste Annäherungen und gedankliche Vorübungen handeln.

Du hast bei dieser Lage der Dinge einen Vorsprung, denn Du arbeitest schon mit den Ideen, die in Deine Installation eingehen, wenn Du auch anschließend auf Deine Rechte als Künstler freiwillig verzichtest, um mit uns zu kommunizieren. Diese Offenheit herrschte schon in München, wo wir vor Deinen Skulpturen und ihrem Spiegel ein Podiumsgespräch mit Boris Groys führten und dabei den *«Ort der Bilder»* suchten, der der Mensch selber ist: der Mensch, der seine Bilder im Spiegel der Erinnerung und der Phantasie besitzt. In Korea hast Du jetzt aus dem kleinen Tal mit dem Reisfeld einen Ort der kulturellen Erinnerung gemacht. Statt dieses archetypische Tal im Bild zu wiederholen, hast Du das Tal selber in ein Bild verwandelt, um die Idee des Tals verständlich zu machen.

Man kann ebensowenig mit den eigenen Füßen in das Tal zurückkehren, wie man heute noch einmal alte Kunst produzieren kann. Die Moderne ist, wie wir glauben, aus dieser Tradition vertrieben. Aber sie hat, wie um diesen Verlust zu kompensieren, die frühere Bindung an *Orte und Dinge* aufgehoben. Statt dessen eröffnet sie uns Räume der Imagination, in denen elektronische Bilder so frei zirkulieren wie früher nur in unseren Gedanken. Damit hat sich die Präsenz der «kulturellen Realitäten», wie Du sie nennst, verändert. Wir kehren in unserer Erinnerung in das längst aufgegebene Tal zurück und nehmen die Bilder, die dort zu Hause waren, in eine neue Zeit mit, statt sie zu bekämpfen oder zu vergessen. Du entwirfst eine neue Präsenz der Kultur, auch wenn sie sich dabei in den fiktiven Räumen der Moderne einrichten muß und nicht mehr in den alten Grenzen der Zeit und des Ortes eingeschlossen ist.

Diese Utopie, gemeint im positiven Sinne, wird wohl durch den neuen elektronischen Spiegel symbolisiert, den Du im *Video aus dem Tal* benutzen wirst. Das Tal, das schon am Ort zum Bild geworden war, kann als Bild auch in die große Stadt an den Ufern des Han wandern. Das Video spiegelt nicht nur den verlassenen Ort, sondern auch die vergessene Naturzeit von Frühling und Sommer, in der das Reisfeld gereift ist. Deine Regie beschränkt sich aber nicht auf die Edition des Videos. Die körperlichen Skulpturen, deren Oberflächen Spuren ihres Aufenthalts im Tal an sich tragen, stehen vor dem Video wie vor einem Spiegel und beharren doch auf einer Präsenz, die über jene des fiktiven Spiegelbilds hinausgeht. Sie führen mit dem Spiegel, wie dieser mit ihnen, einen Dialog, der uns einbezieht. So wie sie vorher als *Kunstdinge* das *Tal der Natur* in ein Bild verwandelten, so verwandeln sie nachher als *Bewohner des Tals* den *Ort der Kunst*, an dem sie ausgestellt sind, in ein *Bild des Tals* und also in ein *Bild der Kultur*. So nehmen sie, wo immer sie aufgestellt werden, die widersprüchliche Präsenz eines Bildes an, in dem «kulturelle Realitäten» erinnert werden. In dieser Rolle sind sie Bild und Bildträger in einem. So stelle ich mir prospektiv die Situation mit Hilfe Deines Briefs und der ersten Fotos aus dem Tal vor, bevor Deine Installation noch existiert.

Die physische Präsenz Deiner Skulpturen ist das Symbol einer Präsenz anderer Art. Es ist die *Präsenz der Dinge*, die mit der alten Kultur verlorengingen. In der westlichen Moderne hat man schon früh die *Form der Dinge* sakralisiert, als man die einfachen Dinge nicht mehr im Leben benutzte, sondern nur noch als entfremdete Waren kannte. Der deutsche Dichter Rainer Maria Rilke sprach 1907, in seinem Vortrag über den französischen Bildhauer Auguste Rodin, trauernd vom Leben der Dinge, von ihrer Geschichte und von ihrer Präsenz. Er wollte die Dinge in den Bildern verehren, in denen sie zurückkehrten. Auch Deine Skulpturen sind *Bilder von Dingen*, die in der Erinnerung geblieben sind: Bilder von Gefäßen, in denen man Nahrung oder Wein aufbewahrte, oder Bilder

der Stupas, die in den Tempeln ihren heiligen Inhalt verbargen. Bilder sind immer Zeichen der Abwesenheit. Aber die Abwesenheit wird in Deinen Skulpturen gleichsam körperlich erfahren. Mit ihren Körpern erzeugen sie einen imaginären Ort, den *Ort der Erinnerung*, statt daß sie von einem realen Ort erzeugt werden. Sie wechseln den Ort, aber behalten dabei ihre Präsenz wie eine Fähigkeit, Orte zu erzeugen: alte und neue Orte. Vielleicht überwinden sie sogar die Zeit, die zwischen ihrem Aufenthalt im Tal und ihrem Aufenthalt in Seoul liegt. Dieses Intervall wäre dann eine Metapher für die Zeit, die uns von der alten Kultur trennt: Nur die eigene Zeit ist uns geblieben, wenn wir Kultur erfahren wollen, ebenso wie wir auch Natur nur unter heutigen Bedingungen erfahren können.

Es scheint mir notwendig zu sein, diese Installation vor dem Mißverständnis zu schützen, das in einer Verwechslung von Natur und Kultur läge, so nahe sie auch bisher zusammengehörten. Natur läßt sich, anders als Kultur, nicht in der Erinnerung besitzen. Die Installation bildet zwar Natur ab, aber wird erst in dem Augenblick zum *Spiegel der Kultur*, in dem Menschen darin ihre eigenen Bilder wiedererkennen. Nicht irgendwelche Menschen und nicht beliebige Bilder, sondern Menschen, die sich an ihre eigene Tradition erinnern. Sie sehen eine einheimische Natur, die von ihren Ahnen kultiviert wurde und die also eine spezifische Kultur repräsentiert. Du stellst uns unnachgiebig die Frage, wie Kultur heute definiert werden kann. Kann es noch Kulturen im alten Sinne, spezifische Kulturen also, geben, wenn sich die Welt auf einen ungewissen Universalismus einläßt, den sie im Namen einer weltweiten Moderne verteidigt? Das ist heute eine der Kernfragen. Dazu gehört die Überlegung, ob eine bloße *Kultur der Erinnerung* noch lebensfähig ist, wenn die Erinnerung nicht, wie früher, eine *interne Übung* im Rahmen der Praxis der Kultur ist, sondern selber an die Stelle dieser Kulturen tritt.

Manchmal denken wir, in naheliegender Bequemlichkeit, es genüge uns eine weltweite «Kunst», um damit die preisgegebenen Kulturen zu ersetzen. Aber gerade einer solchen Einheitsformel stellst Du Dich in den Weg, wenn Du Deine archetypischen Gefäßformen, weitab von jeder modernistischen Mode, zur «Kunst» in einem neuen Sinne erklärst. Sie sind weder archäologische Fundstücke aus Korea noch Galerieprodukte aus dem Westen, sondern suchen nach einem Kontext, in dem sie ohne derartige Klischees verstanden werden können. Die Frage nach dem *Kontext* ist auch die Frage nach der *Kultur*. Das ist eine schwierige Frage, weil wir uns nur noch einen einzigen Kontext für Kunst vorstellen können: den Kunstmarkt und das Museum, also Orte, an denen kulturelle Aussagen notwendigerweise neutralisiert werden. Deshalb brauchen wir einen neuen Kontext, in dem die Erinnerung von Geschichte und Kunst uns ganz persönlich angeht. Dieser Kontext ist noch nicht erfunden. Aber Du zeigst, daß Du nach ihm suchst, wenn Du das Tal, den Ort der alten Kultur, so inszenierst, daß es zu einem symbolischen Ort wird: ähnlich wie die alten Koreaner die Natur zu einem geomantischen Bild stilisiert haben.

Die unglücklichen Alternativen von Ethnismus, als einem Reservat, und Modernismus helfen uns nicht weiter. Selbst der Kunstmarkt ist vom eigenen Idol des wertneutralen Kunstprofessionalismus enttäuscht worden. Wir brauchen neue Modelle, um unsere Identität wiederzufinden. Selbst die westliche Kunst kann den Westen, im Sinne einer spezifischen Kultur, nicht mehr repräsentieren. Deshalb ist Deine Installation nicht nur eine regionale Angelegenheit in Korea, sondern symbolisiert die weltweit erhobene Frage nach *«specificity»*, also nach dem heutigen Sinn von Kulturen. In Korea ist diese Frage schon mit den Erfahrungen der hemmungslosen Destruktion beschwert, welche die einheimischen Traditionen erfahren haben. Da aber, wie Du uns versicherst, noch immer koreanische Mentalitäten fortleben, wendet sich Deine Arbeit zuerst an solche Betrachter, die sich dazu bekennen und den Besitz der Kultur, konkretisiert im Bild der Erinnerung, zu einer Frage ihres Willens machen.

Beim Workshop werden die Teilnehmer, an die wir beide denken, selber schon lebende Bilder verschiedener Kulturen sein oder, besser, ihre eigenen Bilder mitbringen, sobald sie zu sprechen beginnen. Wenn sie zu den anderen sprechen wollen, müssen sie es in Bildern tun, die sie mit den anderen austauschen, wobei sie sich ihre Bilder selbst bewußtmachen. Die Frage ist nicht, ob sie alle gemeinsame Bilder haben, sondern ob sie wahrnehmen können, worin sie sich in ihren Bildern unterscheiden, auch wenn sie in der gleichen Zeit und mit ähnlichen Problemen leben. Die Bilder öffnen auch die *Türen der Zeit*: sie kommen aus verschiedenen Zeiten, in denen die Kulturen noch mit sich allein lebten. Zugleich überwinden sie die *Wände der Räume*, in denen sie «zur Sprache kommen» oder sichtbar gemacht werden. Es geht also wieder einmal um Bilder, diesen ältesten Besitz der Menschheit, und um ihre Zukunft in einer Welt, die sich ihren Reichtum bewahren will.

Ich freue mich schon auf den Oktober

Dein Hans

Vorausblick und Rückblick auf das Reisfeld in Berlin

München, im Juni 1996

Lieber Hans,

nun sind die Figuren vom Reisfeld in Berlin eingetroffen. Sie haben den Transport heil überstanden (Abb. 1–3). Etwas Patina ist von der koreanischen Witterung an ihnen haften geblieben. Als die Unternehmung im Mai 1995 mit einer Reispflanzung begann, wies mein Bauer die Gäste der Vernissage darin ein, wie der Reisanbau funktioniert. Es gelang ganz ordentlich. Mit der Reisernte im Herbst endete das Projekt offiziell, aber die Figuren blieben bis zu diesem Sommer auf dem Feld stehen. Mein Projekt wurde in den Tageszeitungen des Landes meist unter der Rubrik ‹Gesellschaftliches› oder ‹Vermischtes› besprochen. Die Pressemitteilung über die «letzte Reispflanzung» in Pangyo verlockte eher die rasenden Reporter als die Kritiker der Feuilletons dazu, den weiten Weg auf sich zu nehmen.

Verglichen mit der jahrhundertealten Reiskultur schien meine Intervention im Tal nur ein kurzer Augenblick gewesen zu sein. Mein Bauer, der das Feld rings um die Figuren bestellt hatte, konnte wegen der Tragestützen der Skulpturen keine Maschinen einsetzen. Tagelang stand ich auf dem Feld und beobachtete den Bauern, wie er zu Werke ging und zuerst die Feldränder ausbesserte, um die ganze Fläche fluten zu können. Wie in Zeitlupe machte er seine schweren Schritte in den Sumpf hinein. Der Holzbalken, der an einem Seil gezogen wurde, schleifte auf dem schlüpfrigen Boden und glättete diesen so, daß er ganz vom Wasser bedeckt wurde. Die Balkenspur folgte der Form des Feldes. Auf dieser Fläche spiegelte sich die Silhouette der Landschaft im Wasser.

Die Choreographie des Bauern, der bis zu den Knien im Wasser steckte, schien von dem Land selber geschrieben zu sein, so sehr leitete das Wissen um diese Landschaft seine Bewegungen. Mir öffnete sich hier ein Bild. Ich las Dinge und Bewegungen, die sich wie ein Text zusammenfügten, und gewahrte in kleinen Spuren, als ob sie mir etwas erklärten, eine Ordnung.

Im Sommer dieses Jahres holte ich die Figuren nach dem Monsun vom Feld. Die Bauern hatten die neuen «Kultfiguren» schon liebgewonnen. Die eisernen Gestänge der Stützen sollen von einem Schrotthändler abgeholt werden. Strom- und Telefonleitungen bleiben auf dem Feld liegen. Im Herbst wird mein Freund Oliver Griem, ein Hamburger

1 *Jai Young Park, Der Ort der Bilder;*
Plastisch multimediale Installation im Haus der Kulturen der Welt, Berlin 1996

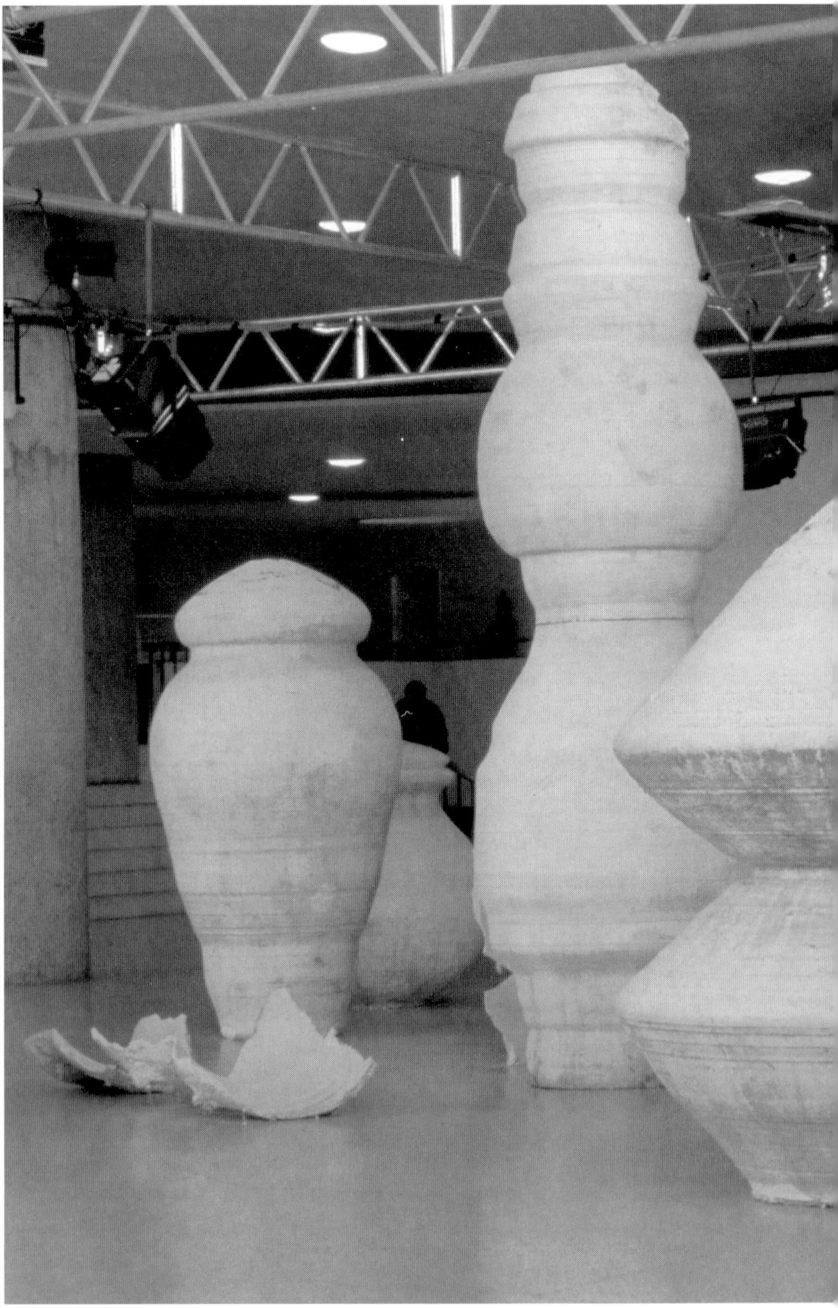

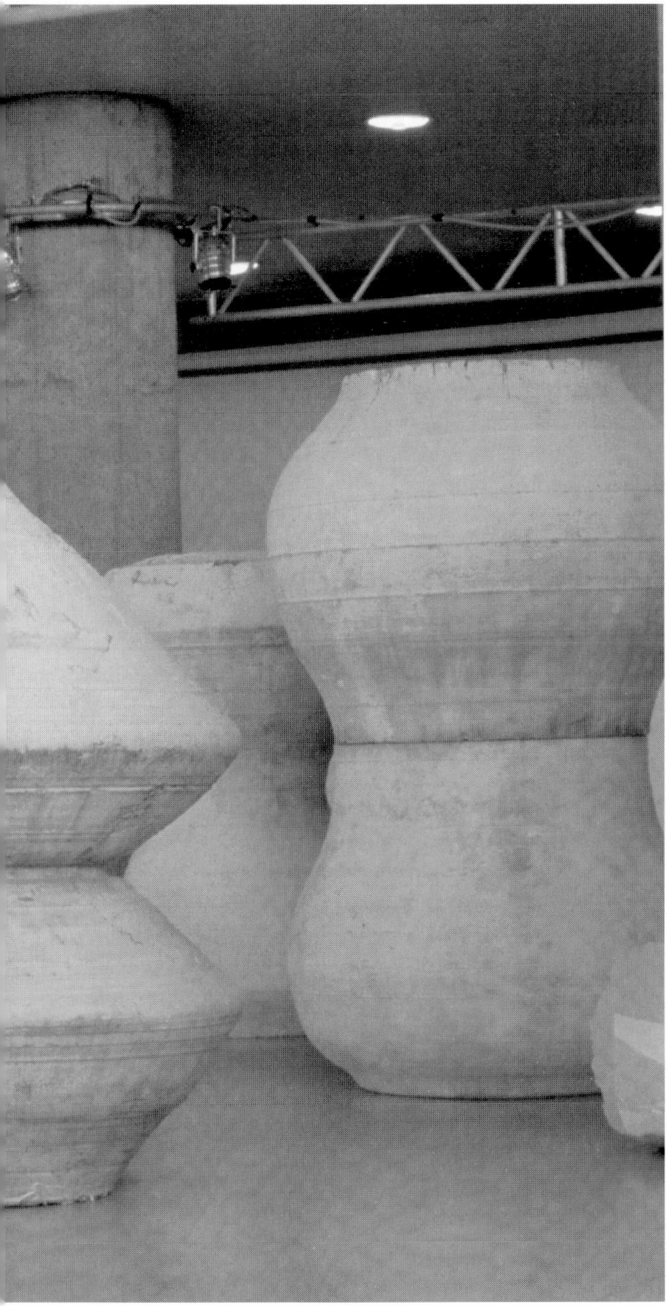

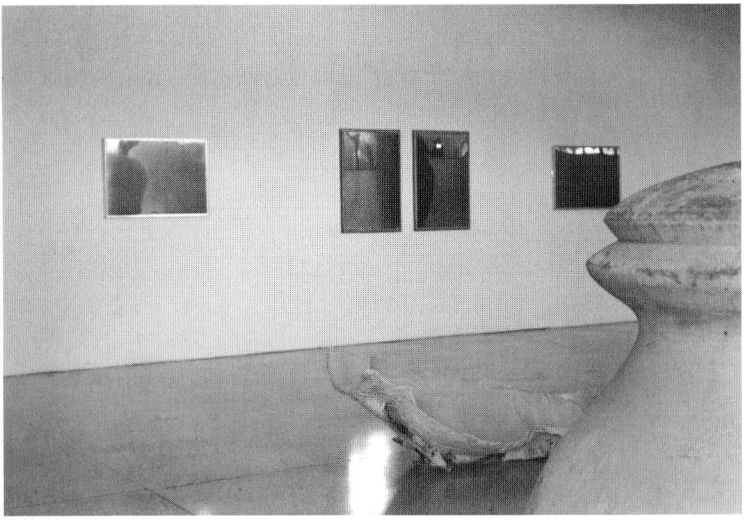

2 *Jai Young Park, Der Ort der Bilder, Berlin 1996*

Videokünstler aus Seoul, einen Computer mit Modem und einer digitalen Kamera in einer Kiste installieren, von wo aus wir in Berlin jederzeit Bilder vom Reisfeld abrufen können. Im Tal waren nur analoge Telefonanschlüsse möglich, die allein Datenflüsse für Schwarzweiß-Bilder zulassen. In Korea weckte dieses Kunstprojekt Mißtrauen. Man vermutete gar, es handele sich um eine von Deutschland aus gesteuerte Aktion fanatischer Umweltideologen.

In der Landschaft formierten sich die Figuren zu einem Bild. In der Installation bilden sie selber eine (plastische) Landschaft. Im Reistal wurden sie wie ein Stilleben von der Landschaft getragen. In der Installation beschwören sie das Tal in Sequenzen von elektronischen Bildern. Bei der Reise in eine Berliner Ausstellung bilden diese Gipsfiguren den Fixpunkt im formalen wie begrifflichen Sinne. Bei diesem Wechsel stellen sie eine Konstante dar. Es geht mir nicht darum, sie zu einer anthropologischen Erläuterung in Berlin zu benutzen. Es geht vielmehr darum, *wie* die Bilder nach Berlin gelangen und was sie dort bedeuten werden.

Medien und Kulturen in der heutigen Welt. Deine Beteiligung dabei ist mir wichtig, denn Installations-Kunst ist nur eine bildnerische Situation, um einen reflexiven Diskurs auszulösen. Der Betrachter wird medial mit verschiedenen Orten verbunden sein. Die Medien holen eine heutige Lebenssituation in Bildern ein. Heute stehen uns alle Zeiten und

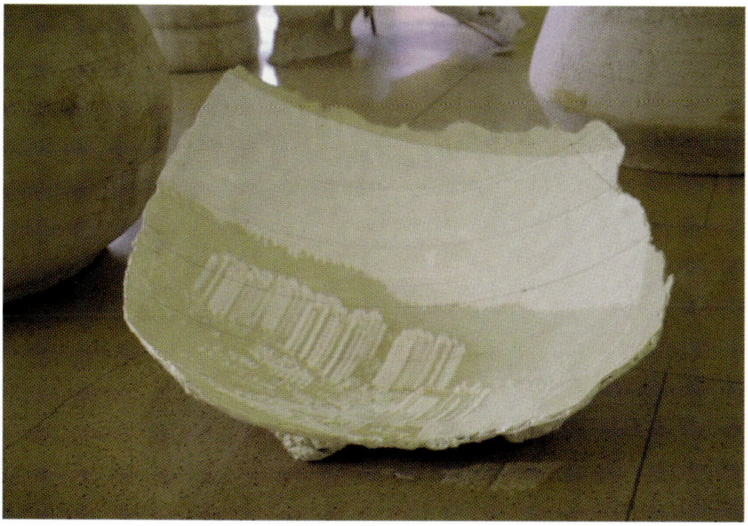

3 Jai Young Park, Der Ort der Bilder; Projektion digitaler Aufnahmen und Live-Übertragungen per Internet aus Pangyo, Korea, in die Kongreßhalle Berlin, 1996

Räume dieser Welt im Bild zur Verfügung. Bilder aus dem Reistal stehen exemplarisch für diese Vielfalt. Aber Bilder, die wie von Magierhand Zeiten und Orte miteinander verschmelzen, verlangen auf der anderen Seite den Menschen, der als Betrachter mit ihnen umgeht, verlangen nach dem «Ort der Bilder». Die Verfügbarkeit der schnellen (und deshalb gleichwertigen) Bilder scheint ihr einziger Sinn zu sein. In der heutigen Maschine (den digitalen Rechnern) geht es um Steuerung und Vernetzung. In meinem Projekt sah ich eine prosaische Welt (Michel Foucault) von der faktischen Welt der heutigen Zivilisation bedrängt. Unsere Welt ist deswegen faktisch, weil sie sich aus gleichwertigen Fakten zusammensetzt. Bilder vermitteln zwischen der Lebenswelt und dieser Informationswelt. Solche Bilder zu ordnen und sie in ein dynamisches Verhältnis zurückzuversetzen: das wäre eine neue Utopie der Kunst.

Dein Jai Young

Kunst und Kunstdiskurs

Von Bernhard Lypp

Der Raum, in dem die Kunst der Gegenwart ihre Gegenwärtigkeit findet, ist einer in ihrem Zentrum und an ihren Rändern auswuchernden Megastadt vergleichbar, von der abwechselnd berichtet wird, sie stehe unmittelbar vor dem Kollaps oder werde an der Langeweile ersticken, die sie um sich verbreitet. Gebäudekomplexe im internationalen Stil, dekonstruktivistische Fragmente und Spielwiesen, Aufmarschplätze, Regierungsviertel samt Denkmälern und historischen Kulissen, Müllhalden und Schrottplätze sind in diesem Supergestell genauso zu finden wie Kulturzentren, Autobahnschneisen und künstliche Landschaftsformationen. An dieses Durcheinander mit der Forderung nach multiplen und diskontinuierlichen Rationalitätsformen heranzutreten ist vollkommen überflüssig, da diese hier ohnehin praktiziert werden.

Ein gegenwärtiger Kulturphilosoph nennt die Zeit, in der sich die wilde Unendlichkeit unserer Lebensverhältnisse hier zu sich selbst verhält, in Anlehnung an Martin Heidegger, die «Tatzeit des offenen Ungeheuren».[1] Diese Feststellung überzeugt uns weniger aufgrund der Tatsache, daß sich der gegenwärtige Lebensprozeß als ein gigantischer technischer Kunstprozeß selbst beobachtet. Auch ist das «Ungeheure», von dem Heidegger handelte, längst zum Alltäglichen geworden. Es sind eher die Kennzeichen der Offenheit als Unbestimmtheit, die, werden sie einem solchen Lebensprozeß zugeschrieben, eine unbezweifelbare Überzeugungskraft enthalten. In den Gestellen dieser Offenheit greifen die Deutungen unserer Lebensverhältnisse in den Lebensprozeß ein, wobei die Deutungskarten permanent neu gemischt werden. Dabei entstehen Geschichten über die Herkunft und die Zukunft dieser Lebensverhältnisse, andere verschwinden, und wieder andere, scheinbar abgestorbene, erwachen zu neuem Leben oder werden aus der Abgeschiedenheit hervorgezerrt und zwangsweise revitalisiert. Das permanente Kartenmischen gehört einem Prozeß zu, der sich selbst als ein solcher bestimmt und somit nur von außen negiert und beendet werden könnte. Da er aber inzwischen selbst das Ganze ist und sich als Weltgesellschaft in Bewegung erhält, hat er kein Außen, so daß er seine Differenzen und seine Negationen aus sich selbst heraus zu erzeugen und festzuhalten hat. Gegebenenfalls müßte man hier schon die «Außerirdischen» zu Hilfe rufen, um dann festzustellen, daß man in diesem Hilferuf einem eh schon stattfindenden Prozeß eine fiktive Beweglichkeit verliehen und um das Gestammel über virtuelle Realitäten erweitert hat. In diesem Gestammel verhält sich unsere Gegenwart zu sich und erzeugt ihre eigene Gegenwärtigkeit, natürlich auch in der Erinnerung ihrer Vergangenheiten oder in der Vorwegnahme der Zukunft, die anders als die gegenwärtige Zukunft aber nicht beginnen kann.

Das Kunstsystem, das sich auf der Ebene der Weltgesellschaft eingependelt hat, die Weltkunst, präsentiert sich uns in diversen Sedimenten und Ablagerungen, sozusagen auf «tausend Plateaus». Unbestreitbar geschieht dies gegenwärtig in einem Pluralismus, in einem Nebeneinander der Kunst- und Kulturformen. Auch in der Übermacht, die technisch erzeugte Bilder und Bildwelten heute auf uns ausüben und in den damit einhergehenden Phantasien über den kurz bevorstehenden Übergang von der Schrift- zur Bildkultur ist dieser Pluralismus wirksam – auch wenn hier die Rede vom Ende der Geschichte und natürlich vom Anbruch eines gänzlich neuen Zeitalters inzwischen zu dem guten Ton gehört, der in Parteizentralen und Wissenschaftsorganisationen gleichermaßen gepflegt wird. Es ist jedoch fraglich, ob es uns je gelingen wird, die «große Erzählung» *dieses* Endes zustande zu bringen, und eine große Erzählung müßte es schon sein. Eine solche hat ja zu Beginn des Jahrhunderts Marcel Proust noch geschrieben. In dieser Erzählung hat er die verschiedensten Zeiten und Orte, in die unsere Lebensformen und Lebenspraktiken auseinanderdriften können, zur Einheit eines *Kaleidoskops* zusammengebracht und darin sogar noch die eigene Identität wiedergefunden. Das Unnachahmliche an dieser Meistererzählung beruht darin, daß das Wiederfinden eigener Identität im Kaleidoskop die Struktur der Mannigfaltigkeit behält. Diese Mannigfaltigkeit reicht von den Befindlichkeiten des eigenen Körpers bis zur mentalen und physischen Verfaßtheit des gesellschaftlichen Organismus. Und hier zeigt sich die Kunstfertigkeit von Proust in einem bemerkenswerten Faktum: Bei höchster Bewegung und Veränderung im Teil oder im Ganzen bleiben der Teil oder das Ganze des Kaleidoskops der Lebenswelt doch nur sich selbst verpflichtet und stehen oftmals da, als hätten sie sich seit Urzeiten nicht von der Stelle gerührt. Das kann uns die Tatsache verständlich machen, daß wir auch in einem Kunstsystem, das sich auf der Ebene der Weltgesellschaft eingependelt hat, auf ästhetische Objekte stoßen können, die, von rührender Einfachheit und unmittelbarer Überzeugungskraft, sich einen naiven und regionalen Blick auf die Welt bewahrt haben. Sie verzaubern den Betrachter durch die Aura des Beiseitegelegten und durch die Anmut der Naivität. In dem

Raum symbolischer Indifferenz, in dem sich die Künste heute bewegen, begegnen sich also technische Gestelle, das Design manipulierter Bildwelten, banale Alltagsgegenstände und Fetische nahezu naturreligiöser Art. Pluralismus bedeutet nichts anderes als das Nebeneinander solch diverser Ausdrucks- und Darstellungssysteme. Arthur C. Danto, der zu den wenigen gehört, die eine Kunstphilosophie dieser Situation liefern wollen, fordert uns dazu auf, mit dem Pluralismus einfach leben zu lernen.[2]

Wir können den Pluralismus aber bestimmt nicht einfach als die endgültige Befreiung aus dem Zwang begrüßen, den ästhetische und moralische Dogmen auf uns ausgeübt haben. Die problematischen Züge dieses Pluralismus zeigen sich zumal bei der Stellung, die er dem Rätselhaften gegenüber einnimmt. Sobald dieses nämlich als Vergessenes oder als ein überraschender Fund in das Licht der Werte der Weltgesellschaft gezogen wird, zu denen ja die Jagd nach unbekannten oder unbekannt gebliebenen Ausdrucks- und Darstellungsformen gehört, ist es um den Geheimnischarakter solcher Manifestationen geschehen. Sie verlieren die Aura des Unantastbaren, ganz zu schweigen von der Kraft, unsere Wahrnehmungsweisen zu verändern, und werden dem bereits Bekannten und der Kultur des Üblichen angeglichen. In der Klassifikation symbolischer Ausdrucksformen, in der sich ein Kunstsystem selbst beschreiben kann, wird diese Reduktion des Unbekannten geradezu zu einem theoretischen Programm gemacht. Sobald ein Fund nämlich in das Licht der Weltgesellschaft geraten ist und als ein regionales Relikt behandelt wird, verliert er seinen Geheimnischarakter, und folgerichtig korrespondiert diesem Verlust dann eine Formation der Weltkunst, die die Phantasie und die Wanderwege der Poesie des Lebens einfach zuschüttet. Ihren Erzeugnissen gegenüber ist es nämlich ohne Belang, ob sie in New York, in Berlin oder an irgendwelchen sonstigen Ecken der Welt entstanden sind. Wenn wir uns veranlaßt sehen, Ermüdungserscheinungen im System dieser Weltkunst zu diagnostizieren, wenn wir sogar beginnen, von ihrem Ende zu sprechen, dann können wir uns in dieser Rede auf nichts anderes als die hemmungslose Beschleunigung beziehen, die bestimmte Prämissen und einzelne Ursprungsmythen der Weltkunst erfahren haben. Es können also nur Teilgeschichten sein, die hier im Begriff sind, zu Ende zu gehen, um irgendwo in anderer Gestalt wieder aufzutauchen.

Ein solcher Ursprungsmythos, der sich in der westlichen Moderne zu einer Deutungs- und Darstellungsfigur ausdifferenziert hat, ist in der Auffassung gegeben, die Schönheit ästhetischer Objekte und Darstellungsweisen sei in ihrer *Zweckentbundenheit* zu suchen. Vielleicht ist es sogar der Begriff der Schönheit selbst, der zu dieser Gründungsthese ästhetischen Diskurses geführt hat, den wir nun hier und heute praktizieren. Noch in dem Dogma der Abstraktion, nach dem die Kunst sich der Herstellung reiner Ausdrucksfelder zu verschreiben hat, ist dieser Gründungsmythos wirksam. Seine Wirksamkeit ist mit der gesellschaftlichen Ausdifferenzierung der sogenannten freien und schließlich autonomen Künste und ihrer Entgegensetzung gegen Handwerk und Technik verbunden. In der Ausbildung eines Kunstsystems, das diesem Gründungsmythos folgt, haben sich im Ausschlußverfahren die Gegensätze eingestellt, von denen es sich nun zeigt, daß sie nicht getrennt und in der Geschiedenheit voneinander gehalten werden können.

Für das Ineinanderübergehen des Getrennten gibt es Beispiele *kunstinterner* Art und solche, die sich auf die jeweiligen *Umwelten* des Kunstsystems beziehen. Die interne Verfransung der Künste, um einen hilfreichen Begriff von Theodor Adorno zu gebrauchen, ist schon mit der Geschichte der westlichen Moderne verbunden und wird zumal an den Wirbeln und Knotenpunkten sichtbar, zu denen sie sich verdichtet: etwa an der Stelle, die die Konzeption des Gesamtkunstwerkes in dieser Geschichte innehat. Im Wettstreit der Künste bei der Fabrikation dieser Kunstmaschine wechselten sich diese nur in der jeweiligen Führungsposition ab. Bald waren es die Malerei oder die Musik, bald die Architektur oder auch die Schauspielkunst, die diese Führung übernahmen, und nun sind es die «neuen Medien». Mit solchen Führungswechseln verändern sich natürlich auch die Mittel ästhetischer Vergegenwärtigung des Lebens. Schließlich ist es sogar denkbar, daß sich die Kunst auf Grund der internen Dynamik ihrer Subsysteme selbst aufhebt oder zumindest auf ihre Selbstaufhebung aus ist, um ihren Sitz im Leben zu finden. Im Hang zum Gesamtkunstwerk transformiert sie sich zur Religion oder wenigstens zu deren Ersatz, oder sie überläßt sich einfach dem heiteren Experimentieren mit wirklichen und möglichen Welten, indem sie sich der Technik und der Wissenschaft angleicht, wie es heute in der Medienkunst geschieht und zu Beginn der Neuzeit in der Durchsetzung der Zentralperspektive als symbolischer Form schon einmal geschehen ist.

Die Grenzüberschreitung, die zu einem Kennzeichen der heutigen Kunst geworden ist, ist nicht nur unter internen und stilimmanenten Perspektiven von Bedeutung. Auch mit Bezug auf die *Umwelten* des Kunstsystems verwischen sich die Grenzen, wie das bei der projektierten Transformation der Kunst in die Religion oder bei ihrem Übergang ins Leben nicht anders zu erwarten ist. Die Dinge nämlich, die einen Schein des Ursprünglichen um sich verbreiten – Heideggers Krug –, und das nützliche Zeug der alltäglichen Welt nähern sich einander an. Der Stuhl und die Skulptur können bis zur Ununterscheidbarkeit ineinander übergehen und die faktische Welt zur irrealen werden lassen. Dann bewegen wir uns wohl in einer Zwischenwelt, in einem Raum symbolischer Indifferenz, in dem sich das Alltägliche zeigt und, sofern es in Distanz gerückt werden kann, auch entzieht – die ästhetische Unterschiedenheit des Identischen.

Ein solches Ineinanderübergehen von Ausdrucks- und Lebensformen läßt sich grundsätzlich nicht als eine kulturelle Kristallisation verstehen, die die Reflexion des Betrachters einfach suspendiert oder verschwinden läßt. Eher schon verkörpern sich hier Reflexionen in einem ursprünglichen Sinne, dergestalt nämlich, daß sich in ihnen die Welt metaphorisch spiegelt und zu ornamentalen Oberflächen und Tableaus auseinanderzieht, aus denen der Betrachter selbst hervorblickt.[3] Danto zieht aus der Tatsache, daß ein Kunstwerk heute jedem beliebigen Gegenstand der alltäglichen Welt gleichen kann, so daß bloß reale Dinge, Artefakte und Kunstwerke auf dem Wege der Wahrnehmung nicht auseinandergehalten werden können, sogar folgende Konsequenz: Die Reflexion auf ihre Elementardaten sowie auf ihre Verfaßtheit gehört wesentlich zum Kunstcharakter gegenwärtiger Kunst. Die Kunstwerke sind selbst Zeichen und Fragmente dieser Reflexion, sie verkörpern diese und unterscheiden sich erst im Lichte dieser Reflexionen von den bloßen Dingen der Alltagswelt oder von technischen Artefakten. Mehr noch, jedes Kunstwerk enthält seinen eigenen Traktat, und deshalb ist es ein wesentlicher Zug der gegenwärtigen Kunst geworden, über Kunst zu sein oder sich die Kunst anzueignen und vom eigenen Kunstcharakter zu handeln. Auf der anderen Seite ist es ebenso wesentlich, daß Kunstwerke sich als Dinge oder technische Artefakte präsentieren und als solche in unsere Lebenswelt zurückwandern. In dieser Wanderbewegung ist der Pluralismus der Darstellungs- und der Erscheinungsweisen eine Grundtatsache gegenwärtiger Kunst geworden. Vielleicht sind die überzeugendsten Manifestationen des Ästhetischen heute dort zu finden, wo die gegenstrebigen Kennzeichen des Kunstwerks, nämlich ein Objekt «interesselosen Wohlgefallens» *und* ein technisches Produkt, ein zweckdienliches Artefakt oder ein alltäglicher Gegenstand *und* ein magisches Zeichen zu sein, aneinandergrenzen und sich im Innersten berühren. Kunstwerke wären dann *monadische Faltungen*. In ihnen zerlegt sich die endliche Welt und überzieht sich mit einer virtuell unendlichen Population. Schon Immanuel Kant ist auf eine derartige Verfaßtheit des Ästhetischen gestoßen: Wenn unsere Welt in monadischen Faltungen immer künstlicher, wenn sie zu einem Konglomerat *künstlicher* Arten geworden sein wird, dann wird die Kunst in der Überbietung dieser Künstlichkeit, in einer Art Hyperrealismus, wenigstens die Erinnerung an eine einstmals freie Natur und deren *natürliche* Arten aufrechterhalten. Das ist eine eindringliche Weise, wie man sich unter den Bedingungen der Weltgesellschaft eine Kunst vorstellen kann, die ihre Vergangenheit nicht nur von sich abstößt, sondern in der Erinnerung gegenwärtig werden läßt und den Raum der Indifferenz, in dem die Kunstwerke installiert sind, wenigstens für Augenblicke zum Vibrieren bringt.

Die Unsicherheit, die uns erfaßt, wenn wir uns zu den Konglomeraten gegenwärtiger Kunst in ein Verhältnis setzen wollen, hängt wohl mit der Tatsache zusammen, daß wir keine verbindliche Vorstellungs- und Redeform haben, in der sich dieses Verhältnis artikulieren ließe. Verbindliche Redeformen werden nicht irgendwo und freischwebend praktiziert, zumeist sind sie mit vorherrschenden Stilen und mit der exemplarischen Allgemeinheit von Lebensformen oder der Authentizität von Lebensentwürfen verbunden. Sobald diese Verbindlichkeiten der Entzauberung anheimfallen, zerfasern auch die Mundarten, in denen man auf sie Bezug nimmt, und wuchern zur Unübersichtlichkeit aus. «Geschmack» und «Urteilsvermögen» waren wohl – bei uns – die letzten Begriffskonstrukte, anhand derer sich eine Lebenswelt *ästhetisch* zu sich verhalten, an sich selbst teilhaben konnte, ohne in die historisierende Wissenschaftlichkeit oder die private Betroffenheit abzugleiten: in das Humba-Humba-Täterä und die lächerliche Gesinnungsprosa aus Anlaß von Denkmalsenthüllungen oder in die Sprache versierter Kunstweltler. Der gute Geschmack als Leitbegriff der Erfahrung von Kunst und Kunstwerken ließ sich auf die Erzeugnisse der Literatur, der bildenden Kunst und der Architektur gleichermaßen anwenden. Zudem war er mit den Lebensformen der historischen Aufklärung und der Kultur der Salons verbunden und wurde auch von dieser getragen. Hier wurde entschieden, was sich schickt oder eben nicht schickt. Demgegenüber haben alle nachfolgenden Versuche, Ausdrucks- und Lebensformen miteinander in Einklang und in exemplarischer Allgemeinheit zur Mitteilung zu bringen, etwas Forciertes an sich. Man denke nur an die Reden über die soundsovielte Moderne oder über das Modische, in dem das Leben sich gegenwärtig wird und mit seinen Ausdrucksformen dergestalt verbindet, daß diese zugleich seine Verkörperung sind, der Flüchtigkeit alles Lebendigen nämlich. Man denke ferner an den Diskurs der Politik, die Sprach- und Redeformen einer totalitär, korrupt oder langweilig gewordenen Aufklärung, in denen die Kunst, wie übrigens auch die Religion, zu einem Mittel jeweils vorherrschender und zur gesellschaftlichen Macht gewordener Zwecke mißbraucht wird. Und man denke schließlich an die beschränkten Vokabulare, anhand derer sich die Schrecken oder die Heiterkeit ästhetischer Privatreligionen in Umlauf bringen lassen.

Aus der Vorstellung von der Kunst als einer Magd der Politik ist das Projekt der Politisierung des Ästhetischen hervorgegangen – mit seinem schon im Ansatz verfehlten Versuch, die Aura des Ästhetischen mit den Mitteln politischer Rhetorik zu verabschieden. Zugleich wollte diese Verabschiedung mit der Prosa des Lebens derart fertig werden, daß sie diese Prosa und ihre technischen Reproduktionsmechanismen zur eigentlichen Poesie des Lebens erklärte. Es ist dieses Projekt des Kunstdiskurses, in dem ästhetische Ausdrucks- und Darstellungsformen weitgehend nur als Vehikel verstanden werden, um irgendwelche politischen Botschaften unter die Leute zu bringen und ihnen schmackhaft zu machen, das gegenwärtig vollständig zusammengebrochen ist. Es ist zum Opfer derjenigen Macht geworden, auf die es wie kein anderes gesetzt hat, nämlich zum Opfer der Macht der Geschichte. Als ein politisches Instrument behält die Kunst anscheinend nur im Widerstand ihren Stachel, und der läßt sich eben nicht auf Dauer stellen.

Selbst wenn Reflexionen zur Gegenwart gegenwärtiger Kunst an Projekte wie die Politisierung der Kunst angrenzen mögen, müssen sie sich diese schlicht vom Leibe halten. Das bedeutet aber nicht, sie könnten heute als Kunsturteile auftreten, die sich in der Fluchtlinie der Kantischen Geschmacksanalyse bewegen. Hier genügt es jedenfalls nicht, den korrekten Gebrauch ästhetischer Prädikate und Etiketten zu erlernen, um anhand dieser Prozedur aus einer beliebigen Menge von Objekten Kunstwerke auszusortieren und als solche zu würdigen. Selbst wenn wir darauf achten, daß sich bei dem Procedere des Aussortierens unser Erkenntnis- und Urteilsvermögen im Einklang bewegen, bleibt ein Gefühl des Ungenügens an derartigen kunstkritischen Verfahrensweisen zurück. Wir erwarten nämlich von Reflexionen zur Gegenwart gegenwärtiger Kunst, daß sie in dem Maße, wie sie irgendwelche Stücke der Welt als ästhetische Objekte auszeichnen, auch ein Stück Verständnis und eine Deutung unserer selbst und der Welt zutage fördern.

Die Reflexionen, in denen wir uns Kunst und Kunstwerke deutend vergegenwärtigen, statt sie nur geschmacksanalytisch zu behandeln, lassen sich in zwei Extreme einteilen: auf der einen Seite die *Kontemplation* des Wesens der Kunst, auf der anderen Seite die *Klassifikation* der Kunstwerke als Exemplare von symbolischen Systemen. Zwischen diesen Extremen tummeln sich alle möglichen Einstellungen und Zugriffsweisen auf die Objekte und Darstellungsformen der Kunst. In diesem Getümmel zeigt sich der gegenwärtige Grundzug der Kunst, aus einem pluralistischen Nebeneinander der Stile und Ausdrucksweisen zu bestehen, auf einer Metaebene noch einmal – in den Selbstbeschreibungen des Kunstsystems nämlich.

Die *Kontemplation* der Kunstwerke ist als der beständige Versuch zu verstehen, durch das Objektgewimmel, das die Kunstwelt bevölkert, zum Wesen dieses Gewimmels hindurchzudringen. Die Kunstobjekte stellen sich hier gleichsam als ein weltumspannender Sternenhimmel dar, dessen Betrachtung man sich zu überlassen hat, um in das Geheimnis der Sternenzeichen, der ästhetischen Phänomene, eintauchen zu können. Gelingt uns das, dann sind wir über die alltägliche Welt und deren pluralistisches Durcheinander hinausgesetzt: Es öffnet sich uns das Universale, das «Allerheiligste der Kunst» – sei es auch nur in negativer Form, in der Blasphemie oder der Inkarnation des Unsichtbaren. Derjenige, der als Betrachter in dieses Allerheiligste eintritt, kann es überall tun, er ist überall zu Hause. Der Adressat seiner Kontemplationen, falls sie sich mitteilen lassen, ist die Menschheit als ganze oder doch deren exemplarische Verkörperungen. Der kontemplative Zugang zur Kunst hat seine Ausgangsbedingungen in einer Auffassung ästhetischer Objekte, die schon Kant für ein unabdingbares Merkmal ihrer ästhetischen Beurteilung gehalten hat. Man hat sich nämlich in der Versenkung aller störenden Motive und Interessen zu entledigen, um sich als würdig zu erweisen, ins Allerheiligste der Kunst einzutreten. Hier hat die berühmte Forderung ihre Stelle, die da lautet: Um das Wesen der Kunst rein und ungetrübt zu erfahren, habe man ihre Objekte und Manifestationen als solche «interesselosen Wohlgefallens» zu nehmen. Folgt man diesem Reinheitsgebot, dann wird einem auch die Teilhabe am An-sich-Sein der Welt, an einem Wesen gelingen, das die Kunstwerke zur Anschauung oder zur Sprache bringen.

Mit der Purifizierung geht die höhere Weihe einher. Der Kunstbetrachter als ein dergestalt Ausgezeichneter erschließt sich dann natürlich auch die Welt und sich selbst in ausgezeichneter Weise. Kant verstand den Mechanismus dieser Transformation des Alltäglichen noch in einem gänzlich urbanen und weltläufigen Sinne. Aber man muß seinen Zugriff auf diesen Mechanismus nur in eine bestimmte Richtung ziehen, und schon bewegt man sich in kunstreligiösen Bahnen. In diesen geht dann die Erfahrung der Kunst in das Illuminiertsein, vielleicht sogar in die

Andacht und ihr Aussprechen im Gebet über. Hierher gehört die Beobachtung, daß ein Kantianer in Sachen Kunst schließlich darauf aus sein wird, den Akt der Kontemplation so unvoreingenommen wie nur möglich zu inszenieren, sozusagen seine «okulare Unschuld» herzustellen, um beim Blick auf die Objekte der Kunst für einen Augenblick deren innersten Bedeutungskernes teilhaftig zu werden. Hier realisiert sich der Wunsch, daß uns die Strahlen des Weltauges in Gestalt der Kunstwerke doch für einen Moment treffen mögen – bis sich die störenden Schatten der Alltagswelt und der Geworfenheit in das tägliche Leben wieder über unsere Wahrnehmungsorgane legen. Arthur Danto bemerkt, daß die Kunstkritik von Clement Greenberg auf die Herstellung eines solchen Augenblicks der Einswerdung aus gewesen ist.[4] Zuletzt offenbart sich jedes Kunstwerk dem Betrachter, der es auf diese Weise ansieht, als ein und dasselbe buddhistische Weltauge, das uns in erhabener Ruhe seinerseits anblickt. Ob man für das Weltauge ein abstraktes Bild, das Urinoir von Duchamp oder die Mattscheibe eines Fernsehapparates einsetzt, ist dann eigentlich von zweitrangiger Bedeutung.

Walter Benjamin hat mit Bezug auf den Ort dieses Einstehens, wohl um seinen eindimensionalen Gedanken von der postauratischen Kunst und der Politisierung des Ästhetischen ein Gegengewicht zu geben, von dem Schock «profaner» Erleuchtung gesprochen, der den Betrachter ergreift, sobald ihn ein Kunstwerk als buddhistisches Weltauge anblickt. Die Restitution okularer Unschuld geht hier mit der Ekstase einher. Inmitten aufgeklärten Gemeinsinns, zu dessen Bestärkung Kant seine Kriterien ästhetischer Beurteilung von Objekten der Kunst und der Natur doch entwickelt hat, entsteht also die Auffassung, die einzig adäquate Einstellung zu diesen Objekten bestehe im Ergriffensein und in der Andacht, im Wiedergewinn der Unschuld und ihrer Mitteilung im Kunstgebet. Einen Nachklang dieses Gebets können wir vernehmen, wenn wir durch die zu Museen mutierten Kirchen und die zu Kathedralen gewordenen Museen gehen und das Gemurmel der Kunstbetrachter an unser Ohr dringt. Der Konsens oder der Dissens des Geschmacks, in dem sich die gebildete Kunstwelt zu sich verhält, ist demgegenüber doch nur eine schwache Ausdrucksform, in der Kenner und Kritiker die Meinungsführerschaft in Sachen gegenwärtig interessanter Kunst übernommen haben – und in ihren Kunsturteilen manchmal gewaltig danebengreifen.

Eine letzte Aufstufung interesseloser Wohlgefallens über Kontemplation und Ergriffensein hinaus läßt sich noch vorstellen. Das ist die Idee, nach der sich die Kunstbetrachtung und die Kunstkritik, von der Beurteilung der Kunst ganz zu schweigen, selbst aufheben müssen, um von ästhetischen Phänomenen besessen zu werden. Friedrich Nietzsche war von dieser Idee umgetrieben. Erfaßt sie uns und nimmt von uns Besitz, dann haben uns die Phänomene des Ästhetischen zu einem anderen Leben als dem in Konventionen gefangenen verführt. In eins mit diesem Kunstereignis, dieser Präsenz des Unvorstellbaren, des Non-Relationalen haben wir uns natürlich auch von den Rationalitätsformen befreit, mit deren Hilfe wir die Welt und uns selbst vergegenständlichen und auf menschliche Maße reduzieren. Solche Kunstereignisse bewegen sich auf des Messers Schneide; sie können sich nämlich auch als Einbrüche kollektiven Besessenseins und als Gymnastik von Aufmärschen der Gewalt oder politischer Veitstänze vollziehen. Heute lassen sich diese Kunstereignisse, sollen sie sich den Charakter des Ästhetischen bewahren, wohl nur als Entlastungsunternehmen vorführen, in denen wir als Teilnehmer der Kunstkomödie eingeladen sind, für eine kurze Weile der Illusion nachzuhängen, die Trivialisierung alltäglichen Lebens ließe sich einklammern und in Erlebniswelten und dekorative Spielwiesen verwandeln.

Der Kunstdiskurs, der in der Idee des Besessenseins von der Kunst kulminiert, will die Kunstwerke um jeden Preis zu Rätseln machen, um in die entzauberte Welt das Geheimnis wenigstens in Gestalt ästhetischer Phänomene zurückzubringen. Die *Klassifikation* symbolischer Darstellungsweisen ist im Gegenzug darauf aus, die Sprachen der Kunst in die des Wissens und der Erkenntnis unserer selbst und der Welt *bruchlos* zu übersetzen. Der Remythisierung auf der einen Seite antwortet die Entmythisierung auf der anderen. In der Entmythisierung ästhetischer Phänomene werden diese von Beginn an in die Systeme unseres Wissens integriert, die sich als moderne Rationalitätsformen herausgebildet haben. Die Symbolsysteme der Wissenschaften und der Künste lassen sich auf diese Weise auch parallel behandeln oder in relativistischer Einstellung einfach nebeneinanderstellen. Daß sie sich als Systeme, wenn man sie überhaupt so bezeichnen will, auch im Verhältnis der Inkommensurabilität bewegen können, obwohl sie dies bestimmt nicht tun müssen, wird hier erst gar nicht zum Problem. Das kann zu der grotesken Konsequenz führen, daß uns die Kunstwelt, wenngleich vermöge des klassifizierenden Verstandes auf das Bekannte reduziert, wieder fremd wird, weil sie mit allen möglichen terminologischen Angeboten überschüttet worden ist. Tendiert der Kunstdiskurs in seiner ersten Art eher dazu, ästhetische Phänomene in Bilder und Fetische einer Ersatzreligion zu erheben, so der in seiner zweiten Art, sie zu verwissenschaftlichen, als Objekte von Forschungsprogrammen zu vergegenständlichen, um sie an die Wissenschaft, an die Religion der entzauberten Welt anzuschließen und dieser unterzuordnen.

In der institutionellen Macht, die in der gegenwärtigen Weltverfassung vom System der Wissenschaft, von den Archiven und den Museen ausgeht, ist das Schicksal vorgezeichnet, das den Weg der Moderne, zumal der westlichen Avantgarden, begleitet hat – das Schicksal archivarischer Bürokratisierung und der Musealisierung. Aus dem Gefängnis der Imagination, aus den Archiven und den Museen, könnte man wohl endgültig nur ausbrechen, wenn diese in ihrer konventionellen Gestalt als archivarische Auffangbehälter überflüssig geworden wären. Im Hinblick auf das Museum wäre das der Fall, wenn sich die ganze Welt und wir selbst in Konglomerate künstlicher Arten verwandelt, wenn wir den Charakter musealen Abgestorbenseins und Aufgespießtseins angenommen hätten, wenn wir gleichsam als Schachteln oder Deponien kultureller Sinnwelten existierten. In dieser letzten Perspektive gewänne der Kunstdiskurs zweiter Art dann wieder eine ungeahnte zeitgemäße Brisanz. Hier wäre nämlich der Punkt erreicht, an dem die symboltheoretische Klassifikation ästhetischer Phänomene in den Pluralismus der Haupt-, der Nebenwege und der Sackgassen mündet, aus dem die gegenwärtige Kunstwelt besteht. Wenn alles von gleicher Wichtigkeit ist, dann haben auch die ethnographische Spurensicherung und die archivarische Aufbewahrung sowie die museale Entsorgung die Kraft, Sinnwelten zu erschließen.

Gegenüber der Einfühlung, dem Ergriffensein und der quasireligiösen Hingabe auf der einen Seite, der Vergegenständlichung der Kunst und der Kunstwerke zu Objekten symboltheoretisch klassifizierenden Verstandes auf der anderen Seite, kann man sich ja noch auf die Suche nach einer Form des Kunstdiskurses begeben, die sich zwischen diesen Extremen hindurchbewegt. Die grundlegende Anforderung, die an diesen Diskurs gestellt ist, bleibt es, die Grenzerfahrung, die sich in den verschiedenen Kunstformen verkörpert und zur Darstellung bringt, zuzulassen, ja diese sogar zu verstärken, sie aber weder als den Einbruch eines inkommensurablen Ereignisses und als ein privatreligiöses Erweckungserlebnis zu erwarten noch ihr den Zug der Fremdheit durch ihre Vergegenständlichung zu einem Objekt von Forschungsprogrammen zu nehmen. Für die Richtung, in der sich dieser Kunstdiskurs zu entfalten hätte, hat in meinen Augen Hegel eine wegweisende Formulierung gefunden. Er spricht nämlich von der «denkenden Betrachtung» der Kunst und der Kunstwerke. In dieser kann sich nach dem Ende des für ihn letzten epochalen Stils, nach dem Ende der westlich-romantischen Kunst, nach dem Ende einer Partialgeschichte also, das Kunstsystem einzig noch selbst beschreiben und selbst deuten. In Hegels Formulierung sind die beiden Extreme des Kunstdiskurses, die ich zu bezeichnen versuchte, nahezu zu einer Formel zusammengenommen: die betrachtende Kontemplation, in der man sich den Objekten der Kunst überläßt, um von ihnen schließlich besessen zu werden, und das Aufschließen des Rätselhaften zu einem Gegenstand des Wissens. Wir können die Idee des Besessenseins nicht einfach verabschieden. Sie vermittelt uns nämlich als einzige eine Ahnung davon, daß Kunstwerke, wenn auch metaphorisch, Eigenschaften haben und besitzen können, *von* denen sie handeln und *über* die sie sind. Insofern verkörpern sie Bedeutungen. Hier kann man wirklich vom «Kunstkörper» sprechen. Man muß nur nicht so tun, als könne man umstandslos ein Teil dieses Körpers sein.

Hegels Formulierung von der denkenden Betrachtung der Kunst läßt meiner Meinung nach den Zugang zu dem Raum der Indifferenz offen, in dem die gegenwärtige Kunst angesiedelt ist. Nimmt man seine Formulierung als Leitfaden auf dem Gang durch das Labyrinth gegenwärtiger Kunst, ist man nämlich nicht darauf festgelegt, die welthistorische Abfolge von Kunstformen und epochalen Stilen, ihre eindimensionale Wanderbewegung von Osten nach Westen mitzuvollziehen, die ihn schließlich zwang, vom Ende der Kunst und ihrem Eintritt in eine posthistorische Wirklichkeit zu sprechen. Das Ende der Kunst, von dem Hegel handelte, besagt so gesehen nicht mehr und nicht weniger, als daß die Kunst als Zeichen des Lebendigen nicht überdauern wird, wenn sie die denkende Betrachtung nicht in ihr System aufnimmt. Gelingt das, dann haben wir in ihr eine einzigartige, weil durchhaltbare Möglichkeit vor uns, wie auch die gegenwärtige Welt noch am Geheimnis in humaner Form teilhaben kann und sich in dieser Teilhabe von der Prosa des Lebens abscheidet.

Eine Virtuosin der Erinnerung
Vera Frenkel und ihre ‹Transit Bar›

Von Lydia Haustein

Der kunsttheoretische Diskurs um Realität und Fiktion, Simulation und Simulacrum dreht seit der Jahrhundertwende im Kreis. Je schneller das derzeit postmodern genannte Karussell wird, um so verwirrter kehrt man zum Ausgangspunkt der sprachlichen Konfusion zurück. Wirkungsvoll dringen die Videoarbeiten von Vera Frenkel als bildliche Kommentare ein in die überwiegend abstrakt geführte Diskussion um die traditionelle Beziehung von Realität und Kunst. Bereits Frenkels frühe Arbeiten wenden sich der Frage zu, wie wir zu unserem, das Sein bestimmenden, historischen Wissen gelangen und auf welche Weise die magische Kraft von kollektiven Bildern sich in ihm entfaltet. Durch die Museumspräsentation einer ausgewählten Realität vollzieht sich ein Wechsel der Erkenntnisebene, so Frenkels Beobachtung, oder, wie es die Gegenwartsphilosophie formuliert, wird diese Realität zur Simulation der Simulation.

Vera Frenkel wählt überwiegend solche Themen aus, die von äußeren und inneren Bildern des Menschen erzählen. Sie inszeniert konkrete Orte und beschwört durch sie zugleich ihre Abwesenheit. Wie in der Musik die Töne ihre Bedeutung erst in der Aufführung durch ein Orchester entfalten, weist Frenkel dem Betrachter eine Partitur zu, die er benutzen kann. In der Literatur hat Marcel Proust gezeigt, wie eine verloren geglaubte Wirklichkeit durch ein zufälliges Ereignis oder einen belanglosen Gegenstand wiederbelebt werden kann. Frenkel sucht dergleichen zufällige Ereignisse oder belanglose Gegenstände, die ihre Geschichte lebendig werden lassen. Zugleich erstrebt sie das Ideal der Erkenntnis, um aus der Autarkie der geschichtlichen Augenblicke das Individuelle festzuhalten. Frenkel irritiert gängige historische Perspektiven und inszeniert die Simultanität von Ereignissen. Wenn sie sich auf Bewußtseinsprozesse konzentriert, gibt Mnemosyne, die Erinnerung und damit die Mutter der Künste, ihr die Richtung vor. Historische Themen bindet sie zu neuen Mustern zusammen und macht so die «Fabrikation der Fiktion» (Carl Einstein) durchsichtig.

Die noch unbestimmte Gegenwart begreift Frenkel nicht als Grenzlinie zum Vergangenen, sondern als dessen hochbrisante Fortsetzung, wie in der Literatur tausendfach beschrieben: «Das Aufsteigen des vergangenen Wirklichen aus dem sich erinnernden Bewußtsein, das längst die Zustände, in denen es jeweils befangen war, als das Wirkliche gegenwärtig geschah, verlassen hat, sieht und ordnet seinen Inhalt auf eine Weise, die ganz verschieden ist vom nur Individuellen und Subjektiven; losgelöst von den einstigen wechselnden Befangenheiten, sieht das Bewußtsein seine vergangenen Schichten mit ihrem Inhalt perspektivisch, sie ständig miteinander konfrontierend, sie befreiend von ihrer äußeren Zeitfolge sowohl wie von der engeren gegenwartsgebundenen Bedeutung, welche sie jeweils zu haben schienen; dabei vereint sich die moderne Vorstellung von der inneren Zeit mit einer neuplatonischen Auffassung, daß das wahre Urbild des Gegenstandes in der Seele des Künstlers liege; eines Künstlers, der selbst im Gegenstand befindlich, sich als Betrachtender vom Gegenstand losgelöst hat und seiner eigenen Vergangenheit gegenübertritt.»[1]

Viele Werke Frenkels lassen sich nur aus der Beziehung von persönlicher und allgemeiner Geschichte entschlüsseln, für die die Künstlerin Objekte ihrer privaten Kunstgeschichte ausgewählt hat. So treffen wir bereits in einer der ersten Arbeiten ‹Signs of a Plot› auf das Verfahren, gesprochene Sprache mit einem inhaltlich abweichenden geschriebenen Text zu unterlegen. Diese Methode dient der Künstlerin in erster Linie dazu, die erstrebten Brechungen von Raum und Zeit analog ihrer persönlichen Geschichtserfahrung zu realisieren. Die Frage nach dem Verhältnis von Kunst und Wirklichkeit ist für Vera Frenkel stark biographisch geprägt, und in gewisser Weise ist jede neue Arbeit die Fortsetzung einer subtilen Erforschung des Selbst.

«From the Transit Bar»

Deutlich kann man Frenkels Methode an dem erstmals für die documenta 9 realisierten Projekt ‹Transit Bar› verfolgen, das in der Zwischenzeit bereits eine eigene Geschichte begründet hat (Abb. 1–3). Da das Werk immer nur temporär existiert – diesen Gedanken umspielt die Bezeichnung ‹Transit Bar› –, lebt es letztlich nur in der Erinnerung des Betrachters weiter. Die einzelnen Bilder der Botschaft, die in dem frühen Video ‹The Last Screening Room› vor dem Spiegel eines Bildschirms passiv separiert wurden, führt Vera Frenkel in der ›Transit Bar› zusammen. Sie unterbricht, indem sie verschiedenartige Raum-, Zeit- und Kausalitätsbeziehungen vermischt, das Ritual schweigender, musealer Betrachtung. Plötzlich ist der Betrachter nicht mehr sicher, ob er sich nicht auf der anderen Seite der Spiegelfläche befindet. Er ist umgeben von Menschen

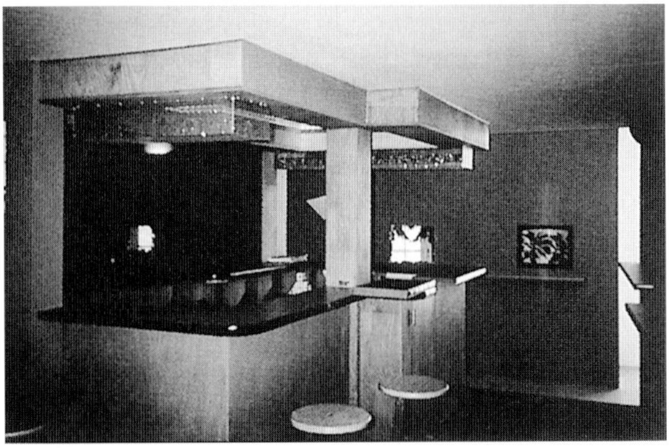

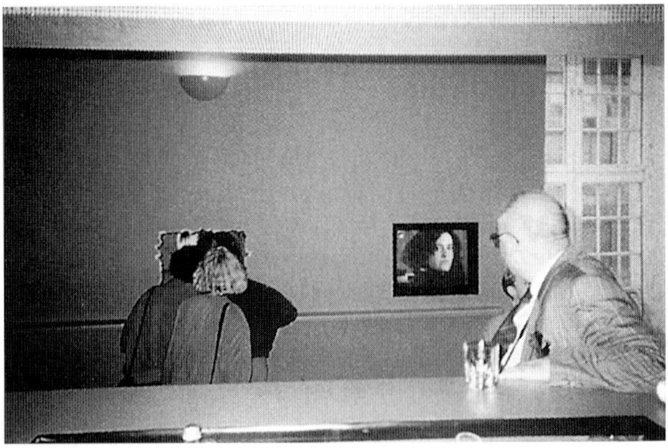

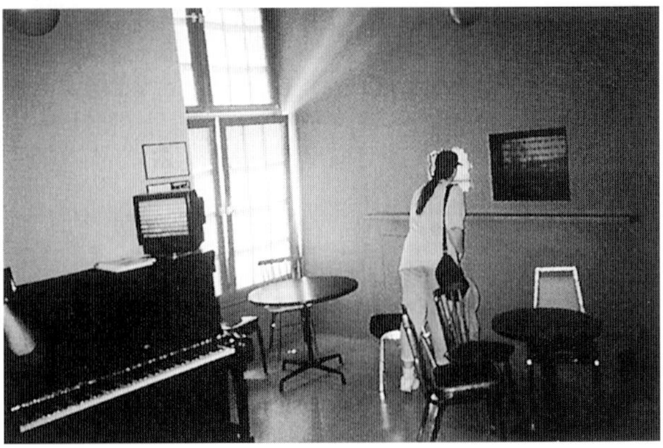

1–3 *Vera Frenkel, Transit Bar,*
Ansichten während der documenta 9, Kassel, 1993

und Dingen: einer Bar mit einem Barkeeper, Besuchern, Stühlen, Tischen, Koffern, einem elektrischen Klavier, Bildschirmen. Es sind Artefakte und Personen, die einem bekannt vorkommen. Sie sind es jedoch nur dem Anschein nach, in Wirklichkeit haben wir sie noch nie gesehen. Wenn man die ‹Transit Bar› betritt, wirken die genannten Einrichtungsgegenstände zunächst wie zufällig gewählt. Mit zunehmender Verweildauer und Konzentration auf das Werk wird dem Betrachter jedoch bewußt, daß Frenkel sie gerade dort sorgfältig ausgewählt hat, wo sie beiläufig wirken. Videoausschnitte der Wirklichkeit und imaginierte Innerlichkeit werden dem Betrachter als simultane Erlebnisse vorgeführt. Mit behutsamen Eingriffen der Künstlerin werden die auf Bildschirmen erzählten Erinnerungen von Emigranten an unterschiedliche Materialien, Zeiten und Sprachen gebunden. Die Erinnerung durchbricht eine ehemals geschlossene Bildautonomie: Die Sicht der Welt ist abhängig vom Medium, das sie in Erscheinung bringt. Verschiedene kulturelle Metaphern bilden so gemeinsam individuelle Panoramen. Manchmal zeichnen sie sich in ihrer kulturüberschreitenden Erinnerung derartig durch Perspektiv-, Zeit- und Horizontlosigkeit aus, daß sie wohl nur in der Anonymität einer Bar existieren können. Bilder von Nähe und Ferne, Vertrautheit und Fremde zeigen die permanente Spaltung des Seins sowie das «innere» unsichtbare und «äußere» sichtbare «Bild» des Menschen.

Der «Alltagsraum» des Werks und der «Kunstraum» des Museums werden in der ‹Transit Bar› zusammengefügt, können also, wenn der Betrachter es wünscht, eins werden. Die physische Präsenz der Gegenstände und der Menschen wechselt mit ihren literarischen und fiktionalen Bezügen. Nichts bleibt in dieser Beziehung konstant. Gertrude Steins Satz «eine Rose ist eine Rose ist eine Rose» paraphrasierend, wechseln Realität und Fiktion, Abbild und Abbild des Abbilds im Video. Dann ist alles auffällig. Alles wird in Frage gestellt. Jeder ist Zuschauer eines Jeden. Man spielt seine Rolle in stillschweigender Übereinkunft, gegründet auf die Erfahrung, daß oft nur die Orte der Anonymität Intimität zulassen. Frenkels Installation thematisiert den heute so oft als Widerspruch erlebten Kontrast von Innerlichkeit und Außenwelt, den Georg Simmel in den fünfziger Jahren als die Bedingung für Intimität bezeichnet hat.

Neben «sprechenden Bildern» und gemalter Natur wechseln in Frenkels Videobändern *echte* Lebenserfahrung mit *künstlichen* Stereotypen. Mensch, Landschaft, Bild und Abbild mischen, bewegen und verändern sich. Die Raumbeziehungen der ‹Transit Bar› sind ebenso bewußt konstruiert wie die Videobilder und bewirken durch das Arrangement der Requisiten sowie das beständige Zusammenspiel von Tönen und Sprache eine Irritation der Barbesucher: Ein Klavier spielt. Der Klavierspieler ist gegangen. Der gesprochenen Sprache auf den Bildschirmen folgen unverständliche Texte in abweichenden Sprachen. Man hört Englisch, Französisch oder Deutsch neben Jiddisch oder Polnisch, Sprachen von Exilanten, deren immerwiederkehrendes Drama das Fremde ist. Vera Frenkel spielt mit den voreinander flüchtenden Sprachklängen oder dem Rhythmus der Worte. Sie trennt kleine nachvollziehbare Gedankenreihen durch asynchron übersetzte Wortblöcke, die dann in keine logische Kontinuität mehr gebracht werden können. Obwohl der Alltagswelt zugehörig, machen die Sprachfetzen deutlich, daß sie die Welt nicht mehr begreifen lassen und daß eine solche Sprache keine Macht über die Welt verleiht. In schnellem Wechsel zeigen die Videos den Sprachverlust der entwurzelten Emigranten und den Verlust des «wahren Ortes». Die verlorene Existenz ist für die heimatlosen Menschen zur maschinengebundenen Erinnerung geworden. Bei der Suche nach Identität wird das Vertraute schon durch wenige Variationen zum potentiell Fremden, zum Spiegel. Die von Frenkel ausgewählten Bilder führen dabei einen inneren Dialog mit dem Fremden: «Wir sind alle Fremde», so sagt sie in der Zeitung zur ‹Transit Bar› und fügt einen Auszug aus Kazimierz Brandys' Buch ‹Paris – New York› hinzu: «Einige Spuren werden bleiben. Fotografien, bedruckte Seiten, Überreste von Gräbern haben überlebt. Die Zahl der Menschen mit persönlichen Erinnerungen wird geringer. Aber die Vergangenheit wird bleiben. Ich meine nicht die vergangene Zeit, ich meine die Welt, die aufgehört hat zu sein. Tote Welten wie diese enden nicht. Die Ewigkeit beruht auf ihnen.»

«Wir sind alle Fremde», so sagt Frenkel. Jorge Luis Borges sprach in seinen Arbeiten über die Erinnerung von einem «Labyrinth der Zeit», Gilles Deleuze und Felix Guattari vom «Labyrinth des Raums». Die ‹Transit Bar› vereinigt beide Bestimmungen und verlegt sie in die erweiterte Dimension, «die Zukunft».

Von künstlichen Welten in der Kunstwelt

Vera Frenkel weicht von den gewohnten Mustern der Repräsentation ab, indem sie die materiellen Instrumente der Informationsübertragung in einen ungewohnten Bezugsrahmen stellt. Das Arrangement von Medien und musealem Raum wird zur virtuosen Untersuchungsmöglichkeit von Bildern und deren Widerspiegelungsmöglichkeiten, von zweidimensionaler Künstlichkeit und dreidimensionaler Wirklichkeit. Die Künste spielen mit der Welt des Scheins und sind nicht durch strenge Gesetze voneinander getrennt: «Die Verdoppelung der Illusion ist nur ein Mittel, um die verschiedenen Illusionsgrade durcheinanderzuspielen, bis am Ende niemand mehr genau weiß, wo die Wirklichkeit aufhört und der Schein beginnt, und damit überhaupt das Wirklichkeitsbewußtsein ins Schwanken geraten ist».[2] Analog dem Zuschauer im barocken Theater, für den die Grenzen einer Welt des völligen Trugs und der Wirklichkeit verschwimmen, konfrontiert Frenkel den Betrachter mit sich selbst. Der Blick durch das Fenster oder durch einen Rahmen zeigt vielfältige kunstgeschichtliche Bezüge, insbesondere auf «innere» und «äußere» Bilderwelten des Menschen. Neugierige Zuschauer vertiefen sich nicht nur in die Monitore, sondern werfen einen Blick durch aufgebrochene Mauerrisse und fensterartige Öffnungen: Was ist hier wahr? Was ist Fiktion?

Dem statischen Bild als Projektionsfläche verweigert sich Frenkel. In ihren Installationen bemüht sie sich um ein Analogon innerer Bilder oder von Bilderwirbeln des Denkens. Auf dem Monitor werden diese besonderen Bilder auf ihre künstliche oder auch «unfaßliche» Realität hin untersucht. Frenkels künstlerisches Interesse setzt am Stereotyp der Oberfläche an, um dann das Resultat dieser Analyse in einer vielschichtigen Video-Installation zu präsentieren. So bezieht sich die 1990 realisierte Arbeit ‹Metro-Centre Messiah› im britischen Newcastle auf ein neues, riesiges Einkaufszentrum der Stadt. Die Installation thematisiert die persönliche Isolierung der Menschen, die der architektonischen folgt. Wenn Frenkel ein die Sensibilität abtötendes Verhaltensritual kritisiert, entwirrt sie die alltäglich erfahrene Bewußtseinsspaltung, die in diametral entgegengesetzten Denkweisen liegt, die lediglich zu homogenen gesellschaftlichen Codes und Konventionen zusammengesetzt wurden.

Mythos und Medien in einer ritualisierten Gesellschaft

Vera Frenkels Sujet scheint fast immer bekannt, da es zwischen Tragik und Komik von Alltagssituationen angesiedelt ist. Ihre Konzentration auf die Art von Sinneswahrnehmungen zeigt, daß das allvertraute Auge allzu oft ein von den Dingen abgekehrtes Auge ist, zugewandt einer unsichtbaren Autorität, dem Unbewußten einer Medien- und Massenwelt, die das individuelle Sehen unterwandert und stigmatisiert hat. In den Massenmedien vereinen sich das einst isolierte Private und das Allgemeine, das Eigene und das Fremde, das Alltägliche und das Ewige. Es entsteht eine neue Normierung von Vorstellungen, Werten und Verhaltensweisen, und vordergründig wappnet ein wohldefinierter Block von Klischees den Menschen für jede Lebenssituation und umgibt ihn mit einem Panzer für das individuelle Selbst.

Unweigerlich reproduziert jede Manifestation der Kulturindustrie die Menschen als das, wozu sie ihn letztendlich erst gemacht hat. Dringend bedarf es eines Spiegels, der die Wahrheit der Medien in Frage stellt, die in der gesellschaftlichen Übereinkunft so authentisch erscheinen, als könnten nur noch sie die Wahrheit selbst produzieren. Die Distanzierung der Gegenwartskunst von der sichtbaren Wirklichkeit klammert menschliche Schwächen, das Bemühen um Liebe und Selbstbehauptung oder die Suche nach einem eigenen Standort in der Regel aus. Diese Bemühungen erscheinen lächerlich angesichts der Übermacht zyklischer Zeitprozesse und der schwer lastenden «Bedeutung der Welt», sie werden als sinnlos und vergeblich entlarvt und doch immer neu und enthusiastisch erprobt. In ‹Lost Art: A Cargo Cult Romance› (1986) macht Frenkel den großen Bedarf an neuen Fetischen deutlich.

Sie konfrontiert in der genannten Installation künstliche und überlieferte Mythen in einer grundsätzlichen Medien-Mythen-Analyse. Frenkel betont, wie die Philosophie der Aufklärung mit ihrem Versuch, die Welt durch die Entschlüsselung von Mythen zu entzaubern, letztlich nur alte durch neue Mythen ersetzt hat. Sie zeigt ihr unverändertes Weiterleben in den modernen Ritualen oder wohl definierten Mustern, die von der Tragödie bis zur *soap opera* reichen. Wenn der Mensch den medial vermittelten Schatten seines Körpers für wahrer hält als sich selbst, so ihre These, ist mit dem Körper das wache rationale Bewußtsein verschwunden und durch Mythen ersetzt worden.

Künstler und Exilanten

Als Kind tschechischer Juden über England nach Kanada emigriert, hat Vera Frenkel schon früh das Gefühl kennengelernt, in kürzester Zeit nicht nur geographische, sondern damit auch historische Räume zu durchqueren. Die als geistige Fragmentierung erlebte Gratwanderung zwischen den Kulturen versucht sie in der Einbildungskraft des Betrachters so zu vergegenwärtigen, daß sie für das kollektive Gedächtnis verfügbar wird.

Die Erfahrung der Fremdheit beschwört das Drama der Zeit und der Erinnerung, wobei Frenkel deutlich macht, daß literarische, historische und praktische Zeit vollständig voneinander geschieden sind. Zeit im kollektiven Gedächtnis, im Gegensatz zu dem agierender Menschen, ist physisch oder kosmisch oder ewig. Sie hat nichts zu tun mit einer Vorstellung von Zeit, die mechanisch gemessen werden kann oder gar einer Vorstellung von Fortschritt entsprechen würde. Es gibt in der Erinnerung keinen Gedanken an Unterbrechung der Bewegung. Diese Vorstellung ist vergleichbar der Einheit von Zeit und Raum, die Ernst Cassirer 1944 als fundamentale Dimension einer mythischen Welt und allen Lebens bestimmt hat. Mit der fiktiven Geschichte der Schriftstellerin Cornelia Lumsden erschuf Frenkel den Prototyp oder das Urbild des «zeitlosen» Künstlers im Exil. In dem Video ‹The Secret Life of Cornelia Lumsden› rekonstruiert sie das hypothetische Leben dieser erfundenen Frau, deren starke Präsenz aus permanenter Abwesenheit resultiert. Die «Realitätserfahrung» der Unbekannten wird zum Synonym der Leidenserfahrung historischer Subjekte, die in einer konturlosen, medialisierten Konstruktion von Geschichte verschwunden sind.

Poetische Muster

In Frenkels Installationen gibt es eine Parallelität der Struktur von Komposition und Manipulation. Institutionalisierte Formen menschlichen Lebens werden mit extremen Phantasievorstellungen oder literarischen Fragmenten so kombiniert, daß sie wie eine einzige Handlungssequenz wirken. Das Kombinieren von Gegensätzlichkeit erfolgt allerdings nicht überall mit der gleichen Intensität wie in ‹Secret Life of Cornelia Lumsden›, wo Frenkel die Betrachterperspektive innerhalb normierter Kommunikationsstrukturen von Sprache, Bild und Alltag verändert. Die Demontage festgelegter Erwartungshaltungen, das «Spiel» mit dem Vorzeigen und Verstecken ist ihr Prinzip: In subtilen Parodien auf konventionelle Genres, wie sie die *soap opera* darstellt, ist die Deformation der Wirklichkeit normal. Frenkels Installationen geben gleichsam einen Bildrahmen vor, der die Syntax der Gesamtkonzeption ordnet oder festlegt. Zeitgeschichtliche Ereignisse spiegeln sich innerhalb dieses Rahmens in den Grenzen von Banalität, Selbstinszenierung, Fiktion und Authentizität. Synchronische und diachronische Erfahrung werden zur Totalität. Die an den Wänden angebrachten Monitore reproduzieren Vergangenes und gehen mit wechselnden Zuschauern unzählige, wie durch ein Kaleidoskop gesehene Kommunikationsmuster ein: Objekt wird Subjekt, Subjekt wird Objekt. Bedeutungsträchtige Ideen jüdischen Denkens, insbesondere der Kabbala mit all ihren verschiedenen systematischen Gestaltungen, werden greifbar und zeigen «das Ineinanderverflochtensein aller Welten und Seinsstufen, von denen die Kabbala weiß. Alles ist miteinander verbunden und ineinander auf unfaßbare, aber doch präzise Weise enthalten. Nichts ist ohne unendliche Tiefe, und von jedem Punkt aus kann diese Tiefe des Unendlichen anvisiert werden. Die beiden Bilder, die die kabbalistischen Ontologien benutzen, widersprechen sich in ihrem Bildgehalt: das der unendlichen Kette und des Zusammenhangs ihrer Glieder und das der ineinander geschachtelten Schalen, für das besonders gern die Nuß als kosmisches Symbol benutzt wird.»[3]

Vera Frenkel wendet sich in ihren persönlichen Historienbildern unerforschten Regionen menschlichen Seins zu, die gewöhnlich dem Blickfeld entzogen sind. Sie dekonstruiert im Sinne Roland Barthes' die Hülle einer Botschaft, um über die Hieroglyphen der Wunde zu ihrem Wesen zu gelangen. Im Angesicht der Irrationalität medial vermittelter Formen des Leidens versucht sie, diesem wieder ein konkretes Gesicht zu geben und es gegen Trivialisierung und Abstumpfung zu schützen. Zwischen klassischer Tragödie und *soap opera* tritt das Œuvre Vera Frenkels nach ihren eigenen Worten in einen permanenten Zustand der Veränderung. Diese Instabilität der Wahrnehmung soll dem Betrachter die Sinne öffnen, einen funktionalen Teil seines Lebens bewußt und dadurch – vielleicht – veränderbar machen. Hinter dem Sichtbarmachen von Klischees oder auch der Poesie von Klischees stehen verschiedene Experimente oder Variationen eines Themas: So ist beispielsweise die beste Methode, Sprache in ein Objekt zu verwandeln, die, bestimmte Worte oder Sätze ständig zu wiederholen. Sprache als Instrument ist dann irritiert und irritierend. Wir können diese gesprochene Sprache unter Umständen noch verstehen, als passive Beobachter können wir jedoch nicht mit einem künstlichen Gesprächspartner kommunizieren.

Geschichten, Wissen und Historie

Frenkels kostbarstes «Material» ist die individuelle und kollektive Erinnerung. Wenn sie es in Schichten montiert, gleicht das Ergebnis einem Sprung durch die Zeit, ähnlich dem Verfahren, das Johann Jakob Bachofen bei seiner Erforschung der Antike als Zeugnis einer animatorischen Magie beschrieben hat. Der kürzeste Weg zur Erkenntnis, der mit der Kraft und Schnelligkeit der Elektrizität durchschritten wird, ist demnach der Weg der Phantasie, welche von dem Anblick und der unmittelbaren Berührung historischer Überreste angeregt wird.

Den berühmten Satz von Charles Baudelaire «Ohne Vergessen kein Erinnern» paraphrasierend, zerschlug Stéphane Mallarmé die Syntax und die Wörter und kam so von der Nachahmung zur Realisierung der eigenen Vorstellungskraft. Die persönliche Erinnerung kann ein Subjekt nur über die Präsentationsfläche gemeinsamen Erlebens mit anderen teilen. Erfolgt die Speicherung von Erinnerung durch künstliche Speicher, bewirkt dies den Verlust der kollektiven Erinnerung, wie schon Platon wußte, der auf die eingeschränkte Form der schriftlichen Literatur gegenüber der oralen Erzählung hingewiesen hat.

Bei Frenkels Vorgehensweise fallen die individuelle Motivaneignung wie ihre Vorliebe für alltägliche Motive auf, die sich in der Unbestimmtheit eines Textfragments manifestieren. Die Künstlerin betrachtet Sprache nicht als Medium, sondern als Ereignis. Ihre Sprach-Bild-Analyse gleicht dem Erinnerungsverfahren, wie es Walter Benjamin in seinem Passagenwerk beschreibt. Analog der Archäologie, deren Faszination Frenkel am Beispiel von Sir A. J. Evans und seiner phantastischen Rekonstruktion des antiken Knossos hervorhebt, versteht sie den Künstler als Registrator der Geschichte einer Epoche oder eines Ortes. Neben schriftlichen Quellen stützt sich die Archäologie auf die materiellen Produkte, die eine Gesellschaft hergestellt, angesammelt und schließlich hinterlassen hat. Archäologischen Rekonstruktionen und der Konstruktion von Wirklichkeit ordnet Vera Frenkel dasselbe historische Denkmodell zu. Erst die Vorherrschaft einer rein technisch ausgerichteten Welt unterminiert die Unabhängigkeit menschlichen Denkens und Handelns. Eine Gesellschaft, die sich nicht länger auf ihre historischen Dimensionen besinnt, wird von jenen politischen Kräften regiert, welche die Technik beherrschen. Die Untersuchungen über Form und Oberfläche von Bildern werden durch Analysen über Pornographie und Zensur in dem Video ‹Censored: The Business of Frightened Desires› (1984), über den Roman, den Krimi oder die Dokumentation etwa in den Videos ‹Trust me its Bliss› (Chicago 1987) und ‹Mad for Bliss› (Banff/Toronto 1989) aufgenommen und verfeinert. Eine Piano-Bar, ein Irrenhaus und ein Altar des Konsums sind hier die Orte der Handlung. In Videos, Dia-Projektionen und Performances treten die Spieler heftig agierend gegen Bestehendes auf, bleiben aber schließlich doch nur Gefangene ihrer selbst, beherrscht von den Tagträumen und Phantasien ihrer Befreiung. Stereotypen und Images belehren durch die Eingrenzung der Aufmerksamkeit, so Frenkels Resümee, wie die Dinge zu sehen seien, und vermeiden im Gegensatz zur Literatur, die Dinge zu sehen, wie sie sind. Totalitäre Regierungen wissen um die Macht der guten Literatur, so sagt sie, wenn sie die besten Schriftsteller im Gefängnis verschwinden lassen, die uns in die Lage versetzen könnten, unsere eigene Welt zu gestalten.

Die Dia-Projektion ‹The Last Screening Room: A Valentine› (Minneapolis/Toronto 1984) spitzt diese Perspektive zu, indem sie in vielen Facetten die Geschichte eines Geschichtenerzählers erzählt und eine Gesellschaft schildert, in der allein das Geschichtenerzählen ein Kapitalverbrechen darstellt. Vera Frenkel macht damit deutlich, daß nicht nur die individuelle, sondern auch die soziale Autobiographie einer Gesellschaft weitgehend auf Erzählungen basiert. Nur das Erzählen ermöglicht Kollektiverfahrungen im Sinne übertragbarer Fremderfahrungen.

Die Absurdität wird als Drama inszeniert und gleicht der Dumpfheit des Alltags. Gegenständlich, ohne gegenständlich zu sein, ist nun nicht mehr die Frage. Es geht um die Verunsicherung kollektiver und individueller Bilder, die durch die neuen Technologien entstehen. Diesen sozialen Vorgang, der sich dadurch auszeichnet, daß das Gedächtnis und das Urteil der Individuen spezifischen sozialen Bedingungen unterliegen, die gleichsam den Rahmen abgeben, in dessen Zusammenhang erinnert und gedacht wird, hat Maurice Halbwachs in seiner Schrift ‹Das kollektive Gedächtnis› nachzuweisen versucht. Er hat gezeigt, daß soziales und individuelles Gedächtnis unterschieden sind, und er sprach von der Lokalisierung von Raumbildern oder vom Theater des Gedächtnisses, als das Vera Frenkel auch die Museen begreift.

Zum Verhältnis von Erinnerung und Geschichte

Das individuelle Gedächtnis wird zunehmend durch Medienbilder geprägt, die ihren Zugang zur Innenwelt der Menschen gefunden haben. Stereotype Realität wird durch diese Medienbilder manipuliert und in spezifische Bildformen gepreßt. In der Ausstellung ‹Suitcases, Raincoats, Palms› (1993) veränderte Frenkel die Ikonographie der ‹Transit Bar› und erweiterte sie um erzählte Lebenserinnerungen. Wieder bewegte sie sich auf einem Grenzgebiet, das über das Videobild Medienideologie filtert.

Die Interpretationen von Frenkels Einzelbildern stoßen ins Leere oder erzeugen Paradoxien: So eröffnet die theatralische Inszenierung einer Ansammlung unverkennbarer Gegenstände einen assoziativen Spielraum, der dem Betrachter Alltagswelt und Kunstraum als gleichermaßen kulissenhafte Wahrnehmungsräume vorführt. Die Installationen von Vera Frenkel wiederholen in Variationen das Thema der Wirklichkeitsvielfalt und verweisen auf die Brüchigkeit der Oberfläche der Wirklichkeit, die durch einen dünnen Firnis der Normalität gebildet wird. Hinter der normalen Welt und hinter der üblichen Ordnung der Dinge liegen andere Wirklichkeiten, die man im weitesten Sinne als «innere Welt» und damit als frei, als nicht faßbar oder begreifbar bezeichnen kann. Frenkels atmosphärische Momentaufnahme des alltäglichen Seins ist eine Antwort auf den Angriff auf die innere Befindlichkeit des Menschen. Sie stellt den Menschen in den Kontext eines von sozialen Erschütterungen bedrohten Zeitalters, das sich selbst in erstarrten Konventionen und in den sinnentleerten Ritualen auch und gerade des Kunstbetriebs pompös selbst bespiegelt.

Vera Frenkels Arbeiten verstehen sich als Kulturkritik und als Appell gegen die weltweit anwachsende soziale und politische Lähmung sowie die daraus resultierende Unbeweglichkeit, welche die gesellschaftlichen Wertmaßstäbe erstarren läßt und sich wie ein bleiernes Netz über alles legt, was Sinn verheißt.

Erinnerungen an Seoul – Eine Olympiade der Kunst

Von György Jovánovics

Einleitung

Als der ungarische Künstler György Jovánovics in Berlin über seine Eindrücke von der Olympiade in Seoul berichtete, die fast zehn Jahre zurücklag, erwähnte er seinen eigenen Beitrag mit keinem Wort. Ich entschloß mich deshalb dazu, in einer Einleitung zu ergänzen, was in seinem eigenen Text ausgespart ist. Die Diskretion, die bei ihm zutage tritt, ist Methode. Ich hätte sie voraussehen können, denn seine künstlerische Arbeitsweise lebt von Aussparung. Jovánovics baut für unseren Blick einen Rahmen, aber verweigert ihm dann den festen Blickpunkt. Seine Skulpturen öffnen sich, wenn sie Gehäuse oder Schreine sind, auf eine unsichtbare Mitte oder machen, wenn sie Oberflächen oder Reliefs mit Fenstern sind, einen unsichtbaren Hintergrund auf eine zwingende Weise präsent. Meist handelt es sich um Formen aus stofflos weißem Gips, die wie Entwürfe für eine imaginäre Ausführung wirken. Dazu gehört auch die ‹Trojanische Papiermühle›, die diesmal tatsächlich das Modell der Arbeit in Seoul bildete. Sie war für die Ausführung in großem Format auf dem Gelände des Olympiaparks in Seoul bestimmt. An seinem neuen Standort behauptet das mächtig verstrebte Achsengerüst, das man mit einem Trojanischen Pferd assoziieren mag, seine Autonomie gegenüber der realen Parklandschaft und hat ihr einen unerschöpflichen Dialog im wechselnden Licht der Jahreszeiten eröffnet. Leider hat mir Jai Young Park dieses Werk nicht gezeigt, als ich mit ihm durch Korea gereist bin. Auch kannte ich damals den Künstler noch nicht, so daß ich nicht danach gefragt habe. Daher kann ich mir das Gehäuse dieser sublimierten Raumidee (Raum als Bild) nur nach den Fotos vorstellen, von denen ich den Eindruck eines fremdartigen Kultgegenstandes der Kunst empfange, dessen Aura sich auf die Umgebung überträgt.

Als Jovan, wie ihn seine Freunde nennen, mir am sommerlichen Plattensee von seiner koreanischen Arbeit erzählte, lud ich ihn spontan nach Berlin ein, wo der gebürtige Koreaner Park seine Installation mit dem Reisfeld ausstellen sollte. Es schien mir reizvoll, die Blickrichtung umzukehren und den Blick eines westlichen Künstlers auf Korea im Rückblick einzufangen. Aber Jovan wandte mit leisem Spott ein, daß sich ein Ungar in Asien gar nicht so fremd fühlen könne, wie es das Denkschema von Ost und West nahelege. Ich ließ mich von diesem Einwand nicht entmutigen. So fundamental die beiden Künstler sich sonst unterscheiden, ihre gemeinsame Vorliebe für den Werkstoff Gips und für die Freisetzung immaterieller Bilder aus dem, was üblicherweise materialgebundene Skulpturen sind, regte meine immer noch unbefriedigte Neugier an. Ein Dialog kam in Berlin nicht zustande, was nicht zuletzt daran lag, daß ich selber den Workshop überstürzt verlassen mußte. In einem solchen Dialog hätte die Frage nach «Kunst» im idealistischen Sinne einer weltweiten Moderne obenan gestanden. Es kann nicht angehen, in der Olympiade von Seoul nur die Propaganda eines postkolonialen Prestigedenkens wahrzunehmen. Das Thema rechtfertigt mehr Diskussionen, als es damals ausgelöst hat. Daß diese Künstler-Olympiade in den westlichen Annalen nicht als das Kunstereignis erinnert wird, das sie wohl war (oder hätte sein können), zeigt schmerzlich die traditionellen Grenzen des nur im Prinzip, aber nicht in der Realität grenzoffenen Kunstgeschehens.

Ich lernte Jovan durch Zufall auf einer Biennale in Venedig kennen. Im ungarischen Pavillon stieß ich auf ein noch nie gesehenes Objekt, das mir dennoch merkwürdig vertraut war: Eine Grabruine, wie ich sie aus Giorgiones Gemälde ‹Der Sturm› kannte, das in der nahegelegenen Accademia so oft meine Blicke auf sich gezogen hatte (Abb. 1, 2). Spielte mir aber nicht die Erinnerung an diesem schwülen Nachmittag einen Streich? In diesem Augenblick trat der Künstler, wie ein echter Deus ex machina, hervor, um die Zweifel an meinen inneren Bildern zu zerstreuen. Er bewies mir, daß ich mich nur meiner eigenen Erinnerung versichert hatte, die ich als einen «Ort der Bilder» in mir trug. Ich konnte das nachgebaute Motiv, das hier aus der Malerei heraustrat, nicht betrachten, ohne in meiner Phantasie das Bild Giorgiones zu betreten, das in dieser dreidimensionalen Verkörperung wie mit einem magischen Akt herbeigezaubert wurde. Aber das Motiv der Grabruine war bei Giorgione wiederum nur das Zitat einer fernen Vergangenheit gewesen, in der, wie er so gerne träumte, die Kunst einmal entstanden war. Bilder, die in unserer Kultur immer schon einen langen Weg zurückgelegt haben, erinnern uns daran, daß sich die Wege der Kunst fortsetzen, auch wenn man sie voreilig am Ende glaubt. In Venedig warf der körperlos weiße Körper der Grabruine (Fundstück und zugleich Echo der Kunst) seinen Schatten auf ein Bild meiner Imagination.

Ein Jahr später, im Juni 1996, durfte ich eine Ausstellung in Budapest eröffnen, in welcher der Künstler diese Idee «offener und deutlicher» (‹*Manifestius atque apertius*›, wie der Titel der Ausstellung in feiner An-

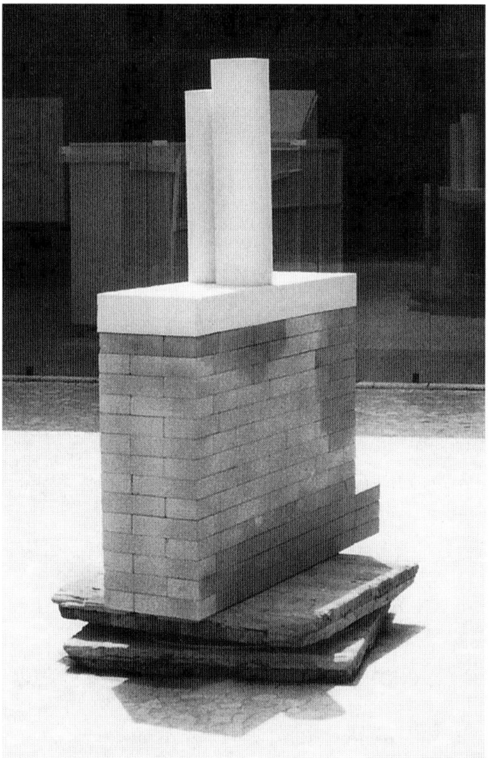

1 *György Jovánovics, Detail aus dem ‹Großen Sturm›, Biennale Venedig, 1995, Ziegelstein und Zement, 200 x 140 x 40 cm*

spielung auf die lateinische Tradition Europas lautete) darlegte. Im Chor des Kirchensaals im ehemaligen Schloß Kiscelli stand das ‹Detail›, wie es Jovan nannte, vor einem Video des ‹Großen Sturms›, in welchem die Figuren Giorgiones plötzlich in gebrochenem Ungarisch zu sprechen anfingen. Wenn sie sagten, daß «dieses das Bild Giorgiones» sei, das doch im fernen Venedig hängt und einer anderen Zeit angehört, so konnte man dieses Bild, an das man erinnert wurde, nur im eigenen Gedächtnis finden, in welchem solche Bilder (Zeugen einer europäischen Bildkultur) ihre Heimat besitzen. Inzwischen hat das Kiscelli-Museum, mit Unterstützung des Goethe-Instituts, einen Katalog dieser Ausstellung veröffentlicht.[1] Hier setzt sich die Kette der Bilder fort, die schon in das Werk Giorgiones eingegangen sind und heute im Werk

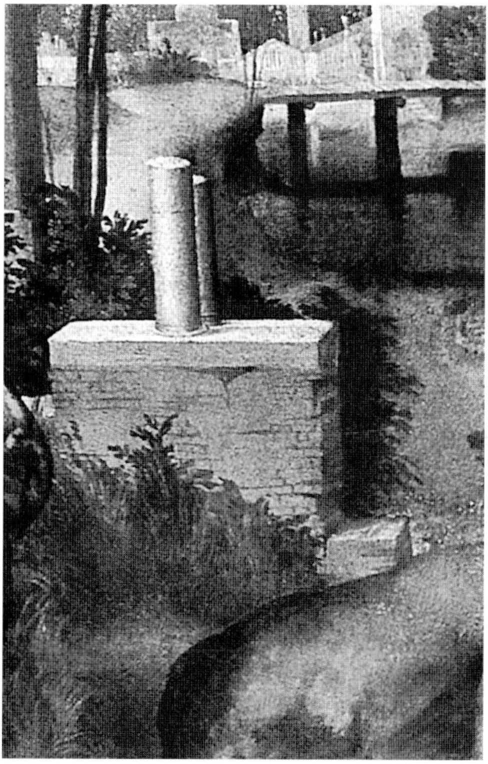

2 *Giorgione, Der Sturm (La tempesta), 1507/08 (Detail), Venedig, Galleria dell' Accademia*

eines Künstlers wiederkehren, der mit den unsichtbaren Farben der Erinnerung malt, wenn er Skulpturen in den Raum (in unseren Erinnerungs-Raum) stellt. Hier sind sie also, die Bilder, die verloren scheinen und doch neu entstehen, wenn sie erinnert werden.

Es erschien mir reizvoll, Jovan in Gedanken nach Korea zu begleiten, wenn er diese Reise selber auch nur in Bildern erinnert, und ihn davon erzählen zu lassen, wie er eine andere Kultur erlebte, in welcher er seither mit einem eigenen Werk vertreten ist. Die Veranstaltung der Olympiade mochte den Skulpturengarten (ist er eine westliche Idee?) aus jedem bloß lokalen Sinn herausrücken. Und doch hatte man einen Ort gewählt, der nicht nur eine lokale Vegetation trägt, sondern, wie man so schön sagt, einen geschichtlichen Boden besitzt. Hier fand auch die

‹Trojanische Papiermühle› einen Ort, an den Jovan seine Bilder hintrug. Aber lassen wir ihn selber, auf seine hintersinnig einfache Weise, erzählen, weil wir sonst zu einer Analyse von Orten und Bildern gezwungen wären, in der kein Ende abzusehen ist.

Hans Belting

Am 19. Juli 1987 habe ich die Ahnengräber in der Nähe der Reistäler bei Seoul zum erstenmal gesehen. Damals kam ich in Gesellschaft anderer Künstler an viele Orte im Land, so auch nach Kyongju, der alten Hauptstadt des Landes. Es war eine eigenartige Gesellschaft. Wie waren insgesamt fünfzehn, ausnahmslos Bildhauer, jeweils aus einem anderen Land. Alle gehörten verschiedenen Nationen an. Südkorea bereitete sich auf die Olympischen Spiele von 1988 vor. Die beiden vorangegangenen Spiele waren vom Boykott von Ländern aus gegensätzlichen Lagern überschattet gewesen. Die Nominierung Seouls drohte von Anfang an zu einem Skandal zu werden, so heftig war der Widerstand der sogenannten sozialistischen Länder. Wären die Spiele ein drittes Mal verstümmelt worden, hätte dies das Ende der olympischen Idee bedeutet. Die Koreaner hatten aber einen taktischen Einfall. Sie ließen die uralte Idee der geistigen Olympiade wiederaufleben und beschlossen, die bildenden Künste in die Veranstaltung einzubeziehen. Deshalb faßten sie den Beschluß, im Olympischen Park von Seoul, einem wunderschönen Garten, rings um den zentralen Turmbau und die Sportstadien herum dreißig riesengroße Skulpturen errichten zu lassen. Diese dreißig Werke gaben sie bei dreißig Künstlern aus dreißig Nationen in Auftrag. Pierre Restany, Ante Glibota, Thomas Messer, Pierre Xuriguera und der japanische Professor Yuseke Nakahara wirkten als Jury, um je einen Bildhauer aus den vorgesehenen Nationen auszuwählen und von ihm Entwürfe einzuholen.

Unter den dreißig Ländern gab es mehr als eines, das die Spiele von Seoul mit Boykott bedrohte. Der Plan der Koreaner zielte also darauf ab, ihr Fernbleiben von den Spielen durch die Tatsache zu erschweren, daß sie schon bei Beginn der Spiele mit dem Werk eines ihrer Staatsbürger in Seoul vertreten sein würden, der Boykott also nicht mehr vollständig sein konnte. Selbstverständlich wurden aus diesen Ländern Künstler ausgewählt, die nicht zu den Günstlingen der damaligen Moskauer Kulturpolitik gehörten. Mehrere reisten denn auch beinahe illegal nach Südkorea. Unabhängig davon, welche Rolle all dies spielte, sind die Olympischen Spiele von Seoul in jeder Hinsicht gelungen. Nur zwei Länder hielten sich fern, Nordkorea und Kuba. Aber da gab es eine Plastik, auf der das Hoheitszeichen von Kuba neben dem Namen des Künstlers zu sehen war. Der dunkelhäutige, schweigsame, aber immer heitere Santigo Cárdenas lebte bereits seit Jahrzehnten nicht mehr in Kuba, sondern in Paris. Fragte man ihn nach seiner Nationalität, so gab er nur die Antwort: «*Je suis Montparnassien.*» Er war sehr stolz darauf, jahrelang ein Nachbar von Alberto Giacometti gewesen zu sein.

Zwischen dem 27. und dem 30. Juni 1987 sollten wir, fünfzehn Künstler, uns in Paris treffen, um am 1. Juli nach Seoul zu fliegen. Die Organisatoren hatten die dreißig Teilnehmer in zwei Gruppen geteilt. Die ersten fünfzehn, zu denen ich gehörte, arbeiteten in Stein oder Zement. Wir mußten die Arbeiten ein Jahr vor Eröffnung der Spiele an Ort und Stelle in Angriff nehmen und im Lauf von zwei Monaten ausführen. Die andere Gruppe (sie arbeitete in Metall) war auf das Frühjahr 1988 bestellt. Wir zogen in den letzten Junitagen unter der Leitung von Pierre Restany in Paris rund um die Uhr von Kneipe zu Kneipe, sahen uns aber jeden Abend – wie zur gleichen Zeit jedermann auf der Welt – das Telejournal an, wo der Bürgerkrieg aus Seoul mit den Schlachten zwischen Demonstranten und Polizei direkt übertragen wurde. Da buchten einige unter uns bereits ihren Rückflug aus Paris. Nur der junge, in Paris lebende Koreaner Moon, der für die fünf Kunsthistoriker und die fünfzehn Künstler als Dolmetscher und Faktotum verpflichtet war, bewahrte die Ruhe: «Nur keine Angst, alles wird in Ordnung sein. Am ersten fliegen wir.» Am Abend des 30. Juni schlossen denn auch Ro Tae Wu und die Opposition ein Bündnis: Der Erfolg der Olympischen Spiele lag in ihrem gemeinsamen Interesse. Sie wollten bis zum Abschluß der Spiele ihre Kämpfe einstellen. Dieses Abkommen war bereits ein Jahr vor den Spielen dringend nötig. Schließlich warteten die fünfzehn Bildhauer in Paris.

Am 1. Juli, einem Mittwoch, flogen wir mit unserem Freund Moon und den Kuratoren über den Nordpol nach Korea und trafen in Seoul ein. Damit hatten die 24. Olympischen Spiele eigentlich schon begonnen. Damit nahm auch unsere Schlacht ihren Anfang. Am ersten Tag fuhr man uns in die Innenstadt von Seoul. Am zweiten Tag brachte man uns zu der Stelle, wo der Stein für die meisten von uns gebrochen wurde. Am Abend stellte man uns, festlich gekleidet und bei Dunkelheit, im Olympischen Park am Ufer des künstlichen Sees der Reihe nach der koreanischen Intelligenz vor. Wir wußten immer noch nicht, wo wir eigentlich waren. Am dritten Tag führte man uns endlich im Park herum.

Jeder konnte die Stelle besichtigen, wo sein Werk errichtet werden sollte und wo er zwei Monate lang arbeiten würde.

Der Olympische Park liegt im Südosten Seouls. Zuvor war es ein unbebautes Gelände, umgeben von heiligen Hügeln. Das rechteckige Terrain mißt 1,5 mal 1,2 Kilometer (1 674 400 m^2). Fertig war allein der Turm der Olympischen Zentrale. Davor war ein künstlicher See angelegt, der mit einem Fluß die Hügel umfaßt. Manche Stadien standen bereits im Rohbau, bei anderen wurden gerade erst die Erdarbeiten in Angriff genommen. Unter den Hügeln dürfte sich das Befestigungssystem der Könige aus dem 4. Jahrhundert (der Dynastie Packche) hinziehen. Die Koreaner sind nie vom archäologischen Wahn der Europäer ergriffen worden. Sie wühlen heiliges Gebiet nicht auf, aber Sportstadien oder Skulpturen errichten darf man nur an solchen Stellen, wo im Boden dadurch nichts zu Schaden kommt. Daher stellte sich die Bitte, meine Skulptur an einer weniger verkehrsreichen, aber schöner gelegenen Stelle in der Höhe der Hügel errichten zu dürfen, als naiv heraus. Es war eben nicht möglich. Aufgrund der eingesandten Entwürfe hatten die Koreaner und die Kuratoren (International members) alles im voraus entschieden. Der Grund wurde bereits ausgehoben und zementiert. Die Künstler mußten sich fügen, weil sie Gäste des Landes waren.

Aber es war nicht leicht, sich zu fügen. Nur diejenigen unter uns, die mit fertigen Projekten gekommen waren, die bloß vergrößert und in Granit gehauen werden mußten, hatten keine Probleme. Die Koreaner hatten da eine perfekte Organisation geliefert: in der Steinmetzarbeit sind sie phänomenal. Ein Großteil der Bildhauer konnte gleich am folgenden Tag mit der Arbeit beginnen. Genauer gesagt, brauchten sie die Ausführung nur zu beaufsichtigen. In einem ebenen Teil des Parks waren acht bis zehn Steinmetzwerkstätten eingerichtet, wo die Steinblöcke schon zur Vergrößerung bereitstanden und Steinmetze ebenso wie Schmiede, welche die Bildhauereisen instand hielten, Tag und Nacht arbeiteten. Paradoxerweise gab es nur mit solchen Projekten Probleme, die in die Landschaft eingegliedert werden mußten. Während in Seoul, dessen Innenstadt Züge von Manhattan aufweist, die Stadien vor unseren Augen wie Pilze aus der Erde schossen, hatten wir, die mit Zement und Beton arbeiteten, also eigentlich bauten, die größten Schwierigkeiten. Keine unserer Arbeiten war zur vorgegebenen Zeit, nach zwei Monaten, vollendet, doch wurden sie schließlich alle ausgeführt.

Das Problem lag woanders: Es war die Kritik, die allmählich im Gastgeberland und in der koreanischen Intelligenz laut wurde. Die Organisatoren, unsere grenzenlos höflichen Gastgeber, waren darüber sehr verwirrt. Örtliche Künstler, die einiges an den Entwürfen auszusetzen fanden, sammelten Unterschriften. Bei all dem Taktgefühl, das unsere Betreuer an den Tag legten, war es ihnen nicht möglich, all dies vor uns geheimzuhalten. Die Angriffe richteten sich nie gegen die Werke selbst, auch nicht gegen ihre formalen Qualitäten (vielleicht mit einer einzigen Ausnahme, in der man aber taktvoll für die Aufstellung an einem versteckten Ort plädierte), sondern gegen die gelegentliche Überdimensionierung oder gegen den Standort einiger Skulturen. So setzten es die koreanischen Kollegen tatsächlich durch, daß aus dem künstlichen See, der die Hügel einfaßt, sämtliche Skulpturen verschwanden. Das war um so unverständlicher, als es sich um eine künstliche Anlage und keineswegs um «heiliges» Terrain handelte. (Die Hügel blieben dabei ja unangetastet.)

Dieses Problem konnte man wirklich nicht außer acht lassen. Alle Kollegen, deren Arbeiten beanstandet wurden, akzeptierten das natürliche Recht der Gastgeber, Kritik zu üben, und begannen auf der Stelle, an einem neuen Entwurf zu arbeiten, oder änderten am neuen Standort die Dimensionen. Ein Weltmeister darin, diese Schwierigkeiten zu bewältigen, war Mauro Staccioli aus Mailand, der Vertreter Italiens. Mauro ist als Italiener ein unendlich ruhiger, wunderbarer Mensch, ein außerordentlicher Minimalist. Er baut aus Beton einfache, große Prismen, Dreiecke, vor allem Keile von riesigen Ausmaßen. Diese überzieht er mit einer uralten italienischen Erdfarbe – Ocker, Siena oder Umbra –, womit er sie auf eine wildfremde Art in der Welt unterbringt. Sie sind im Wald, unter Bäumen, über Bächen (ich kenne ein solches Werk in den Bergen um Florenz) oder schräg auf der Freitreppe vor einem Museum aufgestellt beziehungsweise in einem Säulengang, dessen Decke sie durchbrechen.

In Seoul wurde ihm eine der prominentesten Stellen zugewiesen. Als wir eintrafen, stand ein verschalter Pfeiler gegenüber der Repräsentationsterrasse der Olympischen Zentrale im Wasser des Sees, der hier besonders breit ist. Auf diesem schmalen Pfeiler hätte Mauros riesiger Keil, dicht über dem Wasser schwebend, aufliegen sollen, wobei sich seine Spitze vor dem schönen, intakt gebliebenen Hang des Hügels auf das Ufer richten sollte. Mauro hatte in zwei Wochen eine Holzbrücke parallel zum Wasserspiegel bis zum Berührungspunkt der Spitze errichten lassen. Diese Holzbrücke hätte als untere Fläche der Schalung für den Betonkörper gedient. Als die Probleme mit den Skulpturen im Wasser aufkamen, wurde die Holzbrücke zerschlagen und der Pfeiler, der in das Flußbett eingelassen war, zerstört. Mauro ging mit den bei-

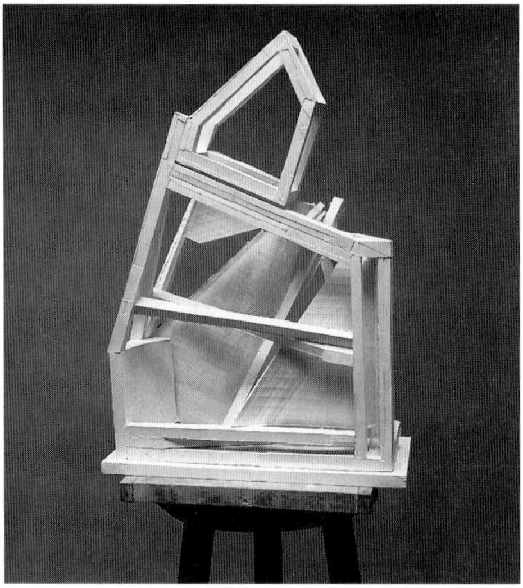

3 György Jovánovics, Trojanische Papiermühle, 1988, Gips, 68 × 50 × 21 cm, Besitz des Künstlers

den charmanten Studentinnen, die für ihn als Dolmetscherinnen arbeiteten, gelassen im riesigen Park spazieren und sah sich schon nach einem neuen Standort für sein Werk um. Er machte Fotos, montierte farbige Dreiecke in seine Aufnahmen und fotografierte und zeichnete Maketten.

Wie viele seiner Kollegen war er plötzlich auf mich angewiesen, jedenfalls ein wenig. Wo immer ich hinfahre, nehme ich nach Möglichkeit Bildhauerutensilien mit. Es sind kleine handliche Werkzeuge wie Zirkel, Lineal, Winkelmaß, Schublehre und Zollstock. (Meine Studenten machen sich darüber insgeheim lustig, denn ich behaupte immer, ein richtiger Bildhauer gehe nicht einmal in die Oper ohne sein Bandmaß). Nun, in dieser Weltmannschaft der Bildhauer stellte es sich heraus, daß außer mir keiner an so etwas gedacht hatte. Als die Zeit der neuen Entwürfe kam, traten sie einer nach dem anderen an mich heran, um einen Zirkel, ein Winkelmaß oder sonst etwas auszuleihen. Ich gab jedem gerne, was er nötig hatte, aber unter der Bedingung, daß sie bei Feierabend alle Werkzeuge persönlich oder durch ihren Assistenten zurückgeben sollten, damit sie auf dem riesigen Gelände nicht verlorengingen. Ich erinnere mich noch heute an das Bild, wie Heran, die geduldige Dolmet-

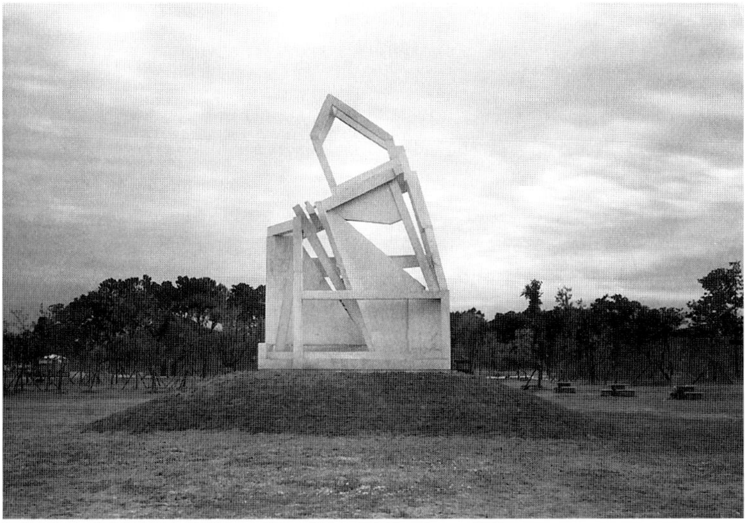

4 *György Jovánovics, Trojanische Papiermühle, 1988, Beton, Seoul, Olympischer Park*

scherin Stacciolis, lächelnd den winzigen Zirkel vor mir niederlegt. Dieser Augenblick hat sich mir eingeprägt.

Als die zwei Monate vorbei waren, konnte man bereits sehen, daß selbst die komplizierteren Arbeiten auch in unserer Abwesenheit ausgeführt werden würden (Abb. 3, 4). Man lud uns ein, wiederzukommen, wenn diese Arbeiten abgeschlossen wären. Innerhalb von wenigen Tagen haben alle, ausgenommen die griechische Bildhauerin Diohandi, Seoul wieder verlassen. Beim Abschied fragte ich Mauro, dessen neuer Entwurf damals noch nicht angenommen worden war, was nun werden würde. «Ich warte noch, bis meine Assistentin die neuen Fotos entwickelt hat, zeichne den neuen Entwurf und fliege nach Hause. Dann mache ich Vorschläge. Entweder führen die Koreaner meinen Entwurf aus, oder ich vergesse Seoul.»

Im Sommer 1988, als auch bereits die Metallarbeiten im Olympischen Park standen, sind wir als Gäste des Olympischen Komitees von Seoul zurückgekehrt. Pierre Restany stellte uns Ro-Te-Wu vor, der den Park eingeweiht hat. Manche von uns sahen die Werke der anderen oder gar die eigene Arbeit erst, als wir am Vortag mit dem Bus herumgefahren wurden. An herausgehobener Stelle, inmitten eines riesigen gepflasterten Platzes, schwebte am Eingang des Parkes eine wunderbare Skulptur. Eine gigantische Mondsichel, eine riesige Gondel, ein umgekipptes C, das kaum die Erde berührte. Das war ein technisches Wunder. Das Werk erhebt sich in 29 Meter Höhe, wobei der Bogen des Skulpturkörpers insgesamt 43 Meter mißt, in einem Pompejanisch-Rot. Und dabei mutet es so leicht an wie ein frisches Croissant. Mauro hatte an seine Tochter Giulia gedacht, die Turnerin werden möchte, und an ihre Kraftanstrengungen, um das vollkommene Gleichgewicht zwischen der perfekten Körperbeherrschung, der schöpferischen Sehnsucht und dem Leistungszwang zu gewinnen. Dieses riesige Zeichen ist das wahre Symbol des Bildhauersymposiums bei den Olympischen Spielen von Seoul geworden. Mauro hatte gesiegt.

Inzwischen (im Vorfrühling des Jahres 1996) hatte ich eine Kammerausstellung in Lienz, einem österreichischen Städtchen, das nur wenige Kilometer von der italienischen Grenze entfernt in der Umarmung der letzten Ausläufer der Dolomiten liegt. Am 4. April fuhr ich dorthin, um die Ausstellung abzubauen. Gaudens, der junge Galerist, der Staccioli zu seinen besten Freunden zählen darf und ihn fast monatlich sieht, sagte zu mir: «Gestern war Mauro hier. Er konnte leider nicht bleiben. Hätte dich sehr gerne wiedergesehen. Aber er schickt dir etwas.» Damit drückte er mir ein großes, gefüttertes, braunes Couvert in die Hand. Es fühlte sich leer an. Darauf zwei Zeilen in winziger Handschrift. Ich griff tief hinein und erfaßte mit zwei Fingern einen Gegenstand. Was ich herausholte, war der Zirkel aus meiner Schulzeit. Ganze zwölf Zentimeter.

Mauro bat um Entschuldigung. Der Zirkel sei damals bei ihm geblieben. Er hätte ihn auch bei der Eröffnung der Olympischen Spiele zu Hause vergessen. Nun erstatte er ihn mir zurück. Den kleinen Zirkel, mit dem Mauro das große Kreissegment zeichnete, verwende ich heute nicht mehr zum Zeichnen. Ich besitze längst einen größeren und teureren Zirkel. Nun verwende ich ihn aber in meiner Phantasie noch einmal: Ich ziehe die Linie der Kreissegment-Skulptur weiter und schließe sie über dem Himmel von Seoul. Der kleine Gegenstand wird mich fortan zugleich an Mauro und an das ferne Land erinnern. Unsere Geschichte ist zu Ende. Wir haben Korea entdeckt: ein Korea ohne Ginseng.

Zum japanischen Kunstweg
Die ästhetische Auffassung der Welt

Von Ryosuke Ohashi

Die Stellung der japanischen Kunstweg-Lehre aus weltweiter Sicht

Die Lehre vom Kunstweg *(geidô-ron)*,* die während der Herrschaft des Ritterstandes zwischen der Muromachi-Zeit (1392–1573) und der Edo-Zeit (1600–1867) in Japan entstand, nimmt weltweit eine einzigartige Position in der Geschichte der Kunstlehren ein. Die Vorgeschichte dieser Lehre geht zurück auf das in Silbenschrift *(kana)* verfaßte Vorwort zur Gedicht-Sammlung ‹*Kokin waka shû*›.[1] Aber die Genres des Kunstwegs beschränken sich nicht auf die Dichtung. Dazu gehört auch das Gebiet des sogenannten Kunst-Spiels *(yugei)*, wie es etwa im Teeweg, Blumenweg oder Duftweg ausgeführt wird, weiterhin das Gebiet der Bühnenkünste *(butai geinô)* wie des Puppentheaters *(jôruri)*, des Kabuki oder Nô, schließlich das Gebiet der Kampfkünste *(bugei)*, das Schwertkampf, Bogenschießen, Reiten oder auch Spießkampf umfaßt. Man findet keine andere Kunstlehre in der Geschichte[2] von der Antike bis heute, die ein so breites Spektrum besitzt.

Noch wichtiger als die äußere Bandbreite der Genres ist, daß die Kunstweg-Lehre der Ausdruck des Selbstbewußtseins der Künstler war. In Europa wurde seit der ‹Ästhetik› Alexander Gottlieb Baumgartens das ästhetische Gefühl als ein Zweigthema der Philosophie behandelt.[3] In der Kallistik als Lehre des Schönen, die mitunter gleichbedeutend mit Ästhetik[4] war, deren Geschichte aber auf das Mittelalter und die griechische Antike zurückgeht, wurde das Schöne philosophisch beziehungsweise theologisch auf sehr verschiedene Weise behandelt. Aber die von ihr überlieferten Diskurse sind Meta-Theorien über die Kunst beziehungsweise das Schöne von seiten der Philosophen und Theologen, jedoch keine Darstellung der Kunsttätigkeit durch die Künstler selbst.

Zwar wurden in China seit alters her Lehren der Malerei überliefert, und in Europa sind die Schriften von Leon Battista Alberti, Leonardo da Vinci und Albrecht Dürer alle vom Standpunkt des Künstlers aus verfaßt worden.[5] Aber der Gedanke des Wegs (*michi*, chinesisch: *tao*), der die Norm und Anweisung des Lebens selbst bedeutete, ist in diesen Lehren nicht zu finden. Die sogenannte Stilform *(kata)*, deren Begriff für die Kunstweg-Lehre wesentlich ist, meint nicht nur die Stilgebung der Kunst, sondern bringt auch den Weg des Lebens selbst zum Ausdruck.

Daß in den überlieferten Reflexionen über Kunst kaum eine Lehre zu finden ist, die mit der Kunstweg-Lehre vergleichbar wäre, besagt, daß ihr kulturell-religiöser Hintergrund einzigartig ist. Die in der Kunstweg-Lehre gemeinte Kunst wurde im Gegensatz zur klassisch-europäischen Kunst, die lange von der christlichen Kirche bestimmt wurde, immer in der säkularen Lebenswelt betrieben. Der Kunstweg ist zwar von Religiosität geprägt, war aber nie einer Religion untergeordnet. Die japanische Kunstweg-Lehre, die innerhalb der Geschichte der ästhetischen Abhandlungen so markant herausragt, scheint eine Bedeutung auch für die heutige Welt zu haben, wenn man ihren Gehalt etwas eingehender betrachtet. So wird im folgenden versucht, von heute aus die Kunstweg-Lehre neu zu beleuchten und umgekehrt die heutige Situation von der Kunstweg-Lehre her neu zu verstehen.

Die Dramaturgie von Chikamatsu

Eine Einführung bietet die Lehre des Dramatikers Monzaemon Chikamatsu (1653–1724), deren Kerngedanke im folgenden Satz niedergelegt ist: Die Kunst liegt im Dazwischen der Haut als der Membrane zwischen dem Sein und dem Schein *(kyojitsu himaku ron)*. Dieser Satz erscheint im Anfangskapitel des ‹Souvenir aus Naniwa› *(Naniwa miyage)* von 1738. Seitdem wird die Lehre Chikamatsus über das Puppentheater Jôruri die «Lehre des Dazwischen der Haut-Membrane zwischen dem Schein und dem Sein» genannt.

Ein Dazwischen zwischen dem leeren Schein und dem substantiellen Sein kann logisch nicht bestimmt werden. Um es mit Parmenides zu sagen: «Das Seiende *ist*, und das Nichtseiende *ist nicht*.» Wenn sich jemand eines Verbrechens verdächtig macht, man aber keinen Beweis für sein Verbrechen findet und der Verdächtige nichts gesteht, bietet er den Schein der Unschuld. Diese Situation kommt immer wieder vor. Aber das Gericht muß am Ende darüber entscheiden, ob er freigesprochen oder bestraft werden soll. Es gibt kein Urteil, das zwischen dem Schein und dem Sein unentschieden bleiben kann. Sobald man aber dieses logisch nicht denkbare Dazwischen mit dem Namen eines organischen Körpers wie «Haut» oder «Membrane» ausdrückt, nimmt es Gestalt an. Der organische Körper ist nicht unbedingt logisch. Man denke an das menschliche Gefühl beziehungsweise das Wollen, das im weiten Sinne zum Organischen gehört. Dies deutet an, daß es doch ein Dazwischen zwischen dem Sein und dem Schein gibt. Chikamatsu nannte es das «Dazwischen der Haut-Membrane».

Es handelt sich hierbei aber nicht einfach um einen Einfall Chikamatsus. Er war es, der zusammen mit Gidayû Takemoto (1651–1714) ein Genre des Puppentheaters namens *«ningyô jôruri»* zur Reife brachte. Das Theater wird mit Puppen gespielt, die sich im Einklang mit dem Gesang bewegen, begleitet von der Schamisen, einem dreisaitigen Musikinstrument. Die Puppen des Ningyô Jôruri haben keine festen Körper wie gewöhnliche Puppen. Sie bestehen nur aus einer Haut von Tüchern. Ein, manchmal auch drei Puppenspieler legen die Hände in diese Haut-Membrane hinein und bewegen mit ihren Fingern die Hände und den Kopf der Puppe. Als Dramatiker des Jôruri-Theaters war es Chikamatsus größter und letzter Wunsch, mit der Darstellung durch Puppen die Aufführungen von lebenden Schauspielern vor allem im Kabuki-Theater zu übertreffen. «Da es sich um eine Kunst handelt, die mit der Kunst lebender Menschen vor allem im Kabuki konkurriert, und da sich mit den seelenlosen Puppen verschiedene Gefühle so ausdrücken lassen, daß sie die Zuschauer bewegen, ist es für die gewöhnliche Bemühung viel schwerer, zu einer wunderbaren Aufführung zu kommen.» Gebärden, die nur einer Puppe und nicht einem lebenden Schauspieler möglich sind und dennoch bewegender und realistischer ausfallen als solche eines Schauspielers, können nicht durch gewöhnliches Bemühen erreicht werden. Das Jôruri-Theater ist eine Kunst, diese Gebärden durch die nur aus Tuch-Haut bestehenden, leblosen Puppen auszudrücken. Darum liegt diese Kunst im «Dazwischen der Haut-Membrane».

Dieser Ausdruck bezeichnet jedoch nicht allein den Aufbau der Puppen, die nur aus Tüchern ohne Füllung hergestellt werden. Er bezieht sich auf die Kunst selbst, wie sie im Ningyô-Jôruri-Theater praktiziert wird. Dies soll anhand der Darstellung Chikamatsus eingehender erläutert werden. In der Kunstweg-Lehre in *‹Naniwa miyage›* geht es hauptsächlich um die Rede, die von den Puppen gesprochen wird. Bei Chikamatsu heißt es: «Da Jôruri von den Puppen abhängt, bedarf jede Rede im Unterschied zur Rede in anderen Erzählungen einer besonderen Wirkung.» Das Reden einer sonst seelenlosen Puppe muß im Jôruri ein Akt sein, der noch eindringlicher als das Reden eines realen Menschen wirkt. Darum werden oft Worte verwendet, die ein realer Mensch nicht verwenden würde, mit denen die Puppe aber mehr ausdrücken kann als der reale Mensch. «Ein konkretes Beispiel liegt in Redewendungen des Darstellers einer Frauenrolle, die reale Frauen nie von sich geben würden.» Das Gefühl der Trauer wird im Alltag oft unmittelbar mit dem Wort «traurig» ausgedrückt, aber für Chikamatsu kommt es darauf an, dieses Gefühl selbst zum Ausdruck kommen zu lassen. Diese Redeweise besagt, daß der Redeinhalt «der leere Schein und dennoch kein leerer Schein, das reale Sein, und dennoch kein reales Sein ist», was nicht nur für die Rede, sondern für die Kunst des Jôruri überhaupt gilt. Das Jôruri-Theater ist eine Welt, in der Schein und Sein einander durchdringen und verschmelzen.

Der Begriff Haut-Membrane bezieht sich letztlich nur auf die Haut beziehungsweise das Kleid der inhaltsleeren Puppe, somit auf den Aspekt des Scheins, auch wenn die Puppe einen realen Menschen darstellt. Der Begriff kann den Aspekt des realen Seins nicht ausdrücken. Wie nun konnte und wollte Chikamatsu mit dem Ausdruck Haut-Membrane das Wesen einer Kunst bezeichnen, die nicht nur Schein, sondern auch Sein beinhaltet?

Hier ist darauf hinzuweisen, daß Chikamatsu dem Schriftzeichen für Haut-Membrane in Silbenschrift eine ungewöhnliche Aussprache beigefügt hat. Im Japanischen werden die Schriftzeichen meistens für Substantive und Verben, die Silbenschrift für Hilfswörter benutzt. Einem komplizierten Schriftzeichen wird die Silbenschrift oft als sogenannte *jurigana* hinzugefügt, damit der Leser es ohne Mühe lesen kann. Seit der ersten Auflage des ‹*Naniwa miyage*› gab Chikamatsu dem Schriftzeichen für Haut-Membrane, das sonst *himaku* gelesen wird, immer die Silben *hiniku* zu, die Fleisch bedeuten.[6] Da sich in der Silbenschrift *maku* und *niku* kaum voneinander unterscheiden, könnte man sich fragen, ob es sich um einen Schreibfehler handelt, da damals der Druck mit Holzschnitten gemacht und die Zeichen der Schrift auf einem Holzbrett geschnitzt wurden. Aber die erste Holzdruck-Auflage schließt einen Schreibfehler aus. Dem Zeichen für Haut-Membrane wird durchgehend in Silbenschrift *niku* hinzugefügt. Offensichtlich wollte Chikamatsu, daß das Zeichen für «Haut-Membrane» mit der Konnotation «Fleisch» gelesen wird, auch wenn es von der Logik her unmöglich ist.

Der reale Mensch besitzt Haut und Fleisch *(hiniku)*, während die Jôruri-Puppe nur die Haut-Membrane *(himaku)* hat. Die leere Puppe ist als Menschenfigur nur Schein. Sie hat des weiteren im Unterschied zu einer prunkvollen Schmuckpuppe keinerlei Pracht. Sie kann weder allein sitzen noch allein stehen, und sie hat keinerlei Funktion als Ornament. Wenn sie nicht auf der Bühne auftritt, wird sie an einem Wandnagel aufgehängt und schrumpft dort zu einem armseligen und unauffälligen Bündel. Sobald aber diese armselige Figur von den Puppenspielern bewegt wird, wird sie zur Menschenfigur, die realer als der reale Mensch wirkt. Die sonst leere Haut-Membrane scheint Fleisch zu umhüllen. Die Puppe beginnt, beides – Haut und Fleisch – zu besitzen. Das Schriftzeichen «Haut-Membrane» soll hier nicht *himaku*, sondern *hiniku* gelesen werden.

Die Kunst, die *himaku* in *hiniku* verwandelt und ein Dazwischen zwischen dem Sein und dem Scheint erschafft, ist nicht allein dem Jôruri-Theater zuzuschreiben. Die Kunst muß diese Fähigkeit überhaupt haben; sie wird eben wegen dieser Fähigkeit zur Kunst. Chikamatsu, der sein Werk in direkter Konkurrenz zum Kabuki begriffen und demgegenüber die Eigentümlichkeit der Kunst des Jôruri betont hat, arbeitete selbst allerdings mit dem berühmten Kabuki-Spieler Tôjûrô Sakata (1647–1709) zusammen und bemühte sich etwa bis zu seinem fünfzigsten Lebensjahr um das *kabuki-kyôgen*, ein humorvolles Zwischenstück im Kabuki-Theater. Er begann erst, sich ausschließlich dem Jôruri zu widmen, nachdem das Stück ‹Selbstmord der Liebenden in Sonezaki› *(Sonezakai shinchû)* einen sensationellen Erfolg hatte. Wenn er in *‹Naniwa miyage›* von Kunst redet, gibt er Beispiele, die alle aus dem Kabuki-Theater stammen. Jemand habe ihm gesagt, ein guter Kabuki-Schauspieler besitze die Kunstfertigkeit, in seiner Gebärde dem realen Menschen zu ähneln. Chikamatsu weist diese Ansicht zurück mit der Begründung, dieser Mann habe keine Ahnung vom wahren Wesen der Kunst. Und anstelle dieser zurückgewiesenen Ansicht legte Chikamatsu dann die ‹Lehre des Dazwischen zwischen dem Schein und dem Sein› vor. «Heute verlangen die Zuschauer eine so geschickte Darstellung des Realen, daß ein Schauspieler, der den Minister spielt, den realen Minister in dessen Gebärde und Rede darstellen muß. Pudert aber der reale Minister sein Gesicht und schminkt er seine Lippen rot wie die Hauptfigur auf der Bühne? Ist es amüsant, wenn die Hauptfigur ihren Bart wild wachsen läßt und mit kahlem Kopf auf der Bühne steht, weil der reale Minister sein Gesicht nicht schminkt? Eben hier ist der Punkt, an dem vom Dazwischen der Haut-Membrane die Rede sein soll.»

Die Welt als ein «Dazwischen der Membrane»

Betrachten wir zunächst die Struktur des «Dazwischen der Membrane» auf der Ebene eines organischen Körpers. Wie man weiß, sind Membrane und Fleisch als biologisches Gewebe eigentlich nicht so verschieden voneinander. Die Membrane ist nicht bloß die äußere Hülle des Fleisches, nicht der Schein gegenüber dem Sein des Fleisches. Sie ist selber

Fleisch und hat im Prinzip dasselbe Zellgewebe. Sie ist die Grenzfläche, durch die im Stoffwechsel Nährstoffe hineingelangen und verbrauchte Stoffe hinaus, wo der Austausch mit der Außenwelt stattfindet. Diese Durchlässigkeit der Membrane ist nicht nur der Oberfläche des Fleisches eigentümlich. Sie findet sich auch im Inneren des Fleisches auf verschiedenen Ebenen bis zum Zellgewebe. Denn auch eine Zelle wird umspannt von einer Membrane, die zwischen der inneren Lebenstätigkeit und der äußeren Umwelt vermittelt. Fleisch besteht aus verschiedenen Membranen und ist in jedem seiner Teile durchlässig. Auch auf der Ebene des organischen Körpers ist *himaku* zugleich *hiniku.* Nebenbei gesagt, kommt das lateinische Wort *membrana* von *membrum*, was Glied bedeutet. Jedes Glied im organischen Körper hat beziehungsweise ist eine Membrane. In der Bedeutung dieser lateinischen Wörter spiegelt sich die Gewebestruktur der Haut-Membrane qua Fleisch wie in der Wendung dieses Wortes durch Chikamatsu.

Die Struktur des «Dazwischen der Membrane», das die Kunst bildet und in dem sich die Kunst findet, ist eigentlich die Gewebestruktur in der biologischen Welt. Die Übertragbarkeit dieses organischen Begriffs deutet an, daß die wirkliche Welt als Ganzes wohl aus diesem «Dazwischen der Membrane» besteht. Die wirkliche Welt gliedert sich tatsächlich in verschiedene Schichten und Teile, und jede Schicht beziehungsweise jeder Teil hat/ist die Membrane qua Fleisch. Denn keine Schicht, kein Teil existiert isoliert an sich, sondern ist durch die durchlässige Membrane mit der Außenwelt verbunden, die ihrerseits wiederum aus durchlässigen Membranen besteht. Die dynamischen Organe des Staates, die synchronischen Verbindungen der Individuen in der Gesellschaft, die diachronischen Geschichtsschichten haben je ihre Membrane, die ihr Fleisch umhüllt. Die Welt hat, beziehungsweise ist, das «Dazwischen der Membrane».

Die Kunst als Weg

Um das «Dazwischen der Membrane» als Struktur auf die heutige Konstellation der Welt anzuwenden, ist es wichtig, noch darauf hinzuweisen, daß die Kunst, die dieses Dazwischen bildet, nicht nur ein Bewußtsein vom künstlerischen Schaffen, sondern auch ein solches vom Weg des Lebens (vom Leben als Weg) vermittelt.

Chikamatsu berichtet im ‹*Naniwa miyage*›, wie er zur Ansicht des «Dazwischen der Membrane» gelangte. Einst hatte er die Erzählung ‹Die Geschichte des Prinzen Genji› (*Genji monogatari*)[7] gelesen. Jemand habe, so die Erzählung, den auf dem Zweig des Edelzitronenbaums liegenden Schnee weggefegt. Der daneben stehende Kiefernbaum habe, als wäre er eifersüchtig, seinen Zweig aus eigener Kraft zurückgezogen, um den darauf liegenden Schnee auch herunterfallen zu lassen. Chikamatsu wurde an dieser Stelle zu der Kunst inspiriert, die seelenlosen Bäume so darzustellen, als hätten sie Gefühle. Er «wurde inne, wie man Jôruri beseelt». Die Beschreibung dieser Erfahrung läßt annehmen, daß Chikamatsu dabei nicht nur zur belebenden Darstellung der Rede, sondern auch zur Kunst des Lebens überhaupt angeregt wurde. Die rhetorische Kunst, Bäume wie Lebewesen mit Gefühl darzustellen, mußte auch die Kunst sein, eine seelenlose Puppe wie einen lebenden Menschen erscheinen zu lassen, und letztlich die Kunst, den lebenden Menschen zu seinem eigentlichen Lebensweg zu erwecken.

Um zu sehen, wie die Kunst zugleich als Weg aufgefaßt werden kann, wenden wir unseren Blick auf andere Werke der Lehre vom Kunstweg. Es war der große Nô-Spieler und Nô-Theoretiker Zeami (1364?–1443), der zum ersten Mal das Wort «Kunstweg» verwendete.[8] Das zweite Kapitel seiner Schrift ‹Die Lehre über die Blumen der schönen Gestalt› *(Fûshi kaden)* behandelt die Nachahmungskunst. Zeami beschreibt, wie der Schauspieler alte und junge Menschen verschiedener Stände auf der Bühne darstellen soll. Es gehe darum, «soweit wie möglich der wirklichen Figur ähnlich» zu werden. «Jedoch soll man wissen, daß es Gradunterschiede von dicht und dünn gibt.» Was Zeami «dicht» nennt, meint die Dichte oder Intensität einer opaken Kunst, die dem Schein im Sinne Chikamatsus nahekommt, während «dünn» eine künstlerisch wenig ausgeprägte Darstellung meint, die, wie das Sein Chikamatsus, sich dem Realen unterwirft. Die Nachahmung im Gradunterschied von dicht und dünn wird im Nô-Spiel zum *kata* stilisiert. Die Stilform *kata* ist an sich die leere Membrane ohne Inhalt. Sobald aber dieses *kata*, die Stilform der menschlichen Gebärde, auf der Nô-Bühne dargestellt wird, wird sie beseelt. Sie drückt die menschlichen Gebärden in einem im Alltag verborgenen Aspekt aus und wird zu Fleisch im höheren Sinne. Die Hülle der Membrane des *kata* füllt sich mit Fleisch.

Manche Schriften Zeamis sind mit einem Titel versehen worden, der das Zeichen für Blume enthält. ‹*Fûshi kaden*› ist ein Beispiel dafür. Blume bedeutet dabei die Schönheit der Gestalt des Schauspielers, der, wenn er jung ist, als «Blume der Blütezeit» ganz von selbst schön ist, aber mit dem Alter die Schönheit der Jugend verliert. Am Ende muß er die Kunstfertigkeit erlangen, eine nie welkende Blume aufzuführen. Die Blume des Nô-Spiels bedeutete für Zeami das Ideal des Lebens in seinen jeweiligen Stadien, und die Kunst des Nô-Spiels, das nach dieser Blume strebt, war nichts anderes als der Weg des Lebens.

Das Bewußtsein vom Weg zeigt sich im Teeweg noch nachdrücklicher. Nehmen wir dazu die Schrift der Aufzeichnungen Nampôs *(Nampôroku)*. Es ist zwar umstritten, ob diese Schrift wirklich von Nampô Sôkei, einem Schüler des großen Tee-Meisters Sen No Rikyû (1522–1592) verfaßt wurde, ob sie also festhält, was dieser Meister einst sagte, oder ob dies nur fingiert ist. Das Wort «Teeweg», das zweimal in ihr auftaucht, habe, so eine Untersuchung, zu Lebzeiten Rikyûs noch nicht die heutige Bedeutung gehabt, sondern nur die Rolle eines Tee darbietenden Menschen bezeichnet.[9] Trotz der umstrittenen Autorenschaft ist aber eines sicher: Die Schrift überliefert und erläutert die Idee Rikyûs vom *wabi-cha* (dem Tee der ästhetischen Einsamkeit) auf einem einzigartigen Niveau. Die Übung des Teewegs nimmt «ihren Maßstab aus den reinen Regeln im Zen-Kloster», und «die Essenz von *wabi* liegt darin, die reine und unschuldige Welt Buddhas auszudrücken» (*Nampôroku*, der Abschnitt ‹Nach dem Tode›). Im sogenannten *sôan chashitsu* (Teehaus im Stil einer Klause) bedeutet der Teeweg «Wasser zu kochen und Tee zu trinken, das Herz Buddhas bloßzustellen». Dieser Akt ist «nichts anderes als Feuer machen, Wasser kochen, Tee trinken, und sonst nichts». Er ist in keinem Punkt verschieden von der Tätigkeit im Alltagsleben und insofern das Sein. Dennoch wird er im Stil einer Klause vollzogen, also abseits der Alltagswelt im Teehaus, ohne Anteil an Produktion und Konsum des gewöhnlichen Lebens. Darum ist er Schein. Er ist Schein und dennoch nicht der bloße Schein, das Sein und dennoch nicht das bloße Sein. Das «Dazwischen der Membrane» Chikamatsus zeigt sich auch im Teeweg Rikyûs.

Wenn auch nicht so ausdrücklich wie beim Teeweg und im Nô-Spiel, so ist das Bewußtsein des Wegs doch auch in anderen Kunstgattungen zu finden. In der Kampfeskunst, bei der es stets um Leben und Tod geht, ist dieses Bewußtsein am eindringlichsten. Im Vorwort des ersten Bandes der Schrift *‹Heihô kadensho›* (Die im Haus überlieferten Kriegsgesetze) der Yagyû-Shinkage-Schule, die in der Edo-Zeit (1600–1867) als offizielle Schule autorisiert war und den Titel ‹Menschen tötendes Schwert› trug,[10] heißt es: «Es ist eine falsche Ansicht zu meinen, es gehe in den Kriegsgesetzen um das Töten der Menschen. Worum es geht, ist nicht das Töten der Menschen, sondern das Vernichten des Bösen. Es handelt sich um die Strategie, das Böse eines Menschen zu vernichten, um das Leben von zehntausend Menschen zu retten.» Die hier gemeinte Strategie ist nichts anderes als das «Dazwischen der Membrane». Denn sie zielt darauf, «mit dem Trug das Wahre zu gewinnen». Die Strategie meint nicht den schlichten Betrug, sondern die Kunst, das Leben von zehntausend Menschen zu retten. Darum, so das ‹*Heihô kadensho*›, werde diese Strategie «im Buddhismus die sogenannte provisorische Maßnahme zur Errettung *(hôben)* genannt». Auf dem Weg der Kriegsgesetze, wie er im ‹*Heihô kadensho*› geschildert wird, werden so die Kampfeskünste mit dem Buddhismus vereinigt.

Kunst und Religion

Es ist nicht unnütz, schon jetzt darauf hinzuweisen, daß der Buddhismus als geistiger Hintergrund des Kunstwegs vor allem vom Zen repräsentiert wird. Wir sahen oben, daß die Übung des Teewegs ihren Maßstab «aus den reinen Regeln im Zen-Kloster» nahm. Im Zen-Kloster leben die Mönche streng nach diesen reinen Regeln, um sich Tag und Nacht ihren Übungen hinzugeben. Der Zen-Geist wird auch im ‹*Heihô kadensho*› ausdrücklich erwähnt, wo vom «Vorher» gesprochen wird, das dem «Beginn einer Tätigkeit vorausgeht». Im Kampf ist der Angriff vor dem Beginn der Tätigkeit des Gegners mitunter entscheidend. In der obigen Schrift wird gesagt, dieses Vorher sei «der sogenannte Zen-Akt *(zenki)*, der ausschließlich im Zen-Buddhismus zu finden ist». Dieser Zen-Akt als Ausdruck eines inneren Zustandes ist der lebendigste Teil der Zen-Übung. Ebendieser Teil wurde als Kernstück in das Kriegsgesetz aufgenommen.

Der Hinweis auf die Verbindung von Kunst und Zen im japanischen Kunstweg zeigt auf das Charakteristische dieser Kunst gegenüber der europäischen. In der letzten Hälfte des 19. Jahrhunderts erklärte sich in Europa die Kunst «zur Kunst um ihrer selber willen» und beanspruchte Selbständigkeit. Damit meinte sie auch ihre Unabhängigkeit von der Religion, der sie seit der Entstehung des Christentums prinzipiell untergeordnet war. Der mit dem Zen-Buddhismus verbundene Kunstweg in Japan scheint dieser vormodernen Kunst in Europa zu entsprechen. Wie man aber bald bemerkt, verhält es sich keineswegs so, daß die Kunst der buddhistischen Religion diente, um deren Tempel zu schmücken. Die Kunst existierte nicht als Kunst im Tempel. Künste wie Teeweg, Nô-Spiel, Jôruri, Kabuki, Blumenstecken oder Kampfkunst existierten alle außerhalb des buddhistischen Tempels, mitten im säkularen Leben. Die Leute schätzten diese Genres nicht um ihres religiösen Gehalts willen, sondern als Kunst. Zwar lag der Kunst der Geist des Zen zugrunde, aber nicht in der Weise, daß sie diesem Geist untergeordnet worden wäre.

Diese Seinsweise der Kunst steht offensichtlich mit dem Wesen des Zen-Geistes selbst in Verbindung. Im Zen gibt es Sprichwörter wie: «Sowohl den Buddha als auch die Altmeister töten» (d. h. von jeder Autorität frei sein), «Sei frei im Hinein- und Hinausgehen» oder «An nichts hängenbleiben». Die Freiheit von jedem Abhängigkeitsgefühl ist charakteristisch für das Zen. Betrachtet man die Abhängigkeit vom Glauben an Gott beziehungsweise den Buddha als das Wesentliche einer Religion, darf man sogar fragen, ob Zen als Religion bezeichnet werden kann oder nicht. Es ist kein Zufall, daß die mit dem Zen verbundene Kunst das Spiel zu ihrem Wesen machte. Der Begriff des Spiels *(yû)* im Kunstweg geht zurück auf den buddhistischen Begriff des Spiels *(yuge)*, der ein anderer Name für Freiheit ist. Das Spiel im buddhistischen Sinne bedeutet den letzten und höchsten Seelenzustand und wurde vor allem im Zen überliefert.[11]

Daß die von der aristokratischen Kultur hervorgebrachte Dichtung, eine Variante des Kunstwegs, «Kunst-Spiel» *(yugei)* genannt wird, läßt sich von der erwähnten Tradition her verstehen.[12] Das Spiel wurde zum letzten und höchsten Ideal des Kunstwegs. Ein solches Ideal ist in der europäischen Kunst nicht zu finden, zumindest nicht allgemein anerkannt. Rogers Caillois verweist im Vorwort zur japanischen Auflage seiner epochalen Untersuchung ‹Les jeux et les hommes› auf die «deutliche Verwandtschaft zwischen der japanischen Kultur und dem Geist des Spiels».[13] Aber selbst dieser renommierte Forscher konnte das Spiel nur als Zwischenglied zwischen dem Heiligen und dem Säkularen verstehen und nicht als eine Seinsweise, die im Wechsel vom Heiligen zum Profanen und zurück ins Heilige *frei* zu werden hoffte. Das von Caillois behandelte Spiel steht in einem religiösen Kontext, buddhistisch betrachtet aber ist es nur in einem sekundären Sinne Spiel. Spiel in diesem Sinne kann nicht zum leitenden Ideal der Kunst werden. Caillois gibt in seiner Untersuchung kein Beispiel für Kunst. Im japanischen Kunstweg ist aber gerade das Spiel im primären, buddhistischen Sinne der zentrale Begriff.

Das Spiel des Kunstwegs meint eine Freiheit, die von der Autonomie und Selbständigkeit der europäischen Kunst ganz verschieden ist. Der modernen Kunst Europas, die sich von der christlichen Religion emanzipierte und ihre Mündigkeit erklärte, liegt wohl ein dem modernen Europa überhaupt eigentümliches Ich-Bewußtsein zugrunde. Der zum Ich-Bewußtsein erwachte Mensch beansprucht Mündigkeit und Emanzipation, somit auch Freiheit von Gott. Aber Freiheit im Sinne des buddhistischen Spiels kommt dann zustande, wenn gerade dieses Ich-Bewußtsein zunichte gemacht wird.

Es stellt sich allerdings die Frage, ob der innere Seelenzustand des Kunstwegs seinerseits mit dem Geist des Zen vollkommen identisch ist. Die Frage bleibt deshalb offen, weil im Kunstweg das unentbehrliche und mühsame Streben durch Übung als die allerletzte Ichform zurücktreten muß. Der Kunstweg als Weg zum buddhistischen Seelenzustand, in dem alles Verhaftetbleiben verlassen und die Gelassenheit erreicht wird, ist doch ein Allerletztes, dem man am Ende immer noch verhaftet bleibt. Der Dichter Bashô (1644–1694) stellte auf seinem Sterbebett dieses Verhaftetbleiben in Frage. Er dachte an seine lange Mühe um die Haiku-Dichtung zurück und fragte sich, ob diese Mühe «nicht das war, was Buddha als irrtümliches Verhaftetbleiben betrachtete». Er mußte gestehen: «Ich fühle mich von dieser Mahnung betroffen.»[14]

Die Grenzscheide, die den Kunstweg vom buddhistischen Weg trennt, ist dort erreicht, wo das Verhaftetbleiben, als Folge seiner Überreife, von selbst abgeschnitten wird, so wie überreifes Obst von dem Zweig, an dem es hing, am Ende von alleine abfällt. Der Kunstweg darf auf diese Weise am Ende wieder als buddhistischer Weg gelten. Darauf kann hier nicht näher eingegangen werden, aber ich verweise darauf, daß diese Grenze des Kunstwegs im Hinblick auf die Religiosität einen positiven Aspekt darstellt. Der Übungsort des Kunstwegs nämlich ist im Gegensatz zu jenem der buddhistischen Übung, die den «reinen» Regeln im Zen-Kloster folgt, bald das volkstümliche Theater oder der vornehme Saal beim Shôgun, bald der luxuriöse Raum des Kaufmanns oder die Kampfhalle des Ritters. Die Welt als das «Dazwischen der Membrane» wurde inmitten des säkularen Lebens realisiert. Dies berechtigt zu der Annahme, daß die Lehre vom Kunstweg im Vergleich zur entsagenden Praxis im Buddhismus ein helleres Licht werfen kann auf die heutige Welt, in der die Religion keine prägende Wirkung mehr ausübt.

Anweisungen des Kunstwegs für das Heute

Ausgangspunkt der folgenden Überlegung ist das Ergebnis der bisherigen Betrachtungen zum Kunstweg: Das «Dazwischen in Gestalt der Membrane» ist die Welt, die von der Kunst gebildet wird; weiterhin bedeutet die Kunst den Weg des Lebens in dieser Welt als Haut beziehungsweise Membrane. Wem der Begriff der Membrane allzu biologistisch klingt, kann ihn durch das Wort «Interface» ersetzen. So könnte die «Lehre vom Dazwischen der Haut-Membrane zwischen dem Schein und dem Sein» Licht auf die gegenwärtige Welt werfen.

Interface ist die Grenzfläche zwischen verschiedenen Stoffen oder verschiedenen Wesen. Der einst in der Chemie gebrauchte Begriff wurde allmählich zur Bezeichnung für den verbindenden Teil zwischen verschiedenen Computern in einem Network und wird seither auch für die Kontaktfläche zwischen Mensch und Computer benutzt. Als solche heißt sie «Human Interface». Die bisherige Betrachtung über die Membranstruktur zeigte, daß ein organischer Körper in jedem Teil eine Membrane, somit ein Interface, hat und *ist.* Wendet man den Blick vom organischen auf das soziale Leben zurück, dann sieht man dort die gleiche Struktur. Die menschliche Beziehung beispielsweise entsteht ebenfalls vermittels eines Interface. Das Gesicht *(face)* zeigt und *ist* das Verhalten. Das Gesicht eines anderen, das sich mir zuwendet, ist die Kehrseite meines Gesichts, wie man im Alltag oft erfahren kann. Wenn das Gesicht des anderen etwas Böses zeigt, liegt dazu auf meiner Seite auch eine Ursache. Begegne ich dem anderen mit Liebe, ruft das in seinem Verhalten eine entsprechende Wirkung hervor. Auch zwischen den Kulturen und den verschiedenen Gebieten innerhalb eine Kultur gibt es ein Interface. Man könnte mittels dieses Begriffs philosophische Probleme wie Subjekt–Objekt, Leib–Seele, Ethik und Kultur neu betrachten.

Wenn man das Interface als das «Dazwischen der Membrane» versteht, eröffnet sich eine neue Dimension für die Interface-Theorie. Die Einsicht nämlich, daß die aus verschiedenen Interfaces bestehende Welt keine von einem Dritten beobachtete Sphäre ist, sondern immer nur von einem solchen wahrgenommen wird, der sich noetisch und leiblich darin befindet. Es war das Charakteristische der Kunstweg-Lehre, das Wesen der Kunst stets vom Standort des Darstellers aus zu begreifen. Die Stilform *(kata)* war keine von einem Dritten beobachtete Form, sondern die kondensierte Erfahrung des Darstellers. Das Werk ließ sich nicht vom Künstler trennen, sondern war die Tätigkeit des Künstlers selbst. Die Kunstweg-Lehre machte die künstlerische Tätigkeit des Darstellers zum Thema des Kunstwerks und verstand dieses als die Welt des «Dazwischen der Membrane», als Interface.

Das Interface ist von vornherein ein Gebiet, das nicht selber als etwas Substantielles, sondern als Verhältnis zu verstehen ist. Das Interface-Verhältnis in der Kunstweg-Lehre ist mit dem buddhistischen Begriff «Abhängiges Entstehen und Vergehen» *(engi)* vergleichbar. Die Welt des *engi* ist nicht von außen her zu sehen. Der Betrachter befindet sich in ihr selbst als dynamischer Fokus. Darum kann sie nur noetisch erfahren werden. Noetische Erfahrung heißt, daß das Erfahrene nicht vergegenständlicht werden kann. Wenn man die Welt mit einem unendlich weiten Netz vergleicht, so ist die noetische Erfahrung dieser Welt ein Knoten in diesem Netz. Sie ist die Erfahrung, von diesem Knotenpunkt aus das Netz und somit sich selbst zu sehen. Will man über diesen Knotenpunkt hinausschauen, so wandelt sich die lebende Welt zur toten. Die Welt sehen heißt, sich als einen Knoten zu sehen, der in sie hineingeknüpft ist. Das gesehene Ich muß zugleich das sehende Ich sein.

Der Gedanke, daß das gesehene Ich zugleich das sehende Ich sei, ist nicht neu. Er ist der phänomenologischen Forschung vertraut.[15] Weniger geläufig ist hingegen die Ansicht, die sich eröffnet, wenn man noch einen Schritt weiter in die noetische Richtung geht – so weit, daß die Noesis selbst verschwindet. Um in einem Gleichnis zu sprechen: Man geht in Richtung der Quelle immer den Fluß aufwärts, um von dort her den fließenden Fluß noetisch zu sehen. Geht man aber so weit in dieser Richtung, daß man im Grund der Quelle selbst versinkt, so kommt in diesem Eintauchen die Quelle der Noesis selbst zum Vorschein. Da die Quelle die Subjektivität des sehenden Ich bedeutet, ist der Sehende nicht ein bloßes Subjekt, sondern das ichlose, somit in der Welt aufgehende Ich. Hier gilt das Sehen ohne den Sehenden, wodurch es möglich wird, die Welt aus dem Innern der Welt her zu sehen.

Die Lehre ‹Von der Welt her die Welt sehen› wurde als philosophischer Empirismus in der Spätphilosophie des Gründers der sogenannten Kyoto-Schule Kitarô Nishida (1870–1945) begründet.[16] Als künstlerische Erfahrung wurde sie aber schon im mittelalterlichen Kunstweg immer wieder aufgegriffen. Begriffe wie das «Spiel» *(yuge)* oder «Ichloses Herz» *(mushin)* deuten darauf hin. Das oben erwähnte Kapitel über die Nachahmung im *‹Fûshi kaden›* ist ein Beispiel für die konkrete Darstellung dieses Erfahrungsgehaltes.

Im Zustand eines Sehens ohne den Sehenden, also des ichlosen Sehens, ist der Darsteller selber ein Interface der Welt. Die heutige Welt, die aus Interfaces von Informationen besteht und sich im Cyberspace zur virtuellen Realität wandelt, hat zwar ein ganz neues Antlitz. Aber die Welt als «Dazwischen oder Membrane zwischen dem Schein und dem Sein» besaß im Kunstweg von vornherein den Charakter der virtuellen Realität. Die Kunst lieferte hierbei einen Standort, um sich nicht in dieser virtuellen Realität zu verlieren, sondern diese aktiv zu erschaffen. Die leibliche Erfahrung der Kunst im Kunstweg als Knotenpunkt im Netz der virtuellen Realität bietet angesichts der heutigen Orientierungslosigkeit im Cyberspace einen Hinweis auf Gewißheit.

Die Bedeutung dieser Erfahrung zeigt sich, wenn sie mit dem Archetyp westlicher Ontologie und Kunst, mit der Lehre Platons, verglichen wird. Bei Platon war das gemalte Bild das Schattenbild der irdischen Erscheinung, die er wiederum als das Schattenbild der Idee sah. Als Inbegriff des Scheins war es von der wahren Realität am weitesten entfernt. Die künstlerische Welt war also für Platon eine Welt des Scheins im Vergleich mit der Welt des wahren Seins, und der Leib des Künstlers war als das Gefängnis der Seele kein Ort, an dem die Seele zu sich selbst finden konnte. Nichts ist dem Platonismus fremder als die Lehre vom Kunstweg.[17]

Man findet in der gegenwärtigen Kunst, die bewußt oder unbewußt antiplatonisch ist, manches Gemeinsame mit dem in Japan überlieferten Kunstweg. Bekanntlich wies die moderne Kunst zu Beginn des 20. Jahrhunderts die Nachahmung als eine Abhängigkeit vom Anderen außerhalb der Kunst zurück, um ihre Autonomie zu proklamieren und sich zu «reinigen». Sie wurde zur abstrakten Kunst. Das brachte allerdings die Gefahr mit sich, sich nach außen abzuschließen und immer inhaltsärmer zu werden. Die ungewollte Reaktion darauf kam nach dem Zweiten Weltkrieg in Gestalt des neuen abstrakten Expressionismus. Als äußerste Konsequenz der Abstraktion begann diese Kunst, die Grenze zwischen dem Innen und dem Außen des Kunstwerks aufzuheben und die einst ausgeschlossene Außenwelt auf abstrahierende Weise wieder in das Kunstwerk einzubeziehen. Bald ging sie entweder dazu über, in der Industriegesellschaft produzierte Waren selbst als Kunstwerke zu zeigen – wie bei der Pop Art –, oder versuchte, den menschlichen Körper im Werkprozeß gestisch in das Bild einzubringen – wie beim Action Painting. Es geht hier nicht um die Frage, ob und wie diese Kunst zu bewerten ist, sondern darum, daß in diesen Bewegungen die Aktion oder Performance oft selbst zum Werk erhoben wird. Bei der sogenannten Minimal Art, die das Element des künstlerischen Schaffens minimalisieren will, hat das Werk sogar den Charakter eines Interface, sofern sich die wirkliche Welt in ihm spiegelt. Die im Kunstwerk widergespiegelte Welt ist eine virtuelle Welt; sie ist «Schein und doch nicht bloßer Schein; Sein und doch nicht bloßes Sein», wie Chikamatsu sagte. Ist nicht die Tatsache, daß wesentliche Züge der nach dem Zweiten Weltkrieg in Amerika entstandenen Kunst auf diese Weise mit der japanischen Kunstweg-Lehre verwandt sind, allein schon bemerkenswert?

Die Kunstweg-Lehre fordert von uns nicht nur die retrospektive Bemühung um die überlieferte Kunst. Sie kennt auch eine Erfahrung eigener Leiblichkeit (eines Standorts im eigenen Körper), die im Bannkreis der virtuellen Realität ein Modell liefern kann. Daher schien es mir sinnvoll, diese Lehre einmal aus der Perspektive der heutigen Welt, und nicht nur in ihrem historischen Sinn, zu betrachten.

Schlüsselworte in der Lehre vom Kunstweg

Von Noriko Hashimoto

Die ästhetische Reflexion über den Kunstweg werde ich in drei Stufen darlegen: Nach einer Einführung in das Konzept des Kunstwegs untersuche ich das Verhältnis von Kunstweg und Natur und beschreibe schließlich die geistige Vereinigung von Ästhetik, Ethik und Religion.

Das Konzept des Kunstwegs

«Pfad/Weg» lautet die Übersetzung des japanischen *«michi»*, eines der Schlüsselworte japanischer Kultur. Pfad/Weg im Sinne von *michi* wird als Prozeß verstanden, dessen Ziel im sittlichen Wert gesehen wird. Der göttliche Pfad/Weg *(kami-no michi)* ist die Religion, die der Erkenntnis göttlicher Vorsehung dient. Der menschliche Pfad/Weg *(hinito-no michi)* ist der, auf dem die Menschen unter Berücksichtigung ethischer Prinzipien wandeln sollten. *Uta-no michi* als Pfad/Weg der Poesie wird dem menschlichen Pfad/Weg zugeordnet. Die Kunst ist der Pfad/Weg, dessen höchstes Ziel die Schönheit ist.

Als man im 3. Jahrhundert n. Chr. die chinesische Kultur in Japan einführte, wurde das alte Wort *«michi»* mit dem berühmten chinesischen *«tao»* (oder *«dao»*) gleichgesetzt. *«Tao»* kann allerdings nicht als «Pfad» übersetzt werden. Man versteht unter *tao* vielmehr den Weg im allgemeinen Sinne von Art und Weise. Denn *tao* symbolisiert die mächtigste Kraft und gleichzeitig die absolute Ordnung des Universums. Das chinesische *tao* meint noch allgemeiner das Grundprinzip, von welchem sich die ganze Schöpfung herleitet und zu dem alle Dinge zurückkehren.

Menschen und Dinge werden durch die Selbstzeugung (Schöpfung) des *tao* geformt. Alle Dinge haben durch ihre Teilhabe am absoluten *tao* ihre eigene *raison d'être*. Jedes Objekt, das in der Natur existiert, hat seinen Anteil am Absoluten. Da *tao* selbst als das Absolute verstanden wird, kann es nicht gleichzeitig dessen Pfad/Weg sein. Aus diesem Grund möchte ich Weg (Art und Weise) und Pfad unterscheiden. Der Weg als Prinzip ist zugleich Prozeß und Endpunkt; der Pfad ist dagegen ein Prozeß hin zu einem Ende, das als sittlicher Wert verstanden wird. Dank seiner verborgenen Dynamik und seines prozessualen Charakters wird *tao* im Japanischen oft mit *michi* gleichgesetzt. Während des Mittelalters wurde in Japan das Konzept *«geido»* etabliert, das Konzept des Kunstweges (der Pfad/Weg der Künste).

Der Pfad/Weg der Künste wird verstanden als der Pfad/Weg eines Individuums, welches durch ästhetische Erfahrung geläutert werden möchte. Nicht nur künstlerisches Schaffen, sondern auch die Würdigung von Kunstwerken kann solche Läuterung bewirken. *Geido* (Pfad/Weg der Künste) verhilft dem Individuum zu geläuterter Perfektion. Er wandelt den Menschen zu einem moralischen Wesen, welches die Beziehung der Dinge zueinander und zu den Menschen versteht. Tenshin Okakura schrieb dazu in seinem ‹Buch vom Tee›: «Meisterwerke sind Symphonien, gespielt auf unseren feinsten Empfindungen ... Berührt uns die Zauberhand des Schönen, so werden die geheimsten Seiten unseres Wesens wach. Wir zittern und beben als Antwort auf den Ruf an uns. Geist spricht zu Geist. Wir lauschen dem Unausgesprochenen, wir sehen das Unsichtbare. Der Meister weckt Töne, von deren Dasein wir nichts ahnten. Lang vergessene Erinnerungen kehren neuen Sinns zu uns zurück ... das Meisterwerk sind wir und wir sind das Meisterwerk.»

Der Pfad/Weg der Künste ist keine Methode, aber *meta-hodos* (μετα-ὁδός). *Hodos* (ὁδός) bedeutet auf griechisch Pfad/Weg. Der Pfad/Weg der Künste kann nicht durch ein System objektiviert, sondern nur persönlich erfahren werden. Tenshin sagte: «Dem Mitfühlenden wird ein Meisterwerk zu einer lebendigen Wirklichkeit, zu der er sich durch die Bande einer gewissen Kameradschaft hingezogen fühlt. Die Meister sind unsterblich, denn ihre Liebe und ihre Frucht leben wieder und wieder in uns auf. Es ist die Seele und nicht die Hand, der Mensch und nicht die Technik, die zu uns spricht – je menschlicher der Appell, um so tiefer unsere Antwort.»

Tenshin besteht darauf, daß dem Mitfühlenden ein Meisterwerk zur lebendigen Realität wird, und so ist man geneigt, dieses Mitfühlen für eine Kommunikation zwischen zwei Seelen zu halten. Durch das Meisterwerk erkennen Schöpfer und Betrachter die menschliche Existenz im jeweils anderen. Aus der Sicht des *tao* ist der Pfad/Weg der Künste ein Pfad/Weg der Menschen und nicht einer der dynamischen, kosmischen Kräfte. Tenshins Bemerkung: «Es ist die Seele und nicht die Hand, der Mensch und nicht die Technik, die zu uns spricht», ist in diesem Denken zentral. Doch weist die Erkenntnis des Menschlichen weiter, denn die lebendige Realität und die Unsterblichkeit des Meisters zeigen die Verbindung der Gegenwart mit der Ewigkeit. Diese Vorstellung ist charakteristisch für das japanische Denken über die Kunst. Es zeigt gleichzeitig die Verbindung der Künste zu Ethik und Religion.

Der wesentliche Zusammenhang: der Pfad/Weg und die Natur

Die östliche Philosophie ist tendenziell Naturphilosophie. Natur und Menschen werden einander nicht entgegengestellt: Die Menschen sind Teil der Natur. Menschen und Natur sind durch *chi* (Geist), die vitale Kraft im Kosmos, miteinander verbunden. Das allesdurchdringende *chi* mit der Vorstellung von einer alle Existenzen durchdringenden Wahrheit weist jedem Gegenstand die Fähigkeit zu, sich der universellen Wahrheit des Kosmos bewußt zu sein. Das Wesen der Natur in ihren materiellen Objekten zu begreifen bedeutet, das Prinzip (*arche*, ἀρχη) der lebendigen Natur der menschlichen Existenz zu erfassen. Diese beiden Vorstellungen haben eine ungebrochene Tradition. Das Leben und seine vitale Kraft können noch im kleinsten Grashalm empfunden werden, und dieser kann eine intuitive Erfassung der Essenz und Realität des gesamten Kosmos zugänglich machen.

Im 6. Jahrhundert stellte der chinesische Theoretiker Hsieh Ho wie Chang Yen-Yüan in seinen ‹Sechs Regeln der Malerei› die Forderung auf, daß es der Maßstab eines Meisterwerkes der Malerei sei, ob «der lebendige Rhythmus des Naturgeistes» darin zum Ausdruck käme oder nicht. «Wenn ein Maler einen Berg zeichnet, muß er den Geist des Berges erfassen und zeichnen, und nicht (allein) den Berg als einen bestimmten abzeichnen», sagte im 8. Jahrhundert der chinesische Maler Wang Wei. Diese Auffassung gilt in Japan bis heute, und jemand, der nach *geido* sucht, geht manchmal in die Berge und übt sich in Versenkung, um den Geist der Natur in seinem eigenen Geist aufzunehmen.

Der deutsche Philosoph Eugen Herrigel, der nach Japan kam, um durch Bogenschießen die japanische Philosophie und Kultur zu studieren, schrieb im Jahr 1936 ‹Die ritterliche Kunst des Bogenschießens›. Wir Japaner sprechen vom *kyu-do*, wörtlich dem *tao* des Bogenschießens. Herrigels Meister sagte zu ihm: «Du mußt dein Ziel nicht anpeilen. Mußt nicht an dein Ziel denken und worauf du zielen willst, und auch nicht an irgend etwas anderes. Zieh einen Pfeil und warte, bis der Pfeil dich von selbst verläßt. Du solltest alles lassen, wie es ist.» Herrigel mußte seine Augen so weit schließen, bis er das Ziel nur noch vage erkennen konnte. Da schien das Ziel sich ihm zu nähern. Wie sein Meister ihm sagte, wird die mystische Vereinigung durch Konzentration nur auf sich selbst erreicht: «Ziele auf dich selbst, nicht auf das Ziel.»

Durch das japanische Bogenschießen können wir die einfachste Art des mystischen Denkweges zen-buddhistischer Priester kennenlernen. Ziel dieses Denkweges in letzter Perfektion ist es, «zu zielen und zu treffen, ohne Pfeil und Bogen. Das ist genau die letzte erreichbare Stufe, wenn man den Pfad/Weg des Bogenschießens richtig begeht. Deshalb ist es das Gleiche, ob man unbewußt Pfeil und Bogen benutzt, um sich in die Ewigkeit zu versenken, oder ob man sitzt und die Hände zum Gebet faltet.»

Der japanische Haiku-Dichter Matsuo Bashô beschloß, sein ganzes Leben der Perfektion der Kunst des Haiku (Gedicht aus 17 Worten) zu widmen. Er gab seine gesellschaftliche Position auf, um sich in die Natur zu begeben und dort seinen Geist mit dem Geist der Natur zu vereinigen: «Lerne von der Kiefer über die Kiefer, lerne vom Bambus über den Bambus.» Für ihn war die Meisterschaft des Haiku die natürliche Existenz. In der östlichen Tradition sind Harmonie und die Vereinigung mit der Natur, das Erkennen des Geistes also, die wesentlichen Ziele. Von einem künstlerischen Meisterwerk wird daher verlangt, daß es den Geist der Natur ausdrücken müsse, sei die Form noch so klein, seien die Farben noch so sparsam.

Die Identifikation eines Objektes mit dem, was es individuell darstellt, ist nicht wichtig. Daher besteht eine Tusch-Zeichnung aus einer Komposition schwarzer Linien vor weißem Hintergrund ohne jede Farbe. Aber der Betrachter empfindet beim Anblick der schwarzen Pinselstriche gleichwohl das Rauschen des Wasserfalls und die fernen Laute des Windes in den Bergen. Er ist in der Lage, all diese Erscheinungen in seiner eigenen, intensiven Empfindung und inneren Vision zu sehen und zu genießen: «Alle Farben kann ich in den abgestuften Schwarztönen empfinden.»

Das Ziel der östlichen Malerei besteht darin, den Geist der Natur zum Ausdruck zu bringen. Sich in ein Landschaftsbild zu versenken ist erstrebenswerter, als sich in die natürliche Landschaft zu begeben. Der Meister der Malerei muß eins sein mit dem Geist der Natur und diesen Geist in seinem Kunstwerk verkörpern. So erfährt der Betrachter den Geist der Natur.

Geido ist der Pfad/Weg, auf dem die Menschen geläutert werden. In der Konzentration auf das Kunstwerk, die Natur oder den Kosmos erfahren wir die Möglichkeit einer Katharsis, die uns über die Schmerzen und das Leid der realen Welt erheben kann. Ästhetik, Ethik und Religion gehen hier wieder eine Einheit ein. Sören Kierkegaard verband diese drei Dimensionen in seiner Theorie der Ironie, indem er drei verschiedene Stadien von Ästhetik, Ethik und Religion unterschied. Im Osten kennt man diese Steigerung im Kierkegaardschen Sinne nicht. Es existiert nur die Vereinigung oder die wechselseitige Integration dieser drei Elemente.

Die geistige Vereinigung der Ästhetik mit Ethik und Religion

Die kosmische Natur und die Menschen sind vom Standpunkt der Natur aus gleich, und doch sind sie nicht völlig gleich. Die Natur selbst ist kosmischer Natur. Die Ewigkeit ist der endlose Kreislauf des Lebens. Der individuelle Mensch nimmt mit seiner zeitweiligen Existenz an der Natur teil, indem er ein Teil in ihr ist. Die Differenzierung oder Distanz zur Natur muß subjektiv erfahren oder selbst erlernt werden, damit man das japanische Konzept *ma* versteht.

Ma differenziert Identitäten oder identifiziert Differenzen, indem es die Standorte zwischen den Individuen augenblicklich anpaßt. Gleichzeitig muß der Lernende die Beziehung zwischen Menschen und Gott (Gottheit) klar erkennen. Der japanische Ausdruck *«machigai»* bezeichnet den Verlust einer solchen dynamischen Distanz. Dieser Verlust entsteht durch eine Störung im *ma*. Vernichtende Fehlentwicklungen sind die Folge, die auf einen Mangel an Moral zurückzuführen sind. Die Entwicklung von *ma* ist auch eines der Ziele von *geido*.

Zu den japanischen Künsten zählt das Arrangieren von Blumen. Wo man im Deutschen von Blumen-Stilleben spricht, geht man in der japanischen Vorstellung den Pfad/Weg der Blumen. Die Kunst des Blumenarrangements entstand wie die Teezeremonie im 15. Jahrhundert. Tenshin hat sie ausführlich beschrieben und erzählt von ihrer Herkunft: «Die Legende schreibt das erste Blumengebilde den frühen buddhistischen Heiligen zu, die die vom Sturm geknickten Blüten aufsammelten und sie in ihrer grenzenlosen Fürsorglichkeit für alles Lebende in Gefäßen mit Wasser aufstellten.»

Statt von Blumenarrangements zu sprechen, sollte man besser den Ausdruck «Pfad/Weg der Blumenkomposition» benutzen. Der Meister des Pfades der Blumen schneidet das Leben der Blumen ab, um ihre zeitlich begrenzte Schönheit im Kunstwerk zu erkennen. Dies ist die menschengemachte Komplexität von *ma* im Kosmos, auf die Tenshin mit den Worten hinweist: «Wer mit den Bräuchen unserer Tee- und Blumenmeister vertraut ist, wird auch die religiöse Verehrung kennen, die sie den Blumen zollen. Sie pflücken die Blume nicht nach Laune oder Belieben, sondern wählen sorgfältig jeden Zweig und jede Dolde im Hinblick auf die künstlerische Komposition aus, die sie im Sinn haben. Sie würden sich schämen, mehr zu schneiden, als unbedingt notwendig ist.»

Die Blumenkomposition soll die dynamische Bedeutung von räumlichen und zeitlichen Beziehungen in der Natur erfahrbar machen. Durch das Kunstwerk, dem Ergebnis einer solchen Komposition, lernen wir die Beziehung zwischen zwei Personen verstehen. Auf diese Weise stellt *geido* die Praxis von *ma* dar, um eine geeignete Beziehung zur Natur und zu anderen Personen aufzubauen.

Auch im Nô-Theater gibt es den Pfad/Weg der Künste. Zeami begründete im 15. Jahrhundert die Theorie des Nô-Theaters und schrieb sie in ‹*Fûshi kaden*› (wörtlich übersetzt: Lernen, Wind, Gestalt, Blume) nieder. Jeweils ein Sohn der Familie wird in die niedergelegten Geheimnisse eingeführt. In dieser Unterweisung wird er aufmerksam auf die Schönheit der Blume. *Jibun-no-hana* zeigt die Blume in ihrer ausgesprochenen Vergänglichkeit. Es ist die Schönheit einer begrenzten Zeit, wie etwa die der Blume der Jugend. *Makoto-na-hana* ist dagegen die echte Blume der Zeit, die ewige Schönheit. Ab dem Alter von sieben Jahren muß der Nô-Schauspieler versuchen, die vorrübergehende Schönheit in seinem täglichen Leben zu erkennen. Er wird nur selten auf die ewige Blume stoßen. Zeami insistiert, daß jeder einzelne Nô-Schauspieler die Blume der Zeitweiligkeit erkenne, auf daß jeder auf der Bühne den anderen erkenne. Jeder reagiere auf das *ma* der Situation. Gemäß der Interpretation von Tomonobo Imamichi wird im Nô-Schauspiel das Prinzip «*pro-arche*» (προ-ἀρχή, Vorbeginn) ethischer Tugend als Verpflichtung gesucht. Die Natur erscheint dabei als flüchtige Zeitweiligkeit in der großen Ewigkeit. Der Nô-Schauspieler kann in seinem Streben nach kosmischer Vereinigung nur durch Askese die Zeitweiligkeit verlassen.

Tomonobo Imamichi hält den Zeitabschnitt seit den siebziger Jahren für eine Periode der Formlosigkeit. Er betrachtet ihn als eine technologische Welt, die sich nur objektiver Berechnung widmet. In der technologischen Gesellschaft zeigen konkrete Formen ihre Funktion nicht an. Eine kleine schwarze Schachtel kann eine Geheimkamera sein. Ihr Formkonzept ist *eidos* (εἶδος, Sehen), welches nur identifizierbar wird, nachdem die Funktion verloren ist. In einer solchen Gesellschaft sind bewegliche Bilder wichtiger als Formen. In der Kunstpraxis heute sind nicht nur Bilder, sondern Figuren – das heißt Serien konkreter, beweglicher Formen – essentiell. Die Interpretation von Kunst ist der Pfad/Weg zu ihrer Idee und ermöglicht, *ma* zu nehmen, ohne Fehler zu begehen. Deshalb ist Kunst ohne jegliche Interpretationsmöglichkeit eine Kunst ohne Kenntnis von *ma*. Wenn jemand *ma* nicht als die identifizierte Differenzierung mit dem kosmischen *chi* erkennt, so verkennt er Ästhetik, Ethik und Religion.

Die wesentliche Bedeutung von *geido* ist, wie Tenshin sagte, «immer nach der Harmonie mit dem großen Rhythmus des Universums zu streben. ... Nur der Künstler, der mit dem Schönen gelebt hat, kann in Schönheit sterben.» *Geido* ist der Weg, auf dem jeder Mensch lernen kann, den Geist der Natur durch Schaffung oder Würdigung eines Kunstwerkes zu erfahren. Das Kunstwerk ist der *topos* (τόπος, Ort) der geistigen Einheit von Ästhetik, Ethik und Religion.

Buddhas Spiegel
Meine Begegnung mit Nam June Paik in Japan

Von Hans Belting

Nam June Paiks ‹TV Buddha›, der erstmals 1974 in einer New Yorker Galerie in Erscheinung trat, ist wohl der berühmteste Betrachter in der zeitgenössischen Kunst. Ein Betrachter, der selber im Mittelpunkt eines Kunstwerks sitzt und nur dazu da ist, um von allen betrachtet zu werden, die dieses Werk betrachten. Als ich das erste Mal mit Paik sprach, war die einstige Erfindung eine Eingebung des Augenblicks, um eine Lücke zu füllen, die in der kleinen Ausstellung klaffte. Und so kam der Buddha, der Paik damals schon gehörte, aber keineswegs erworben worden war, um einmal so verwendet zu werden, zu seinem Platz in einer Installation (wovon er sich wohl nie etwas hatte träumen lassen). Die Idee schlug wie eine Bombe ein, und selbst jene, die sich nicht besonders für Video-Kunst interessierten, entwickelten den größten Eifer, dieses schöne Rätsel, für das es unendlich viele Lösungen gibt, so originell wie möglich zu lösen. Dem Künstler aber war dieser schnelle Ruhm unheimlich, weil das Werk damit zu einem historischen Kunstereignis versteinerte, das die Zeit unaufhaltsam in die Vergangenheit entrückte. So bemüht er sich seit zwanzig Jahren, immer neue Alternativen zu erfinden, um die einstige Idee im Fluß unaufhörlicher Metamorphosen lebendig zu halten. Doch hat all das, so scheint es, nichts genützt, und der Archetyp siegt ungerührt in der Publikumsgunst über alle seine Nachfolger. Was einmal in der Kunst berühmt geworden ist, bleibt es, auch wenn der Schöpfer selbst dagegen einschreitet.

Aber ist es denn überhaupt wichtig, von einem Betrachter zu sprechen, wo doch jeder weiß, daß ein Buddha allein die eigene Innenschau bevorzugt, weil er sonst kein Buddha geworden wäre? Hier beginnt denn auch das lustvolle Rätselraten, welches das Werk ausgelöst hat und welches seinen Ruhm ausmacht. Die Einfachheit des Augenscheins spricht der Komplexität, ja Paradoxie des Bildsinns Hohn. Ist es noch nötig, daran zu erinnern, daß Paiks Buddha in eine Installation geraten ist, in welcher er mit Hilfe einer Video-Kamera ständig neu ein Bild (das gleiche Bild) von sich produziert? Daß der geschlossene Regelkreis *(closed circuit)* die übliche Zeitfolge zwischen Aufnahme und Wiedergabe, zwischen dem Buddha und seinem Bild auf dem Monitor einfach kurzschließt? So kurz, daß der (übrigens falsche) Eindruck entsteht, als spiegelte sich der Buddha selber auf dem Bildschirm, wo doch ein Video hier den alten Spiegel ersetzt. Was heißt aber noch richtig und was falsch? Paik überlistet wie immer den Gegensatz, den wir zwischen moderner Technik und einem zeitlosen Bild vermuten. Ein Buddha, wie er sich da in seiner Sitzhaltung niedergelassen hat, ist der Inbegriff von Dauer, so wie das TV-Medium der Inbegriff von Schnelligkeit ist: einer Schnelligkeit, die sich allerdings hier auf wunderbare Weise totläuft. Unser Buddha ist endlich das körperliche Bildwerk schlechthin, ein massiver Holzkörper, so wie das bewegte Schattenbild (muß man es noch sagen?) nur mehr das Phantom eines Körpers erzeugt. Buddha, das Alter in Person, bleibt vor dem TV von selber sitzen, während sein Videobild in jeder Sekunde fünfundzwanzigmal neu erzeugt werden muß, damit die Figur im Bild bleiben kann.

Buddha ist also gar kein Betrachter, sondern scheint nur ein solcher zu sein. Er erinnert, ironisch und antithetisch, an uns, die wir vor dem TV-Gerät sitzen und immer etwas Neues zu sehen hoffen, während wir im Leerlauf der vorbeieilenden Bilder immer nur das Gleiche sehen. Die Ruhe Buddhas bildet einen monumentalen Kontrast zu dem Bilderfluß, der auf dem flimmernden Bildschirm, solange man ihn angeschaltet läßt, niemals abreißt. Wie er da sitzt, ändert sich sein Bild niemals, so viele, so unendlich viele Bilder auch auf dem Monitor erzeugt werden. Paiks Anti-Fernsehen ist «dank der repetitiven Bilder sanft» und (vermeintlich) ruhig, wie Paik in einem Gespräch mit David Ross sagte. Aber in dem Pseudo-Standbild auf dem Monitor verbirgt sich eine geheime Unruhe, die erst das ruhige Standbild des hölzernen Buddha an den Tag bringt. So fordert uns der vermeintliche Betrachter, der dort vor dem TV-Gerät sitzt, zur Betrachtung zweier Bilder, oder Medien, grundverschiedener Art auf: Er tut es auf eine so diskrete Weise, daß dabei einstweilen offenbleibt, ob der Vergleich für das neue Medium positiv oder negativ ausgeht. Nur legt er uns die wichtige Einsicht nahe, daß man Bilder erst arretieren muß, damit sie uns als Bilder im Gedächtnis haften bleiben.

Es widerstrebt mir, mich der langen Reihe von Interpreten anzuschließen, die an diesem Werk ihre gedankliche Virtuosität erprobt haben. Da ich einen anderen Weg einschlage, will ich zuvor noch anmerken, daß die Buddhafigur ein altes japanisches Werk ist, während der verwendete TV-Empfänger das damals neueste Produkt auf dem japanischen Markt war und den Helm eines Astronauten nachbildet. Daraus mag jeder seine eigenen Schlüsse ziehen. Auch will ich noch an eine schon legendäre Situation im Kölner Kunstverein erinnern, wo Paik sein

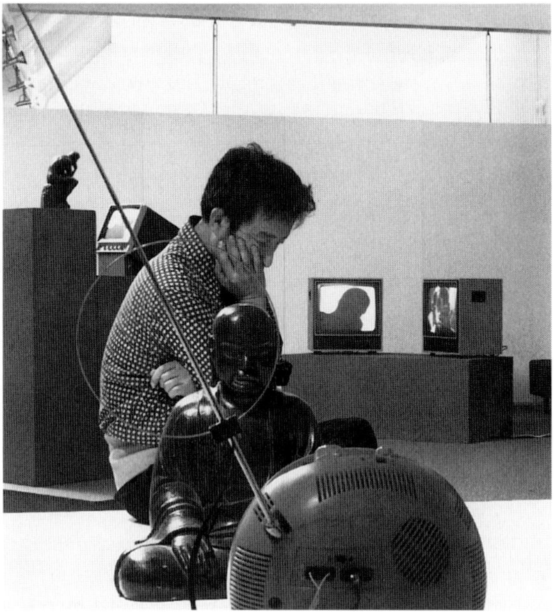

1 *Nam June Paik in seiner Installation ‹Triangle›, 1976, Kölnischer Kunstverein*

Werk 1976, also zwei Jahre später, auf eine originelle Weise neu inszenierte (Abb. 1). Damals brachte er schon die erste Variante nach Köln mit, in welcher er den Buddha mit einer kleinen Nachbildung von Rodins ‹Denker› auswechselte, der in einer ähnlichen (und doch ganz anderen) Sitzhaltung seinen Platz vor dem Monitor einnimmt und ebenso wenig in das Gerät schaut, wie es der Buddha tut. In Köln stellte Paik beide Installationen im gleichen Raum aus und erweiterte sie dabei zu einem ‹Triangle›, so daß sich die beiden Monitorbilder an einem dritten Punkt wiederholten und dort im gleichen Format nebeneinander zum Vergleich aufforderten.

Wulf Herzogenrath, dem ich auch das Foto verdanke, das ich hier abbilden kann, bemerkte im Rückblick zu Recht, daß in diesem Vergleich die Einheit des Mediums betont wird, in dem sich so unterschiedliche Modelle (ein Buddha und Rodins ‹Denker›) plötzlich ähneln. Dennoch wird die verschiedene Herkunft der beiden Figuren nicht so ausgelöscht, daß sie im gemeinsamen Bildmedium und Bildausschnitt völlig verschwände. Die Verschiedenheit kommt schon daher, daß die beiden Figuren verschiedene Kulturen repräsentieren, eben jene beiden, in denen sich der Künstler Paik selber bewegt. So wird es auch verständlich, daß sich Paik auf dem Foto, in dem er die Installation in Person betritt, in der Pose von Rodins ‹Denker› hinter der Statue Buddhas aufnehmen ließ. Wir bekommen gleichsam zwei Ansichten von Paik, der in einer asiatischen Kultur aufwuchs und zugleich die Rolle des kreativen Künstler-Genies im westlichen Sinne (die in Rodins Erfindung verkörpert war) wählte: eine Rolle, die er gleichwohl auf jene unnachahmliche Weise überlistet, die wir an ihm so schätzen. Es war denn auch abzusehen, wann Paik, in einem schlampig-unbeholfenen Bronzeguß, selber in der Haltung Buddhas vor dem TV-Gerät auftauchen würde, also sich wieder in einem alten Medium zu Worte meldete, in dem sich Künstler einmal auszudrücken pflegten, aber jetzt posierte er angesichts eines neuen Mediums, das man gewöhnlich mit nichts als Technologie identifiziert. Der Künstler in der Pose eines Betrachters? Und vor einem technischen Medium, das bei Paik seine eigene Leere (entweder in der Duplizität des betrachtenden Subjekts oder, in anderen Arbeiten, in einer wörtlichen Entleerung bis auf den leeren Rahmen) preisgibt? Vor einem Medium, das selbst einen Künstler entkörpert und ihn auf einen fiktiven Betrachter reduziert?

Das sind eine ganze Menge Fragen, mehr Fragen, als man erwarten konnte, solange es allein die Urfassung des ‹TV-Buddha› gab. Ich beschränke mich im folgenden auf eine einzige Frage, aber es ist eine, die mir wesentlich erscheint, zumal sie in den meisten Deutungen unter den Tisch fällt. Ist der Buddha in diesem Werkkomplex eine Laune des Zufalls, oder bedeutet er mehr? Paik hat sich dazu nicht äußern wollen, aber er stellte seinen gesammelten Schriften ein rätselhaftes Motto voran, in dem er sich vor der oberflächlichen Neugier der westlichen Kunstszene dennoch sicher fühlte.[1] Ich übersetze es nur etwas anders, seit ich die Quelle gefunden habe: «Der uralte Spiegel und die Buddhas sind ein und dasselbe.» Es gibt das eine nicht ohne das andere. «Der, welcher sieht, und der, welcher gesehen wird, sind ebenso ein einziger wie der, welcher sich spiegelt, und sein Spiegelbild.» Ich muß gestehen, daß ich mir darauf keinen Reim machen konnte, als ich es zum ersten Mal las. Zwar machte mich die beigegebene Zeichnung neugierig, denn sie bringt den ‹TV-Buddha› ins Spiel, wie listig auch immer. Doch stammte das Zitat, wie Paik freimütig mitteilt, von einem Zen-Patriarchen des 13. Jahrhunderts. Da konnte man sich mit Recht fragen, ob man einen so alten und so schwierigen Text aus einer anderen Kultur überhaupt einbeziehen muß, um ein zeitgenössisches Kunstwerk zu verstehen. Zwei

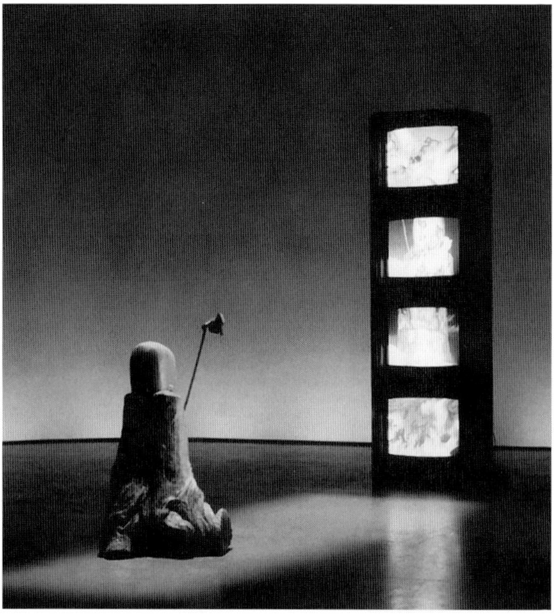

2 *Nam June Paik, Made in Eihei-ji, Installation 1986, Fukui, Museum*

Jahre später war ich anderer Meinung und kaufte mir in Tokio eine englische Ausgabe von Dogen Zenjis Hauptwerk.[2] Da war ich allerdings schon in dem nordjapanischen Bergkloster gewesen, in dem Dogen gelebt hatte, und wandelte auf Paiks flüchtigen Spuren, denn dieser hatte hier 1986 ein Video gedreht.

Im Provinzmuseum der benachbarten Stadt Fukui befindet sich eine Installation Paiks mit dem Titel ‹*Made in Eihei-ji*›, und so heißt das Kloster, das Dogen Zenji, das Haupt der Soto-Sekte, im Jahr 1244 gegründet hatte (Abb. 2). Im Kloster selbst, dessen Namen soviel wie «Tempel des Ewigen Friedens» bedeutet, hatte Paik keine sichtbaren Spuren hinterlassen, und im Museum von Fukui lagerte die Installation, in ihre Bestandteile zerlegt, nur wenige Schritte entfernt, aber dennoch abwesend, im Depot. Es ist, als fahndete man vergeblich nach einer legendären Episode im Fluxus. Ich bin dieser Arbeit um nichts nähergekommen, obwohl sie sich im gleichen Haus befindet. Sie hat auch in der Literatur über Paik keinen Platz gefunden, was wohl daran liegt, daß sie für die westliche Kunstszene, in der sie nie angefordert wird, allzu buddhistisch wirkt. Aber schließlich bekam ich sie doch eine Woche später zu sehen, denn in der Galerie Watari-um in Tokio, zu der Paik engste Kontakte unterhält, zeigte man mir die Installation im Video.

So schaue ich mir denn ein Video von einem Werk an, in dem ein zweites Video die Hauptsache ist: nämlich ein solches mit dem Namen «*Zen*», das Paik in den nächtlichen Zeremonien des Bergklosters gedreht (und anschließend phantasievoll ediert) hat. In der Installation sitzt ein anderer Buddha, häßlicher als ein Wurzelzwerg, wie man ihn in den Andenkenläden des Klosters erstehen kann, und betrachtet, so scheint es, das Video aus dem Bergkloster. In einem kleinen japanischen Katalog aus den achtziger Jahren, den ich mir übersetzen lasse, ist dem Werk eine einzige Seite gewidmet.[3] Dort teilt der angesehene Kunstkritiker Keigo Yamamoto einige Informationen mit, die meine Neugier vergrößern. Schon in den fünfziger Jahren hatte Paik, der mit seiner Familie aus Korea geflüchtet war, in Tokio Musik studiert. Dabei fiel ihm eine Schallplatte mit Gesängen aus dem Kloster in die Hände, und sie ließ ihn seither nicht mehr los. So kam er dreißig Jahre später an einen Ort, an dem er nie gewesen war, als kehrte er in Wahrheit zurück.

Während ich in der japanischen Galerie das Video betrachte, hüllen mich die Klänge aus jenem anderen Video ein, das zu der abwesenden Rauminstallation mit dem sitzenden Buddha gehört. Plötzlich taucht der Buddha (ist es der gleiche?) auf dem Bildschirm auf, der in der Rauminstallation ein vierfacher Bildschirm ist. Im Video ist Buddha körperlos, was mir besser gefällt, denn der plumpe Holzkörper davor ist wahrhaftig keine Schönheit. In dem neuen Körper geht er auch noch in Flammen auf, in elektronische Flammen natürlich, die ihn nicht verbrennen, sondern heil und ganz lassen, so heftig sie ihn auch umzüngeln. Da ging es jenem Buddha anders, den Paik 1984 in Gent in Brand steckte, um ein Video davon zu drehen und den verkohlten Rückstand zu einem Werk neuer Art zu machen: einem Werk, das einen unsichtbaren Doppelgänger in sich enthielt (Abb. 3). In dem Videobild, das ich jetzt im Spiegel eines anderen Videos betrachte, sind die Flammen dagegen virtuell, weil sie am Mischpult der Edition erzeugt wurden. Im Video bedarf es nicht mehr der Anwesenheit Gottes, sondern nur mehr der ebenso unsichtbaren Anwesenheit eines Künstlers, damit der brennende Dornbusch, vor dem Moses im Alten Testament stand, weiterbrennt, ohne zu verbrennen.

Aber wir werden von Paik, wenn auch nur in einem ganz diskreten Rätselspiel, auf den Buddhismus verwiesen, und dort durfte der Leich-

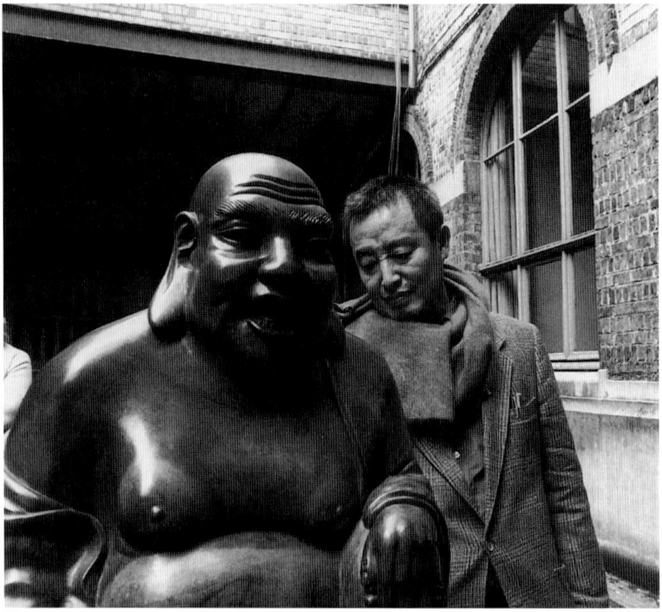

3 *Nam June Paik vor dem Verbrennen einer Buddha-Figur, 1984, Gent*

nam des historischen Buddha, der schon zu Lebzeiten die «Erleuchtung» empfangen hatte und im Tode ins Nirwana einging, ruhig verbrennen. Das wahre Bild, das Buddha von sich in seiner Lehre hinterließ, war immateriell. So mag der Brand Buddhas im Video als einem Medium, das diesem auch ohne Flammen den Körper raubt, auf dem leuchtenden Bildschirm eine hintersinnig verspielte Metapher der «Erleuchtung» sein. Die Bilder werden im neuen Medium allemal ihre Körper los, was die alten Buddha-Statuen nie geschafft haben. Diese waren dem Zen-Buddhismus schon früh lästig geworden, und ein alter Zen-Meister warf seine Buddha-Statue kurzerhand in die Flammen, um seinen Anhängern ein anderes Bild Buddhas zu empfehlen, das sie in der lebenden Einübung selber erzeugen sollten. Ich ahne, wie sehr sich bei Paik Ironie und Spiritualität verbinden, wenn er für westliche Augen ein undurchsichtiges Vexierbild des mehrfachen Scheins der Bilder erfindet. So läßt er auch manchmal einen Monitor in Flammen aufgehen, um uns das leere Gehäuse der Bilder als ein Bild neuer Art, als ein Bild von der Abwesenheit der Bilder, zu hinterlassen.

Es kommt mir nicht darauf an, bloß den passendsten Schlüssel zu Paiks ‹TV-Buddha› zu finden. Der Künstler mag auf manches selber erst später gestoßen sein. Überhaupt finde ich es langweilig, all diese Gedanken zu dem einzigen Zweck zu bemühen, um mit ihnen ein einziges Kunstwerk zu «erklären». Für mich selber beginnen sie sich schon zu verselbständigen, nachdem mich das Werk in sie eingeführt hat. Aber da war immer noch das geheimnisvolle Zitat des Dogen Zenji, das mir keine Ruhe ließ. Deshalb kaufte ich mir Dogens Hauptwerk ‹Das Auge und die Schatzkammer des wahren Gesetzes›, wofür ich Paik dankbar bin, denn es fesselt mich immer mehr. Es wäre sinnlos, in Dogens Texten nur nach dem Leser Paik fahnden zu wollen, denn sie lehren ja gerade, daß man nur sich selber finden kann, wenn man einen anderen suchen geht. Wäre das nicht überhaupt ein Ideal der Kunsterfahrung, daß sie ein Anstoß zur Selbsterfahrung wird? Wäre es nicht eine Belohnung, auf sich selber zu stoßen, wenn man mit einer neuen Art der Betrachtung Ernst macht und sie nicht nur darauf beschränkt, pflichtbewußt die Absicht eines ausgestellten Werks zu registrieren?

Ich weiß, daß mir meine Leser nur so lange folgen wollen, wie ich ihnen Paiks frühe Installation «erklären» will. Aber Paik mutet uns noch mehr zu, wenn er das Motto vom Spiegel wählt, der mit dem Buddha eins sein soll. Es stammt aus Dogens Kapitel 19, das von *kokyo* oder dem «uralten Spiegel» handelt, und dort ist von der Maxime des Zen die Rede, das meditative Sitzen um seiner selbst willen zu betreiben, ohne darauf zu warten, daß die Erleuchtung eintritt. Das Tun ist alleine Sinn genug und nicht erst das Resultat. Da jeder die Buddha-Natur schon besitze, sei das Streben nach ihr nichts weiter als der Blick in den Spiegel, denn nur dort, im eigenen Spiegelbild, könne man Buddha oder das wahre Selbst entdecken. Die Zen-Übung ist, auf einen Nenner gebracht, die ständige Politur des eigenen Spiegels. Wer sein wahres Spiegelbild sucht, wird selber zum Spiegel, denn es gibt außer uns keinen Spiegel. «Der helle Spiegel wirft die wahre Gestalt zurück, und nichts bleibt übrig, wenn alles gespiegelt ist: die Welt ist nichts anderes als der uralte Spiegel.»

Das ist für westliche Leser hermetisch genug, denn sie sind dazu erzogen worden, zwischen einem Buddha und der Welt, zwischen dem einen Bild und dem Leerlauf der vielen welthaltigen Bilder den großen Kontrast zu entdecken. Deshalb verwirrte uns Paik so oft, wenn er dem Buddha kein Fernseh-Menü, sondern das eigene Spiegelbild entgegen setzte. So wäre denn das supermoderne Video, in dem die vielen Bilder erscheinen und wieder verschwinden, auch nur eine Neuausgabe des «uralten Spiegels», sobald wir hineinsehen? Wenn wir uns darauf einlassen, gelangen wir einer originellen Theorie vom Betrachter auf die Spur. In der Live-Übertragung kommt auf Paiks Monitor unendlich oft ein neues und doch immer wieder gleiches Bild zustande, ob man es nun Buddha nennt oder nicht.

Das Spiegelbild Buddhas, das uns Paik zeigt, ist die Summe aller Bilder des Bildschirms. Jetzt bietet sich eine unerwartete Möglichkeit, den Buddha und das Monitor-Bild kontrapunktisch und frech aufeinander zu beziehen. Die Figur Buddhas war immerhin ein Bild, das die gläubigen Buddhisten immerzu betrachtet haben, um etwas ganz anderes zu sehen, etwas, was sie «Erleuchtung» oder den «Eingang ins Nichts» nannten. Die Welt der Bilder war auch die Welt der ewigen Wiedergeburten und also jener Bilder, die sich ewig wiederholen. Aber die Welt war ebenso der einzige Ort, an dem man die Bilder überwinden konnte. Das ist der buddhistische Spiegel. Das ruhige Bild des sitzenden Buddha und die tausend unruhigen Bilder des TV-Mediums fallen hinter dem Horizont oberflächlicher Differenzen in eins, wenn sie nur den eingeübten Betrachter finden. Alte und neue Bilder sind dabei nichts als wechselnde Masken der Vergänglichkeit, und der von der neuen Technologie erhoffte Fortschritt wird zur Phrase.

Da es Dogen darum geht, nicht immer nur in blanken Gegensätzen zu denken, entwickelt er das «Bild vom Reiskuchen» *(gabyo)*, das ebensowenig den Hunger stillen kann wie der Reiskuchen selber, denn nichts in der Welt kann ihn stillen. Der Unterschied zwischen einem Reiskuchen und einem Bild besteht nur für alle diejenigen, die «nicht wissen, was ein Bild bedeutet». Wer aber zur wahren Einsicht komme, könne «alle Buddhas in einem einzigen Bilde malen», denn: «Leben und Tod, Buddhas Erleuchtung und das ganze Universum sind Bilder.» Bilder aber lassen sich, so Dogen, auf ganz verschiedene Weise deuten, ohne uns zu zwingen, die eine Deutung gegen die andere zu setzen. Bilder transzendieren auch unsere zeitliche Existenz und lösen unsere Unterscheidungen auf. Wer das Paradoxe verstehe, gewinne in sich eine innere Freiheit, «die das Bild unserer Erleuchtung ist».

In Paiks Arbeiten, ebenso wie in seinen Texten, spielt die Zeit immer wieder eine große Rolle, aber sie wird manchmal nur dazu aufgerufen, um sie gleich wieder abzurufen und in sich aufzulösen. Mein Lieblingstext von Paik ist ‹Input-Time and Output-Time›,[4] wo die Rede davon ist, daß lange Weile noch keine schlechte Kunst mache. Wer überhaupt dazu geneigt ist, sich auf buddhistische Gedankengänge einzulassen, um sich Paik auf Wegen zu nähern, die er meist lieber verborgen hält, wird bei Dogen das schöne Kapitel über *uji* oder «Sein-Zeit» finden. Existenz und Zeit, so lesen wir da, sind ein und dasselbe. Die Gestalt einer Buddha-Statue repräsentiere Zeit, denn «ein großes Buddha-Bild ist gegenwärtige Zeit», ist Dauer und Gegenwart kraft der Anwesenheit eines dauerhaften Bildes: «Alle Vergangenheit ist immer in der Gegenwart enthalten.» Die Zeit hat die Macht, daß sie verbindet, statt zu trennen. «Wir selber sind die Zeit, und jeder Augenblick enthält die Welt als Ganzes.» Auch bei Paik fällt der Unterschied von Sein und Zeit, die wir so gerne trennen, in sich zusammen. Die unbewegliche Statue, der Inbegriff des Seins, wiederholt sich im schnellen Medium, dem Inbegriff der Zeit.

In einem Video, das Paik zu Ehren von John Cage 1973 (bzw. 1976) schuf, blendete er die Schriftzeile ein: «Das ist Zen für TV». Cage hatte Paik, wie man weiß, neu für Zen interessiert, nachdem er selbst in den fünfziger Jahren in New York bei dem berühmten Suzuki an der Columbia University noch einmal in die Lehre gegangen war. Zen, so äußerte er wiederholt, ist Praxis und nicht Theorie. In dem Buch ‹Silence›, das John Cage seit 1961 mehrfach neu aufgelegt hat, ist von Musik so kontrapunktisch die Rede, daß Geräusch nur eine andere Form der Stille ist und die Stille voller Geräusch. Sinn und Unsinn liegen im Zen nahe beieinander, so daß sich erst in dieser Nähe, und in der Entleerung des üblichen Sinns, eine Lebenshaltung formt, welche auch das Bildermachen bei Paik schon immer mehr geprägt hat als eine einzelne Werkabsicht. Man darf sich von den Späßen bei Paik ebensowenig in die Irre führen lassen wie von dem Gestus des Magiers und Hohenpriesters. In seinem Œuvre aber ist die Entfesselung der Bilder nur die Kehrseite der Leere (oder Stille) der Bilder. Das eine wie das andere fordert eine Übersetzung, in welcher ein neuer Betrachter erfunden wird, jedenfalls im Prinzip. Die realen Betrachter Paiks mögen sich wenig darum kümmern.

Wie immer ungreifbar und auf eine ernste Weise ironisch, will Paik uns keinen Kurs im Zen erteilen, weil er sonst das Wesen des Zen an eine Banalität verriete. Es mag eine unerfüllbare Vision sein, wenn ein Zen-Text aus dem 15. Jahrhundert formuliert: «Zen und Kunst sind dasselbe.» Aber schließlich trat Paik mit einem utopischen Widerspruch gegen die übliche Marktkunst auf, als er sich auf ein elektronisches Medium einließ, um damit Kunst zu machen. Es liegt im Wesen des Zen, daß man nichts auf die Art jener Erklärungen erklärt, mit denen wir uns so leicht zufriedengeben. Erklärungen bleiben ohnehin nur Worte, wenn wir nicht ihren Sinn in uns aufnehmen. Ich überlasse dem Dogen Zenji den Schluß, der wiederum einen anderen Weisen, einen Lehrer der Rinzai-Sekte, zitiert: «Manchmal ist der Geist den Worten überlegen. Manchmal aber sind auch die Worte dem Geist überlegen.»

‹Sept visions fugitives›
Ein Video von Robert Cahen

Von Lydia Haustein

«... als wäre die Milchstraße von den neun Himmeln gefallen.»
(Li Bai)

Robert Cahen arbeitet mit neuen Formen des Kinos, des Museums und der multimedialen Vernetzung der Video-Kunst. Er analysiert die zunehmend globalen visuellen Welten menschlicher Existenz, in der sich die Lebensformen ändern. Robert Cahen, Musiker und unermüdlich Reisender, ist seit den siebziger Jahren Mitglied einer Gruppe von Forschern, die die elektronischen Bildtechnologien in allen erdenklichen Bereichen analysieren. Er gilt seit über zwanzig Jahren als der bedeutendste Video-Künstler in Frankreich und heutzutage als einer der wichtigsten Video-Autoren des Institut National de l'Audiovisuel (INA).

Zumeist wird Robert Cahen unter dem Begriff «Video-Künstler» subsumiert. In Wirklichkeit untersucht er imaginäre Wirklichkeiten und deren Entstehung durch die vielfältigen audio-visuellen Ausdrucksqualitäten unserer «internationalen» Kultur. Es sind insbesondere zwei Elemente, die bei dieser Suche, durch einen spezifisch französischen Kontext geprägt, besonders auffallen: die Musik und die Betrachtung des Maschinen-Universums.

In Frankreich existiert eine besondere Variante der Kulturgeschichte und aufgrund der Kolonialgeschichte natürlich auch eine spezifische Sicht auf Indochina. Es war Marcel Mauss, der als einer der ersten Sozialwissenschaftler die Differenz zwischen Selbst- und Fremdwahrnehmung hervorgehoben hat. Er begründete damit die große Tradition einer kultursoziologischen Richtung, die sich in die Erforschung dialektischer und selektiver Wahrnehmung gliedert.[1] Auf diesem Fundament hat dann Pierre Bourdieu seine Betrachtungen darüber entwickelt, daß jedes Zeitalter einen *«common-sense»* über die Interpretation der Welt vereinbare. Jede Analyse der fremden Kultur, so seine These, spiegele in gleicher Weise die geistige Situation und die intellektuellen Strömungen der eigenen Kultur.[2]

Die audiovisuelle Erforschung des Fremden steht bei Robert Cahen in jener Tradition der Wissenschaft, die sich zum Ziel gesetzt hat, die engen Grenzen der einzelnen Fachdisziplinen zu sprengen, und die eine

Synthese aus Philosophie, Ethnologie, Surrealismus und Psychoanalyse herzustellen versucht. Was Michel Leiris – um den bekanntesten aus dieser Gruppierung der Pioniere zu nennen – nach der berühmten Expedition quer durch Afrika von Dakar nach Djibouti (1931–1933) in ‹L'Afrique fantôme› als literarische Form erprobte, nimmt Cahen in seinen poetischen Video-Reise-Bildern über China unter dem Titel ‹Sept visions fugitives› wieder auf.

Robert Cahen führt vor diesem Hintergrund einen Dialog mit den Katalysatoren der Kultur: den Institutionen sowie mit den von ihnen vermittelten Stereotypen. Die Geschichte des Films und des Kinos, Persönlichkeiten wie Dziga Vertov, Orson Welles, Alfred Hitchcock, Robert Bresson oder Andrej Tarkovski haben ihn in der Vergangenheit ebenso geprägt, wie ihn schon immer jede technische Neuerung fasziniert hat.

In Video-Arbeiten wie ‹L'invitation au voyage›, ‹Trompe l'óeil› oder ‹Juste le temps› analysiert Cahen die Verflechtung von Poesie, Musik und Bildern. Er führt detaillierte Bild-Ton-Recherchen durch, als deren Resultat sein geistiger Blick auf die Welt materielle Konturen erhält. Diese ermöglichen ihm gleichzeitig, eine unverkennbar persönliche Ausdrucksweise zu entwickeln. Die Töne und Klänge seiner Originalkompositionen verfremdet er in diesem Prozeß ebenso subtil wie die von ihm ausgewählten Videobilder, die ihn rasch als Kenner der Kunst-, Film- und Fotografiegeschichte ausweisen. Trotz aller Bildung zieht er das Zufallsprinzip jeder kalkulierten Strategie vor: «Ich ziehe es vor, mit Maschinen zu spielen.» (Robert Cahen)

Das Phänomen der Zeit in technischen Bildern und die Analyse der physikalischen Dauer einer konkreten Handlung fordern Robert Cahen ebenso als Untersuchungsgegenstände heraus wie die Fiktionalität der Realität und ihre symbolische Zeit im künstlichen Raum. Er versucht ins Bewußtsein zu rufen, daß wir alle schon seit den Anfängen der «elektrischen Revolution» in einer Welt der Bewegung und der permanenten künstlichen Hintergrundgeräusche leben, die sich in den gewaltigen urbanen Räumen der Gegenwart überall auf der Welt ausbreiten. Diese können wir zwar oft ignorieren, aber nicht mehr eliminieren.

Manchmal interessiert ihn, wie sich das statische Einzelbild in bewegten Bilderfolgen fortsetzt und dadurch verändert. In seiner Video-Arbeit ‹Les cartes postales› wirkt die Fortentwicklung des statischen Bildes wie eine polemische Intervention, zumal wenn er derartige Übergänge an Hand der typischen Motive weltberühmter Touristenorte zeigt.

Die ausgefeilte Technologie von Cahens digitalen Bildbearbeitungen ordnet auch Geräuschen eine eigenständige und suggestive Tonalität zu, wie wir sie – in Europa vor allem wiederbelebt durch John Cages Œuvre – aus den chinesischen Quellen und den frühen Darlegungen des Buddhismus kennen.

Durch John Cage wurde die Aufmerksamkeit der westlichen Betrachter und Hörer nicht nur wieder auf «typisch» buddhistische Themen gerichtet, sondern auch auf solche akustischen und visuellen Kunstwerke, die buddhistische Prinzipien indirekt verkörpern. Eine solche ästhetische Vorstellung hat im indischen Brahmanismus ihren Ursprung, der die Gedanken der «plötzlichen Erleuchtung» gleicherweise kennt wie die frühen chinesischen Dichter oder die Zen-Buddhisten. Zu einem Zeitpunkt, als man noch keine Bilder von Buddha kannte, betete man den leeren Raum an und definierte ihn als die grenzenlose Realität. Noch heute findet man in Indien ein Denkmal, das auf dieses Prinzip zurückgeht. Es besteht aus einer völlig leeren Kuppel, die jeden Klang auf ganz besondere, differenzierte Weise reflektiert. Diesen Klang interpretieren die Gläubigen als «Schöpfungsklang», den sie an Stelle eines Bildes von Buddha anbeten. «Es ist notwendig zu sehen, daß man nicht nur scharf unterscheiden muß zwischen Komponieren und Zuhören, sondern daß, obwohl alle Dinge verschieden sind, uns nicht ihre Verschiedenheiten angehn, sondern eher ihre Einmaligkeit und ihr unbegrenztes Spiel gegenseitiger Durchdringung miteinander und mit uns.» (John Cage)

In dem 1989 entstandenen Video ‹Hong Kong Song› (20:40) aus dem Project ‹Urbasonic› entfernt Robert Cahen sich vollständig von einer erzählenden Haltung und untersucht mit der von John Cage immer wieder geforderten «vorbehaltlosen Aufnahmebereitschaft» die Phänomene einer «optischen Musik». Cahen stellt sich in der Tradition oder vielleicht besser der Inspiration von Fritz Langs ‹Metropolis› (1926), Walter Ruttmanns ‹Berlin, Symphonie einer Großstadt› (1927) sowie Dziga Vertovs ‹Celoveks Kinoapparatom› (Mensch mit Filmvorführgerät, 1929) den komplexen und vielfältigen Rhythmen und den Erscheinungsformen der ungeheuren Dichte und den Geräuschkulissen einer Stadt, dieser Stadt: Hongkong.

Die Chiffren, Stereotypen, Realitätsausschnitte und Töne der überaus traditionsbewußten und gleichzeitig extrem modernen Stadt werden in einer komplexen, dynamischen Choreographie zu einem rastlosen «Tanz der Stadt» zusammengefaßt. Ausgehend von dem melancholischen und von Zeit zu Zeit asynchronen Gesang einer Frau, den wir zu den ersten Bildern des Videos hören, gelingt es Cahen, den unaufhörlichen Wechsel in einem an- und abschwellenden Dauergeräusch der Stadt hörbar und damit bewußt zu machen.

Im Hafen von Hongkong, in dem die altertümlichen Fähren mit ihren ultramodernen Leuchtreklamen unaufhörlich hin und her fahren, laufen die unsichtbaren Bewegungsfäden der Stadt zusammen. An diesem außerordentlichen Ort, dessen Dynamik sich niemand entziehen kann, der hier vor den steil aufragenden Silhouetten der Wolkenkratzer steht, sind die Töne der Stadt dem Wellenschlag des Meeres vergleichbar und bieten das vervollständigte Universum der Geräusche dar, das die Metropole pausenlos aus sich herausbrüllt. Der Geräuschpegel des niemals ruhenden Verkehrs wird permanent von Tausenden von künstlichen Tönen produziert, die in einzelne zu separieren nicht mehr möglich ist. Zudem zeigt die von Cahen ausgewählte Kulisse, daß die Realität die von ihm eingefangene Dynamik schon längst überholt hat. Ieoh Ming Pei's ‹Bank of China›, in Cahens Video noch in unvollendetem Zustand, ist in der Zwischenzeit nicht nur das neue Wahrzeichen von Hongkong, sondern auch Orientierungspunkt in einer explosionsartig anwachsenden Architekturkulisse. Überfüllt und chaotisch dehnt sich der Stadtkoloß wie ein Atompilz aus. Langsam geht alles ineinander über und läßt Vittorio Magnago Lampugnanis Wort von «Hongkongs Ästhetik der Dichte» allmählich wie Ironie erscheinen.[3] Das Meer und die Berge, Neon-Lichter und Fabrikrauch, Menschen und Waren sowie die Dächer der Häuser und die in Cahens Video als «unrealistisch» erscheinenden, aber dennoch höchst realen riesigen Flügel der inmitten der Hochhäuser landenden Flugzeuge bilden ein chaotisches Durcheinander der Zivilisation.

Bei Cahen verknoten sich viele Stränge vergangener und gegenwärtiger, asiatischer und europäischer Denkmuster. Gemeinsam ist allen, daß sie sich – vergleichbar der zeitgenössischen Teilchen-Physik – von einer Linearität des Denkens entfernt haben.

Das asiatische Raumkonzept ist grundlegend verschieden vom plastischen Konzept europäischer Räume und bezieht sich in seinen Anfängen auf die chinesische Musik, die ihrerseits eng mit dem Tanz verbunden war. Auch in der Kalligraphie spielen solche Raumvorstellungen eine wichtige Rolle, die Raum jenseits geographischer Konstruktionen ansiedeln. Schon aufgrund dieser Übereinstimmung erklärt sich die enge Verwandtschaft von Poesie und Gemälde in der chinesischen Kultur, die in den Tönen und der Zeit die Grundbestandteile ihrer Vorstellungen findet. Daß zwischen Universum und Architektur im chinesischen Denken bis heute eine enge Verbindung besteht, zeigt sich daran, daß die beiden Schriftzeichen, aus denen sich das chinesische Wort für «Universum» *(yuzhou)* zusammensetzt, ursprünglich «Dachgebälk» oder «Dach» bedeuten.

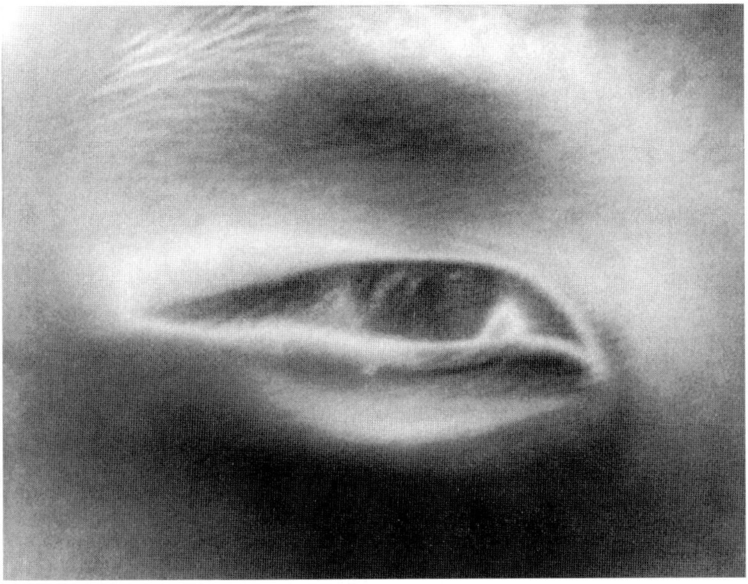

1 *Robert Cahen, Sept visions fugitives, Video, 1995*

Bei Robert Cahen steht die lebendige Existenz der Klänge manchmal im schroffen Gegensatz zur komplizierten Komposition der Bilder im technischen Medium. Oft erinnert Cahens Ton- und Bilderflut an eine bildlich gewordene Umsetzung von Henri Bergsons Charakteristik des Wahrnehmungsprozesses: «Es [das Sehen] ist gleichsam ein ungeheueres Klavier, auf welchem der äußere Gegenstand mit einem Schlage seinen tausendstimmigen Akkord greift und damit in einem einzigen Augenblick und in einer bestimmten Ordnung eine ungeheuere Menge elementarer Empfindungen weckt, die mit allen beteiligten Punkten des sensorischen Zentrums korrespondieren. Nun denke man sich den äußeren Gegenstand fort oder das Sinnesorgan oder beide: Dieselben elementaren Empfindungen können erregt werden, denn dieselben Saiten sind da, bereit, in der gleichen Weise zu ertönen; aber wo ist das Klavier, welches ermöglicht, Tausende und Abertausende jener Saiten auf einmal anzuschlagen und so viele einfache Töne in einem großen Akkord zu vereinigen? Unseres Erachtens kann die ‹Region der Bilder›, wenn sie existiert, nichts anderes als ein solches Klavier sein.»[4]

Robert Cahens preisgekröntes Video ‹Sept visions fugitives› (31:42, 1995), eine Art Pendant zu ‹Hong Kong Song›, vereint den perfekten

Umgang mit der Technik und eine poetische Identifizierung mit einem Land, das bereits im griechischen Altertum im europäischen Bewußtsein als *das* sagenhafte und fremde Land überhaupt galt (Abb. 1, 2). Unter den kollektiven Figuren und Bildern des Imaginären nimmt China eine besondere Stellung ein. Das fiktionale und literarische China entstand seit den Jesuiten-Missionen über eine Vielzahl historischer Aneignungen und Verarbeitungen durch Texte und Bilder, die die kulturelle und politische Geschichte dieses Kontinents im Westen begleitet haben.

Die «Aura» Chinas gleicht immer noch der Tradition der mittelalterlichen Namensmagie, die eine Sprachform von höchster politischer Wirkungskraft hervorgebracht hatte. China veranlaßte schon Johann Gottfried Herder in seinen ‹Ideen zur Philosophie der Geschichte der Menschheit› zu der Feststellung: «Das Reich ist eine balsamirte Mumie, mit Hieroglyphen bemahlt und mit Seide umwunden, ihr innerer Kreislauf ist wie das Leben der schlafenden Winterthiere.» Und tatsächlich existiert eine spezifisch chinesische Atmosphäre, die man niemals außerhalb Chinas erfahren kann. Wer sie allerdings einmal erlebt hat, wird sie nie mehr vergessen! Robert Cahen versucht dieser einzigartigen Fremdartigkeit mit einem gegenwärtigen «Bild» der zentrifugal zersplitterten Kultur einen neuen Entwurf abzuringen. Sein zuweilen gefährlicher Grad absoluter Perfektion und «überirdischer Schönheit» irritiert den Betrachter und nimmt ihn dennoch gefangen: «Nur der Tiefe des Menschen öffnet sich das Tao!»

Robert Cahen fängt China mit impressionistischen und einfühlend «authentischen» Bildern ein. Er vermischt seine Eindrücke mit solchen Bildern, die man als spezifischen Bestandteil eines westlichen Bildergedächtnisses bezeichnen könnte und als Teil einer historischen Gedächtnisrealität, die unser Urteil und die Art unserer Erkenntnis über China bestimmen.

Die Art seiner Konzeption und die Bild-Ton-Auswahl sind jedoch trotz eines ausgeprägten Subjektivismus ohne die Geschichte des Films und die Kenntnis asiatischer Musiktheorie nicht denkbar.

Seit der chinesischen Antike spielte die Musik eine entscheidende Rolle bei der Herausbildung der ästhetischen Theorie. Die ästhetische Philosophie der frühen Zeit ist eine Ästhetik der Musik gewesen. In den Analekten des Konfuzius findet die Musik ebenso häufig Erwähnung wie in den berühmten ‹Thesen zur Musik› von Xun Zi (298–235 v. Chr.). In der chinesischen Musiktheorie versuchte man bereits, die in unserem Jahrhundert von John Cage immer wieder gestellte Frage zu beantwor-

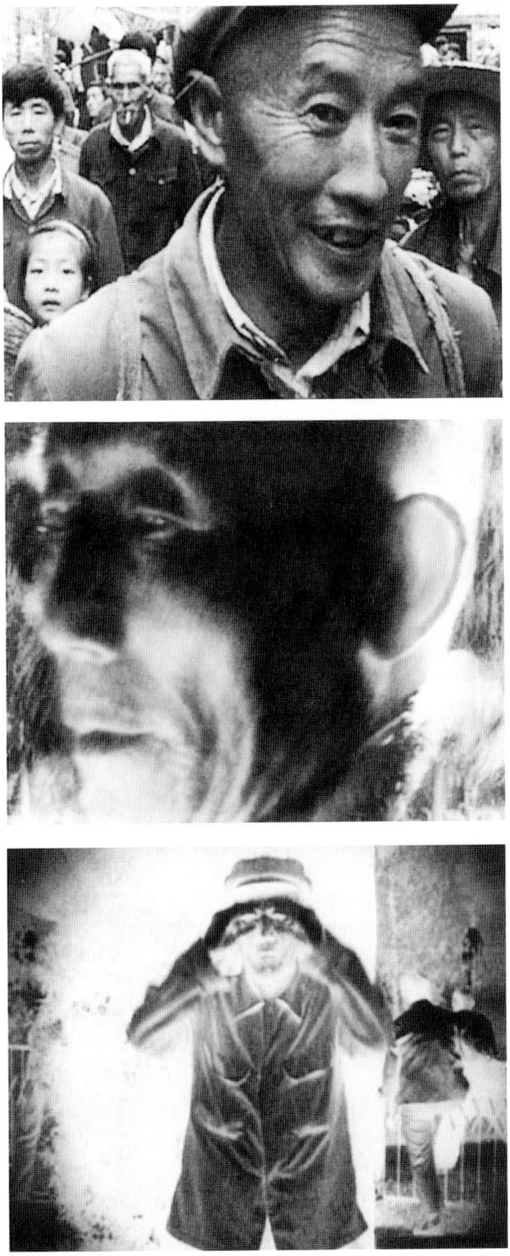

2 *Robert Cahen, Sept visions fugitives, Video, 1995*

ten, was eigentlich als Musik zu definieren sei und welche Geräusche der Welt nicht mehr zu diesem Begriff gehören.[5]

Musik und Glück werden mit dem gleichen Zeichen geschrieben, allerdings unterschiedlich ausgesprochen *(yue / le)*. Bereits Konfuzius erwähnt, daß die Harmonie in der Musik das höchste erstrebenswerte Ideal in der Kunst sei. Die konfuzianische Musikästhetik, die über tausend Jahre jede ästhetische Diskussion in China beeinflußte, behandelt entsprechend auch das Ideal von Ethik, Regierung und Musik: «*Music is made in Heaven. Rites are established on Earth ... If a man knows about Heaven and Earth, he can establish rites and music.*» Das Ritual auf Erden ist in der Reflexion immer mit dem kosmischen Ritus verbunden. Wenn das Ritual jemals enden sollte, so die Idee, würde die Erde veröden. Selbst Mao verwendet Bestandteile dieser Musiktheorie in seiner Einleitung zum ‹Buch der Lieder›. Die Erziehung durch Musik und Poesie nimmt in der chinesischen Ästhetikdiskussion bis heute einen breiten Raum ein.

Robert Cahens Video setzt sich aus sieben formal und thematisch unterschiedlichen Episoden zusammen, die auf eine zirkuläre musikalische und visuelle Bewegungsbahn gesetzt werden. Behutsam entfaltet der Künstler seine eigenwillige poetische Komposition wie eine lange chinesische Schriftrolle. Mit einer traumartigen Intensität paraphrasieren die Bilder die magische und ewige Welt des asiatischen Mythos.

Manchmal wirken die gezeigten Bilder wie die aus den Tagträumen des reisenden Künstlers hinübergewehten Erinnerungen aus China. Es entsteht eine Komposition eindrucksvoller Bilder und Töne vergangener chinesischer Lebenswelten, die gelegentlich nur auf der Straße der Erinnerung noch existieren und übergleiten in die Bilder der Reise der Gegenwart in die Zukunft. Die Fortbewegung während Cahens Reise eröffnet die Betrachtung auf die Vielfältigkeit chinesischen Lebens, die in Bildern festgehalten wird, die «in einer oft unmerklichen Spannung aus naturalistischer Wiedergabe und elektronischer künstlerischer Bearbeitung» bestehen.[6] Die während der Reise vorbeiziehenden Geräuschkulissen, die die Bilder begleiten, werden punktuell mit Tonsequenzen klassischer chinesischer Musik unterlegt. Dabei kommen und gehen die Töne und bilden nur von Zeit zu Zeit wie zufällig eine chinesische Melodie. Plötzlich lösen sich Tonsequenzen wieder auf – wie die am Himmel gezeigten Wolkenfetzen. Übrig bleiben vereinzelte, harmonische oder disharmonische, grelle oder subtile Klangelemente. In diesem fremden Land wandeln sich selbst Gesichter, Bäume oder Wolkenschatten in Töne. Ab und zu schrill, hier und da melodisch führt der menschliche Schrei in den ‹Pavillon der lauteren Einsamkeit des Herrn Ts'ui Pên›, der sich laut Jorge Luis Borges immer am Ende der verzweigten Pfade und Straßen befindet.

Gleich zu Beginn kristallisiert sich aus der Geräuschkulisse einer Abendszenerie mit dem Motiv eines sich in Bewegung setzenden Zuges das Moment der unendlichen Veränderung heraus. Auf Fahrrädern, Dampfern oder zu Fuß streben die Menschen eilig einem unbekannten Ziel zu. Die Abendszene wirkt wie ein Symbol für das ewige, rastlose Dasein des *samsara*, welches für den Zyklus- oder Kreislaufgedanken steht, dem alles Sein in der Welt der Phänomene unterworfen ist. Das Symbol dafür ist das sich selbst drehende Rad, das den endlosen Fluß der Materie in der ewig wiederkehrenden zyklischen Zeit symbolisiert. Rätselhaft schließen sich an diese ersten Bilder weitere, oft indirekte Ausführungen über Raum und Zeit an.

Die zweite Sequenz gilt dem Zeitbegriff. In China findet man in den unendlichen Weiten der Landschaft noch heute Orte, an denen keinerlei Gefühl für eine westliche Zeitvorstellung existiert, die progressiv oder linear gedacht wird. In solchen abgeschiedenen Landstrichen werden politische oder technische Veränderungen als totale und radikale Eingriffe in das natürliche Dasein empfunden und abgelehnt. Die Zeit wird hier wie im traditionellen chinesischen Denken episodisch interpretiert. Die Wandelphasen etwa, die *wu xing*, werden verstanden als ein fünfteiliges axiomatisches Gerüst, das die Gesamtheit der Phänomene als Glieder eines Wandlungsprozesses erklärt, denen somit gleichzeitig die Qualität des So-Seienden und die des Werdens zukommt. Die *wu xing*, in zyklischer Reihenfolge miteinander verbunden, sind Metaphern, in deren Spiel sich der natürliche Prozeß von ewiger Konstruktion und Destruktion abzeichnet.

Das dritte Thema beginnt Cahen mit einer Betrachtung über die «Negativ-Positiv-Form» der sichtbaren Phänomene der Welt. Ein Vogel fliegt in die «traumhaft-schöne» chinesische Landschaft, in deren überirdischem Glanz die Metapher des Todes aufblitzt. Aus den genannten chinesischen Wandelphasen-Theorien kennen wir das Bild, daß der eigene Körper ein großer Vogel sei, der als lichterfülltes Wesen die Nacht erhelle. Daneben wissen wir aus den Mythen der südchinesischen Landschaften, daß Vögel, der Kranich etwa, als Reisende zwischen Irdischem und Transmundanem unermüdlich die verschiedenen Lebenssphären verbinden. Asien drückt durch seine reiche Metaphysik und Symbolik einen großen Teil des Unbewußten in Bildern aus und verfügt daher noch über eine Symbolsprache, die einen unmittelbaren Zugang zum

Unbewußten erlaubt, der bei Menschen der westlichen Zivilisation zum großen Teil verloren ist.

Im Wechsel des Lichts und der aufreißenden Nebelschleier wirkt die von Cahen gezeigte einzigartige chinesische Landschaft wie einem Buch über die Tuschmalerei entnommen. Im Gegensatz zur Reflexion über die konkrete Landschaft steht das Denken über die Unendlichkeit des Universums in Verbindung mit der chinesischen Tuschmalerei. So schreibt Zheng Yizhuan über diese: «Das Nichts ist mysteriös und ohne bestimmte Qualitäten, und doch sind alle Phänomene mehrfach in ihm enthalten.»

Die Menge der verschiedenen existierenden Phänomene liegt in einer mysteriösen und nicht bestimmbaren Leere zwischen den Pinselstrichen. Viele chinesische Poeten, wie etwa der bis heute berühmte Li Bai (705–762), kommunizieren mit der Natur und betonen dabei den pantheistischen Aspekt der Naturverhältnisse. Die Vorstellung vom unendlichen Raum, der sich, wie bereits erwähnt, fundamental von westlichen Raumkonzepten unterscheidet, wurde von den chinesischen Theoretikern vor solchen Landschaften entwickelt, wie sie Cahen in seinen fließenden Bildern zeigt. Auch die chinesischen Künstler waren schon gehalten, eine Szenerie nicht aus einem einzigen beschränkten Blick-Winkel darzustellen. Das Auge sollte statt dessen über die ganze Weite einer Landschaft schweifen können. Der große chinesische Dichter Du Fu (712–770) hat dieses Konzept der Kunst in zahllosen Gedichten festgehalten: *«My eyes take in a thousand miles of space, / A hundred years of time my heart beholds.»*

Die Philosophen der Han-Dynastie haben ebenfalls auf die rhythmische Beziehung von Raum und Zeit verwiesen, die das chinesische Denken charakterisiert. Dieses Denken verweigert sich einer einzigen Perspektive oder einem fokussierten Standpunkt und versucht statt dessen dem allumfassenden Begreifen des Universums nahezukommen. In seinem Essay *‹Shan Shui Xun›* (Advise on Landscape Painting) spricht Guo Xi (ca. 1020–1090) von den «drei Distanzen». Diese Welt der «drei Distanzen» (der Höhe, der Tiefe und der weiten Entfernung) hat nichts mit konstruierten, exakten mathematischen Räumen des Westens zu tun, sondern ist zutiefst poetisch. Eng verbunden mit dem philosophischen Konzept von *yin* und *yang* gleicht das Leben in dieser Betrachtungsweise einem winzigen Punkt, der wie ein schwimmendes Boot auf dem Flußlauf verschwindet. Nicht zufällig läßt Robert Cahen mit dem Bild des kleinen Bootes die dritte Szene ausklingen.

In seiner vierten Bildsequenz geht der dahinfließende Fluß in eine scheinbar unendliche Landschaftsdarstellung über, deren Vegetation den Wellen des Wassers gleicht. Plötzlich lösen sich die Bilder wieder in unbestimmbare Rätsel auf. Ist es Wasser? Sind es die Haare der Frauen, die in China als das Lebenssymbol gelten, oder die Vegetation, die diese Wirbel bilden? Die Antwort bleibt schemenhaft und bewegt sich im Spannungsfeld von Intimität und Weite, welches das im chinesischen Denken so vertraute Verhältnis von großem und kleinem Kosmos versinnbildlicht.

Die fünfte Bildsequenz fängt unter anderem Szenen ein, welche die seit endlosen Zeiten gleichen bäuerlichen Arbeiten darstellen. Diese Motive wechseln ab mit anderen Landschaften aus Zentralchina. Ihr atemberaubender Anblick läßt selbst im Videobild noch verstehen, warum die chinesischen Berge und Flüsse die Grundlage für die Theorie der klassischen «Berg- und Flußmalerei» bildeten, die zunächst im 3. Jahrhundert n. Chr. erschien. Hua Lin (1791–1850) schreibt in seiner Abhandlung ‹Die Geheimnisse der Malerei in der südlichen Schule› ausführlich über die verschiedenen Möglichkeiten der Distanz und der «unendlichen Räume», die sich vor solchen Landschaftspanoramen entwikkelt haben.

Im sechsten Bild transformiert Robert Cahen die Landschaften in Gesichter und ergreift Besitz von der tiefen Symbolik des menschlichen Gesichtsausdrucks. In Nahaufnahme erkennt man neben allen psychologischen Facetten der unterschiedlichen Gesichter des chinesischen Vielvölkerstaates auch Mißtrauen, das dem Kameraauge entgegenschlägt.

Die asiatische Spiritualität, aus der heraus alle Wurzeln, die Seele und das Leiden Asiens verständlich werden, klingt im siebten und letzten Bild an. Der Gesang der buddhistischen Bonzen schließt den Kreis, der mit dem Motiv eines Kinderauges in der ersten Szene begann.

Im Zeitalter der Massenmedien verändern sich unsere inneren Bilder. Film, Fotografie und vor allem der Computer und das Fernsehen bringen eine neue «authentische» Bilderwelt hervor, die sich scheinbar jenseits des Imaginären der alten Weltbilder etabliert. Wenn man sich jedoch längere Zeit auf westliche Medienkunst einläßt, dann fällt auf, wie sehr «Medium und Botschaft» differieren. Die gegenwärtige Botschaft der «neuen Medien» ist noch immer fest in das Gefüge einer Poetologie der vergangenen Imagination eingebunden. Es sind schließlich dieselben Themen, die immer wieder gleichen Gefühle, Bedürfnisse und Sehnsüchte, die jenseits des marktschreierischen Kunst- und Unterhaltungsbetriebes die Menschen fesseln.

Die von Cahen eingefangenen Bilder verströmen eine zutiefst lyrische

Stimmung und eine Vielfalt poetischer Inspirationen. Sie tragen den bestürzenden Charakter angestauter Emotionen und beschwören das ewige Geheimnis der bildlichen Darstellung der Welt. Sie deuten auf den Traum von einer anschaulichen Erscheinungsweise der Dinge und die vergebliche Illusion von der absoluten Kunst. In seinem Medium weckt Robert Cahen die literarische Phantasie und entzündet die Sehnsucht nach dem Himmel des Fremden. «Sehen», so Maurice Blanchot, «das heißt gewiß stets aus der Ferne sehen, doch indem es die Ferne uns das zurückgeben läßt, was sie uns nimmt.»[7]

Anmerkungen

Vorwort der Herausgeber

1 Vgl. Benjamin Barber, Coca Cola und Heiliger Krieg. Wie Kapitalismus und Fundamentalismus Demokratie und Freiheit abschaffen, Bern 1996, S. 98 ff.
2 Vgl. Maurice Merleau-Ponty, Das Auge und der Geist, Paris 1967.
3 Eric Hobsbawm, A New Threat to History, in: The New York Review of Books, 16. Dezember 1993, S. 62–64.
4 Luis Camnitzer, The Use and Misuse of Conceptualism in Latin American Art: Dematerialization and Resistance, Durham, NC 1991.
5 Paul Virillio, Die Eroberung des Körpers, München/Wien 1994.
6 Norbert Bolz, Die Wiederkehr des Mythos in der Medienwirklichkeit, in: First Europeans, Ausst. Kat. Berlin 1994.

Lydia Haustein: Reise in ein Reistal

1 Vgl. die Einleitung zu Maurice Halbwachs, Das kollektive Gedächtnis, mit einem Geleitwort von Hans Maus, Frankfurt a. M. 1985.
2 Vgl. Wolfgang Bauer, Ko Hungs Rede über die Kunst des Innehaltens, Frankfurt a. M. 1983, S. 4 f.
3 So z. B. Max Beckmann, der sich in den dreißiger Jahren immer wieder dazu geäußert hat: «Die größte Gefahr, die uns Menschen allen droht, ist der Kollektivismus. Überall wird versucht, das Glück oder die Lebensmöglichkeiten der Menschen auf das Niveau eines Termitenstaates herabzuschrauben. Dem widersetze ich mich mit der ganzen Kraft meiner Seele.» Zit. nach: Stationen der Moderne, Ausgewählte Künstlertexte, Berlin 1989, S. 73.
4 Douglas Rushkoff, Chaos Kids oder Das aufregende Leben in der Welt der Datenströme, München 1997, S. 50 ff.
5 Vgl. die satirische, manchmal zynische Zustandsbeschreibung von Douglas Rushkoff, Playing the Future: How Children's Culture Can Teach Us to Thrive in an Age of Chaos, New York 1996.
6 Michel Tibon-Cornillot, Die Expansion des Körpers. Zum Verhältnis von Technik und Sinnlichkeit, in: D. Kamper und Ch. Wulf, Der andere Körper, Bd. 1, Berlin 1984.
7 Claude Lévi-Strauss, Das wilde Denken, Frankfurt a. M. 1968, S. 308.
8 Theodor W. Adorno, Prismen. Kulturkritik und Gesellschaft, Frankfurt a. M. 1976 (1955), S. 242 f.

Hans Belting: Der Ort der Bilder

Literaturhinweise:

Der Ort der Bilder. H. Belting und B. Groys im Gespräch mit J. Y. Park, Stuttgart 1993.

B. Stiegler, L'image discrète, in: J. Derrida und B. Stiegler, Echographies de la télévision, Paris 1996, S. 165 ff.
M. Augé, Orte und Nicht-Orte, Frankfurt a. M. 1994.
– Ein Ethnologe in der Metro, Frankfurt a. M. 1988.
F. A. Yates, The Art of Memory, Chicago 1966.
V. S. Naipaul, The Enigma of Arrival. A Novel, London 1987.
S. Ahmad, Le Riz (übers. von N. Biros), Arles 1987.
R. E. Strassberg, Inscribed Landscapes. Travel Writing from Imperial China, Berkeley, CA 1994.
K. U. Hemken (Hrsg.), Gedächtnisbilder, Leipzig 1996.
H. Belting, Bilderstreit, in: Kat. Bilderstreit, hrsg. von S. Gohr, J. Gachnang, Köln 1989.
– Die Deutschen und ihre Kunst, München 1993.
– Weltkunst und Minoritäten, in: Das Ende der Kunstgeschichte, München 1995.
– Eine globale Kunstszene, in: Neue Bildende Kunst 4/5, 1995, S. 13 ff.
– Bildkultur und Textkultur, in: H. G. Gadamer, Die Moderne und die Grenze der Vergegenständlichung, München 1996, S. 73 ff.
J. Kosuth, The Artist as Anthropologist, in: J. K., Art After Philosophy and After: Collected Writings, London 1991.
H. Foster, The Artist as Ethnographer, in: H. F., The Return of the Real, Cambridge, Mass. 1996, S. 171 ff.

Bernd M. Scherer: Das Haus der Kulturen der Welt

1 Bernd Guggenberger, Unterwegs in Nirgendwo. Von der Raum- zur Zeitordnung, in: Zeit-Räume. Zeiträume – Raumzeiten – Zeitträume, hrsg. von Martin Bergelt und Hortensia Völkers, Minden/Wien 1991, S. 45–73.
2 Haus der Kulturen der Welt (Hrsg.), Ausst.Kat.: Havanna - São Paulo. Junge Kunst aus Lateinamerika, Berlin 1995.
3 Die Ergebnisse sind festgehalten in: Das Marco-Polo-Syndrom, in: Neue Bildende Kunst 4/5, 1995, hrsg. von Gerhard Haupt und Bernd M. Scherer.
4 Haus der Kulturen der Welt (Hrsg.), Ausst. Kat. Neue Kunst aus Afrika, Berlin 1996.
5 Tom Phillips (Hrsg.), Ausst. Kat. Afrika. Die Kunst eines Kontinents, München/New York 1996.
6 Eine genaue Beschreibung bei Lydia Haustein, Der Ort der Bilder, in: Artis. Zeitschrift für neue Kunst 48, Nr. 4, 1996, S. 38–43.

Uchang Kim: Räume, Ideen und Bilder

1 Lydia Haustein, Jai Young Park, in: Artis. Zeitschrift für neue Kunst 48, Nr. 4, 1996, S. 38–43.
2 Bernhard Lypp, Spiegel-Bilder, in: Gottfried Boehm (Hrsg.), Was ist ein Bild?, München 1974, S. 413.
3 Ebd., S. 40.

4 Vgl. die Beobachtungen von Kim Taegon und Choe Unshik in: Hankuk munhwa sangjing sajon (Dictionary of Korean Myths and Symbols), Dongachulpansa 1992, S. 155 u. S. 465.
5 Lydia Haustein, ebd., S. 40.
6 William James, The Principles of Psychology, Bd. II, New York 1950. James' Vorstellung des Sub-Universums ist durch Alfred Schultz' Annahme der «multiplen Realität» oder «Provinzen der Bedeutung» angeregt worden. Vgl. Alfred Schultz, Collected Papers III, Den Haag 1971, S. 121.
7 William James, ebd., S. 292.
8 Norman Bryson, The Gaze in the Expanded Field, in: Hal Foster (Hrsg.), Vision and Visuality, Seattle 1988, S. 97.
9 Ebd., S. 97f.
10 Susan Bush und Hsio-yen Shih, Early Chinese Texts on Painting, Cambridge 1985, S. 49.
11 Chung Yangmo, Choson hugiui hwaron (The Theory of Painting in the early Yi Period), in: Sansuhwa (Landscape Painting) I, Seoul 1980, S. 184.
12 Ebd., S. 185.
13 Samuel Taylor Coleridge, Biographia Literaria I, in: James Engell und W. Jackson Bate (Hrsg.), Coleridge, Princeton 1983, S. 304.
14 Die Bedeutung von *ch'i* und *li* beruht auf formal abstrakten Prinzipien, die der Konzentration auf das Objekt der Malerei vorausgehen. Vgl. zur Bedeutung des *li* in der Malerei James Cahill, Confucian Elements in the Theory of Painting, in: Arthur F. Wright (Hrsg.), The Confucian Persuasion, Stanford 1960, S. 135–136.
15 Vgl. James Cahill, The Compelling Image: Nature and Style in the Seventeenth Chinese Painting, Cambridge 1982, S. 63.
16 Kim Unhi, Kang Se-Hwangul yesulcholhakkwa tongyanghwaron (The Philosophy of Art and the Theory of Asian Painting in Kang Sae Hwang, Seoul 1994, S. 116–117.
17 Vgl. hierzu Wing-Tsit Chan, A Source Book in Chinese Philosophy, Princeton, 1963; Mai-mai Sze, The Way of Chinese Painting, New York 1959, S. 59.
18 Henri Lefèbre, The Production of Space, Oxford 1991, S. 11–12.
19 Um 1910 wurde ein bis dahin «sicheres» Wissen über den Raum erschüttert. Dieser Raum der klassischen Perspektive und Geometrie, den die Renaissance auf der Basis der griechischen Tradition weiterentwickelt hatte, bildete die Räume von Kunst und Philosophie ebenso heraus wie die Form der Städte. Ebd., S. 25.
20 Ebd., S. 26.
21 Walter Benjamin, On Some Motifs in Baudelaire, in: Illuminations, New York 1969, S. 188.
22 Ders., Das Kunstwerk im Zeitalter seiner technischen Reproduzierbarkeit, Frankfurt a. M. 1963, S. 19.
23 Siehe hier John Crary, Modernizing Vision, in: Hal Foster (Hrsg.), Vision and Visuality, Seattle 1988.
24 Jean Baudrillard, Simulations, New York 1983, S. 3.

25 Bernhard Lypp, Spiegel-Bilder, in: Gottfried Boehm (Hrsg.), Was ist ein Bild?, München 1974, S. 436.
26 Martin Heidegger, Vorträge und Aufsätze, Pfullingen 1954, S. 154.
27 Martin Heidegger, Der Ursprung des Kunstwerks, in: Holzwege, Frankfurt a. M. 1977, S. 36.

Bernhard Lypp: Kunst und Kunstdiskurs

1 Peter Sloterdijk, Neuzeit – Tatzeit – Kunstzeit, in: Heinrich Klotz (Hrsg.), Die Zweite Moderne. Eine Diagnose der Kunst der Gegenwart, München 1996, S. 42–56.
2 Arthur C. Danto, Beyond the Brillo Box. The Visual Arts in Post-Historical Perspective, New York 1992, S. 217–231 (dt. Ausg.: Kunst nach dem Ende der Kunst, München 1996, S. 255–271).
3 Vgl. Bernhard Lypp, Spiegel-Bilder, in: Gottfried Boehm (Hrsg.), Was ist ein Bild?, München [2]1995, S. 411–442.
4 Vgl. Arthur C. Danto, After the End of Art. Contemporary Art and the Pale of History, Princeton 1997, bes. Kap. 4 und 5.

Lydia Haustein: Eine Virtuosin der Erinnerung

1 Erich Auerbach, Mimesis. Dargestellte Wirklichkeit in der abendländischen Literatur, Bern 1946 (8. Auflage 1988), S. 504.
2 Vgl. Richard Alewyn, Das große Welttheater. Die Epoche der höfischen Feste, München 1985, S. 85.
3 Vgl. Gershom Scholem, Zur Kabbala und ihrer Symbolik, Frankfurt a. M. 1973, S. 164f.

György Jovánovics: Erinnerungen an Seoul

1 György Jovánovics, Ut manifestius atque apertius dicam, Budapest 1996.

Ryosuke Ohashi: Zum japanischen Kunstweg

* Die Begriffe in Klammern stammen, falls nicht anders angegeben, aus dem Japanischen.
1 Tomonobu Imamichi versucht in seiner Abhandlung: Die ästhetische Reflexion über die Dichtungslehre (Karon no bigakuteki kôsatsu), in: Ästhetik im Osten (Tôyô no bigaku), Tokio 1980, Kap. 7, die Stellung der Dichtungslehre in Japan seit Ki no Tsurayuki (ca. 868 – ca. 945) in der Geschichte der japanischen Ästhetik zu bestimmen.
2 Zum Überblick über die Geschichte der Kunstlehren in der Welt vgl. U. Kultermann, Kleine Geschichte der Kunsttheorie, Darmstadt 1987.
3 A. G. Baumgarten, Aesthetica, 2 Bde., 1850–1858.
4 Hegel verwendet z. B. den Begriff der Kallistik, allerdings nicht in der Dif-

ferenzierung von dem Begriff der Ästhetik, vgl. seine ‹Vorlesungen über die Ästhetik›, Werke, Bd. 13, S. 13.

5 Vgl. U. Kultermann, a. a. O., Kap. 3.

6 Der Verfasser bedankt sich für die Freundlichkeit A. Inoues im Hauptoffice der religiösen Sekte *Tenrikyô* in Nara, der mir die in der Bibliothek der Universität Tenri aufbewahrte erste Auflage des Textes zur Verfügung stellte.

7 Unter den zahlreichen Übersetzungen sind hier nur zwei anzugeben: The Tale of Genji / Murasaki Shikibu. Engl. Übers. von E. G. Seidensticker, New York, 1992; Genji-monogatari. Die Geschichte vom Prinzen Genji. Altjapanischer Liebesroman aus dem 11. Jahrhundert. Übers. von O. Benl, Zürich, 1996.

8 Vgl. das Kapitel ‹Oku no dan› (Abschnitt in der Tiefe) im ‹Hanakagami› (Der Blumenspiegel) und den Anfangsteil von ‹Kyakuraika› (Die wiedergekehrte Blume).

9 Vgl. die Ergänzungsbemerkung von U. Nishiyama, Kinsei geidô shisô no tokushitu to sono tenkai (Die Charakteristika und die Entwicklung der Kunstweg-Lehre in der Neuzeit), in: Kinsei Geidô ron (Die Kunstweg-Lehre in der Neuzeit), Tokio 1972, S. 535.

10 Der andere Band wird betitelt: ‹Das den Menschen belebende Schwert›.

11 Zu diesem Begriff «Spiel» vgl. R. Ohashi, Das Spiel oder die gegenwärtige Zeit und der Buddhismus. Aus Sôsekis ‹Mon› (Yû aruiwa gendai to bukkyô. Sôseki no ‹Mon› yori), in: Die gegenwärtige Zeit und der Buddhismus (Gendai to Bukkyô), Bd. 12 der Reihe: Der Buddhismus und die Japaner (Bukkyô to nihonjin), Tokio 1991, S. 317–353.

12 U. Nishiyama, a. a. O., S. 589.

13 R. Caillois, Vorwort zur japanischen Übersetzung (Asobi to ningen, Tokio 1973) seines Buchs: Les jeux et les hommes, Paris 1958, S. 5.

14 Vgl. R. Ohashi, Das Japanische. Das Europäische (Nihon teki na mono, Yôroppa teki na mono), Tokio 1992, S. 23 ff.

15 Als stellvertretendes Beispiel vgl. F. Merleau-Ponty, L'œil et l'esprit, Paris 1949.

16 Vgl. R. Ohashi, Die Welt der Philosophie Nishidas (Nishida tetsugaku no sekai), Tokio 1995. Der Verfasser versuchte vor allem in Kap. 2, das «Von-der-Welt-her-Sehen» als die «ortlogische Wende» im Kontext der gegenwärtigen Philosophie zu erörtern.

17 Vgl. R. Ohashi, Philosophie und Kunst. Der Platonismus und seine Tragweite (Tetsugaku to geijutsu. Puraton shugi no shatei), in: Bd. 2 der Reihe: Forum der Kunstwissenschaft (Geijutsugaku fôramu), Tokio 1995, S. 57–73.

Hans Belting: Buddhas Spiegel

1 Edith Decker (Hrsg.), N. J. Paik. Niederschriften eines Kulturnomaden, Köln 1992.

2 Dogen Zenji, Shobogenzo, übers. von Kosen Nishiyama, Nakayama Shobo, Tokio 1988.

3 Nam June Paik. The World of Video Art (japanisch), Fukui 1986.
4 I. Schneider und B. Korot (Hrsg.), Video Art, New York 1976, S. 98.

Lydia Haustein: ‹Sept visions fugitives›

1 Marcel Mauss, A Category of the Human Mind: The Notion of Person; The Notion of Self, in: Michael Carrithers u. a., The Category of the Person, Cambridge 1985, S. 1–25.
2 Vgl. hier Pierre Bourdieu, Outline of a Theory of Practice, Cambridge 1977; ders., The Logic of Practice, Stanford 1990; Pierre Bourdieu und Jean-Claude Passeron, Les Héritiers, les étudiants, et la culture, Paris 1964; James G. Carrier, Occidentalism: The World Turned Upside-Down, American Ethnologist 19, 1990, S. 195–212; Deborah B. Gewertz und Frederick K. Errington. We Think, Therefore They Are? On Occidentalizing the World, in: Anthropological Quarterly 64, 1991, S. 68–91; Michael Herzfeld, Anthropology Through the Looking-Glass: Critical Ethnography in the Margins of Europe, Cambridge 1987 (hier bes. S. 83); Renato Rosaldo, Culture and Truth: The Remaking of Social Analysis, Boston 1989; Tzvetan Todorov, Nous et les autres: la réflexion française sur la diversité, Paris 1989.
3 Vittorio Magnago Lampugnani (Hrsg.), Hongkong Architektur. Die Ästhetik der Dichte, Frankfurt a. M. 1993.
4 Henri Bergson, Materie und Gedächtnis. Eine Abhandlung über die Beziehung zwischen Körper und Geist, Frankfurt a. M. 1982, S. 123.
5 Vgl. hier John Cage, Silence. Vortrag über Nichts. Berlin 1969.
6 Rudolf Frieling, Poetisches Reise-Essay, in: Mediagramm (ZKM), Januar 1997, S. 4.
7 Maurice Blanchot, Das Unzerstörbare. Ein unendliches Gespräch über Sprache, Literatur und Existenz, München 1991, S. 87.

Personenregister

Die geraden Ziffern verweisen auf Texterwähnungen, die *kursiven* auf Abbildungen.

Adorno, Theodor W. 32, 117
Ahmad, Shanon 45–47; *46*
Alberti, Leon Battista 82, 149
Augé, Marc 37, 38–40

Bachofen, Johann Jakob 134
Barthes, Roland 134
Bashô, Matsuo 159, 166
Baudelaire, Charles 135
Baudrillard, Jean 89
Baumgarten, Alexander Gottlieb 149
Benjamin, Walter 32, 87 f., 122, 135
Bergson, Henri 27, 185
Berkeley, George 27
Biros, Nicole 45
Blanchot, Maurice 192
Borges, Jorge Luis 130, 189
Bourdieu, Pierre 181
Brandys, Kazimierz 130
Bresson, Robert 182
Broodthaers, Marcel 23
Bryson, Norman 8, 82 f.

Cage, John 93, 179, 183, 186
Cahen, Robert 13, 181–192; *185*, *187*
Caillois, Rogers 158
Camnitzer, Luis 12
Cárdenas, Santigo 143
Cassirer, Ernst 133
Castoriadis, Cornelis 27
Chan Zhong 96
Chang Yen Yüan 83, 165
Cheng I Chuan 190
Chikamatsu, Monzaemon 150–153, 154 f., 162
Chirico, Giorgio de 42 f.
Chung Chu 81
Coleridge, Samuel T. 83
Crary, John 89

Danto, Arthur C. 116, 118, 122
Deleuze, Gilles 130
Dogen Zenji 174, 177, 180
Du Fu 190
Duchamp, Marcel 95, 122
Dürer, Albrecht 149

Evans, A. J. 135

Fang Lijun 99
Foster, Hal 53
Foucault, Michel 113
Frenkel, Vera 13, 126–137; *128*

Giacometti, Alberto 143
Giorgione 139; *141*
Glibota, Ante 142
Griem, Oliver 109
Groys, Boris 105
Guattari, Felix 130
Guo Xi 84, 190

Halbwachs, Maurice 27, 136
Hashimoto, Noriko 9, 14
Haustein, Lydia 79, 98
Hegel, Georg Wilhelm Friedrich 124 f.
Heidegger, Martin 81, 89 f., 114
Herder, Johann Gottfried 186
Herrigel, Eugen 165
Hitchcock, Alfred 182
Hobsbawm, Eric 12
Hsieh Ho 83, 165
Hua Lin 191
Huang Rongbing 99
Huntington, Samuel 54, 97

Ieoh Ming Pei 184
Imamichi, Tomonobo 168

Jeudy, Pierre 10

Jovánovics, György 138–142; *140, 146, 147*
Joyce, James 26

Kang Himang 83
Kang Sae Hwang 84; *85*
Kant, Immanuel 121
Kierkegaard, Sören 166
Kim, Uchang 8, 10, 14f.
Kitarô, Nishida 15, 161
Konfuzius 186

Lampugnani, Vittorio Magnago 184
Lang, Fritz 183
Lang, Nikolaus 52
Lao Tse 20
Lefèbre, Henri 8, 86
Leiris, Michel 182
Leonardo da Vinci 149
Lévi-Strauss, Claude 32
Li Bai 92, 181, 190
Li Kung Lin 84
Li Xiang Ting 8, 12f.
Liang Kai 92
Liu Zhu 92
London, Barbara 98
Lü Shenzhong 99
Lypp, Bernhard 12, 79, 89

Mallarmé, Stéphane 135
Mao Tse Tung 188
Mauss, Marcel 181
Messer, Thomas 142
Mi Fu 93
Moore, Henry 93

Naipaul, V. S. 42–45; *43*
Nakahara, Yuseke 142
Nietzsche, Friedrich 123
Nora, Pierre 38

Ohashi, Ryosuke 9, 14f.
Oliva, Achille Bonito 93

Paik, Nam June 170–180; *172, 174, 176*
Park, Jai Young 7f., 12f., 17–29, 34f., 57–64, 78–80, 86ff., 138; *18, 20–22, 25, 66–77, 110–113*
Parmenides 150
Picasso, Pablo 93
Platon 27, 58, 161f.
Plessner, Helmuth 11
Poirier, Ehepaar 52
Proust, Marcel 115, 126

Restany, Pierre 142f., 147
Rikyû, Sen No 156
Rilke, Rainer Maria 106
Rodin, Auguste 106, 172f.
Roussel, Raymond 28
Rushdie, Salman 54, 56
Ruttmann, Walter 183

Sakata, Tôjûrô 153
Sants'ai Tu Hui *49*
Sartre, Jean-Paul 28
Se Shu 83
Simmel, Georg 11, 129
Sôkei, Nampô 156
Staccioli, Mauro 145, 147f.
Stein, Gertrude 129
Stiegler, Bernhard 35
Su Dongpo 96
Su Shih 84
Sun, Song 81
Sung Hyun 83

Takemoto, Gidayû 151
Tapiès, Antonio 93
Tarkovski, Andrej 13, 182
Tenshin, Okakura 164, 167
Tibon-Cornillot, Michel 32
Tung Ping 84

Vertov, Dziga 13, 182f.

Wang Wei 165
Welles, Orson 182
Wu Shanzhuan 99
Wu Yüan Chi *50*

Xun, Zi 186
Xuriguera, Pierre 142

Yamamoto, Keigo 175

Yu Xiuzhen 13

Zeami 155
Zhu Xi 14

Abbildungsnachweis

Die Zahlen sind Seitenangaben.

Athen: Diohandi 147; Budapest: György Jovánovics 140, Lévay Jovánovics 146; Köln: F. Rosenstiel 172; Dirk Pauwels 174; Edwin L. Wisherd © NGS 46

Den folgenden Werken wurden entnommen:

Wen C. Fong, Images of the Mind, Princeton 1984, S. 361 50; Nam June Paik. The World of Video Art, Kat. Fukui 1986 176; R. E. Strassberg, Inscribed Landscapes, Berkeley, CA 1994, Abb. 1 48

Alle übrigen Abbildungen stammen aus dem Archiv der Autoren, der Künstler bzw. der Herausgeber.

Die Autoren

Hans Belting
Geb. 1935, Professor für Kunstgeschichte an den Universitäten Heidelberg und München, derzeit Professor für Kunstwissenschaft und Medientheorie an der Hochschule für Gestaltung Karlsruhe, zahlreiche Gastprofessuren. Publikationen zur europäischen Kunstgeschichte und zur Kunsttheorie.

Noriko Hashimoto
Geb. 1948, Studium der Geisteswissenschaften in Tokio, seit 1986 Professorin für Philosophie, Ethik und Ästhetik in Tokio (Aoyamagakuin Women's College). Mitglied nationaler und internationaler philosophischer Vereinigungen. Zahlreiche Veröffentlichungen zu Philosophie und Ästhetik in Japanisch, Französisch, Englisch und Deutsch.

Lydia Haustein
Studierte Kunstgeschichte und Ethnologie. An die Promotion schlossen sich Lehraufträge und zahlreiche kunstethnologische Forschungsaufträge in Asien und Afrika an. Publikationen zu den Arbeitsschwerpunkten Videokunst und neue Medien. Lebt in Göttingen.

György Jovánovics
Geb. 1939 in Budapest. Bis 1966 Studium an den Kunstakademien von Budapest, Wien und Paris, seit 1970 Teilnahme an zahlreichen Ausstellungen im In- und Ausland, darunter Biennale von Venedig (1995), Gastprofessor an der Salzburger Sommerakademie, lehrt als Professor der Bildhauerei an der Hochschule für Bildende Kunst in Budapest.

Uchang Kim
Geb. 1936 in Hamyung/Korea, Studium in Seoul sowie in den USA, seit 1974 Professor für Anglistik an der Korea-Universität, Lehre in Harvard, Cambridge und Tokio, Direktor des ‹Zentrums für audio-visuelle Erziehung› der Korea-Universität und Gründer der Vierteljahreszeitschrift ‹Segyeui Munhak› (Weltliteratur), mehrfacher Preisträger. Veröffentlichte literarische Übersetzungen aus dem Koreanischen sowie Schriften zur Ästhetik.

Li Xiang Ting
Geb. 1949, Kunstkritiker. Zahlreiche Publikationen in China und den USA. Er gilt als Motor der kritischen ‹China-Avantgarde› und hat seit 1989 Ausstellungen in Peking, Venedig (Biennale 1993) und den USA konzipiert und ausgerichtet. Unterrichtet junge Künstler in Peking.

Bernhard Lypp
Geb. 1940 in Gleiwitz. Studium der Philosophie, Literaturwissenschaft und Soziologie an der FU Berlin. Ebendort 1970 Promotion, 1980 Habilitation. Stu-

dienaufenthalte in den USA, Lehre an verschiedenen Universitäten. Seit 1984 Professor für Philosophie an der Akademie der Bildenden Künste München. Veröffentlichungen zu Ethik, Ästhetik und Geschichtstheorie.

Ryosuke Ohashi
Geb. 1944 in Kyoto, Studium der Philosophie in München, Habilitation in Würzburg, seit 1985 ordentlicher Professor für Philosophie an der Technischen Universität Kyoto. Er ist Mitglied zahlreicher interkultureller und wissenschaftlicher Institutionen in Deutschland und Japan und Träger verschiedener Preise, darunter der Humboldt-Medaille. Gegenwärtig Fellow am Wissenschaftskolleg in Berlin.

Jai Young Park
Geb. 1957 in Seoul, übersiedelte 1966 nach München, 1979–1984 Studium an der Münchener Akademie der Bildenden Künste, 1985/86 Philosophie- und Malereistudium in Seoul. Ausstellungen in Deutschland und Korea. 1997 Förderpreis der Stadt München. Lebt und arbeitet als freischaffender Künstler in München.

Bernd M. Scherer
Geb. 1955, Studium der Philosophie, Germanistik und Geschichte. Nach der Promotion 1984 wissenschaftlicher Mitarbeiter in der Fachrichtung Philosophie an der Universität des Saarlandes Saarbrücken, ab 1985 Dozent an den Goethe-Instituten München und Düsseldorf, ab 1989 Leiter des Goethe-Instituts Karachi. Seit 1994 Bereichsleiter Literatur, Gesellschaft, Wissenschaft am Haus der Kulturen der Welt, Berlin. Verschiedene Veröffentlichungen zu Ästhetik und Literatur.

Buchanzeigen

In gleicher Ausstattung wie der vorliegende Band

Hans Belting
Das Ende der Kunstgeschichte
Eine Revision nach zehn Jahren
1995. 232 Seiten mit 52 Abbildungen. Klappenbroschur

Anne-Marie Bonnet/Gabriele Kopp-Schmidt (Hrsg.)
Kunst ohne Geschichte?
Ansichten zu Kunst und Kunstgeschichte heute
1995. 170 Seiten mit 8 Abbildungen, davon 2 in Farbe. Klappenbroschur

Norbert Huse (Hrsg.)
Denkmalpflege
Deutsche Texte aus drei Jahrhunderten
2., durchges. Auflage. 1996. 256 Seiten mit 22 Abbildungen. Klappenbroschur

Norbert Huse
Unbequeme Baudenkmale
Entsorgen? Schützen? Pflegen?
1997. 136 Seiten mit 41 Abbildungen. Broschiert

Wolfgang Kemp
Die Räume der Maler
Zur Bilderzählung seit Giotto
1996. 210 Seiten mit 60 Abbildungen, davon 4 in Farbe. Klappenbroschur

Heinrich Klotz
Kunst im 20. Jahrhundert
Moderne – Postmoderne – Zweite Moderne
1994. 212 Seiten mit 93 Abbildungen, davon 8 in Farbe. Klappenbroschur

Verlag C. H. Beck München

Kunst und Geschichte

Günther Anders
Mensch ohne Welt
Schriften zur Kunst und Literatur
2. Auflage. 1993. XLIV, 248 Seiten mit 15 Abbildungen. Paperback
(Beck'sche Reihe Band 1011)

Hans Belting
Bild und Kult
Eine Geschichte des Bildes vor dem Zeitalter der Kunst
Unveränderter Nachdruck der 2. Auflage. 1991.
700 Seiten mit 308 Abbildungen, davon 12 in Farbe. Broschiert
Auch in Leinen lieferbar

Jörg Traeger
Renaissance und Religion
Die Kunst des Glaubens im Zeitalter Raphaels
1997. 552 Seiten mit 263 Abbildungen, davon 17 in Farbe. Leinen

Francis Haskell
Die Geschichte und ihre Bilder
Die Kunst und die Deutung der Vergangenheit
Aus dem Englischen übersetzt von Michael Bischoff
1995. 588 Seiten mit 262 Abbildungen, davon 19 in Farbe. Leinen

Arnold Hauser
Sozialgeschichte der Kunst und Literatur
70. Tausend. 1990. XIV, 1120 Seiten. Leinen
(Beck'sche Sonderausgabe)

Walter Grasskamp
Die unbewältigte Moderne
Kunst und Öffentlichkeit
2., unveränderte Auflage. 1994. 170 Seiten mit 20 Abbildungen. Paperback
(Beck'sche Reihe Band 386)

Verlag C. H. Beck München